JOSÉ MARÍA PARICIO TALAYERO ha dedicado cuatro décadas a la protección y promoción de la salud de la infancia. Es especialista en Pediatría, doctor en Medicina y diplomado en Estadística en Ciencias de la Salud. Miembro del Comité de Lactancia Materna de la Asociación Española de Pediatría, ha publicado en revistas como *Pediatrics* y varios capítulos en libros sobre medicina. Ha colaborado con el Ministerio de Sanidad en el Observatorio de Salud de la Mujer y en la *Guía de práctica clínica sobre la atención al parto normal*. Es creador y coordinador de *www.e-lactancia.org*, web de referencia sobre compatibilidad de la lactancia con medicamentos, enfermedades y otros productos.

En 1992 ganó por oposición la jefatura de servicio de Pediatría en el hospital público Marina Alta (Alicante), cargo que ejerció durante veinte años y en el que logró, junto a su equipo, la acreditación Hospital Amigo de los Niños (IHAN) de la OMS/UNICEF. En 2012 dejó su plaza por desavenencias con el equipo directivo de gestión privada. Actualmente combina su trabajo en el hospital de Alcoi y en el Servicio de Transporte Neonatal de la Provincia de Alicante con la divulgación de los beneficios de la lactancia materna, el parto respetado y estilos de crianza sanos y amorosos. Es fundador y presidente de la Asociación para la Promoción e Investigación Científica y Cultural de la Lactancia Materna (APILAM).

Papel certificado por el Forest Stewardship Council®

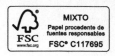

Primera edición en B de Bolsillo: abril de 2020

Printed in Spain – Impreso en España

ISBN: 978-84-1314-181-7
Depósito legal: B-4.193-2020

Impreso en Novoprint
Sant Andreu de la Barca (Barcelona)

BB 4 1 8 1 7

Penguin
Random House
Grupo Editorial

# Tú eres la mejor madre del mundo

**JOSÉ MARÍA PARICIO TALAYERO**

# Prólogo

Conocí a José María Paricio hace ya unos cuantos años en el foro lacmat, la primera lista de correo sobre lactancia en los años en que Internet se introdujo en nuestras vidas, a finales de los noventa. Poco después Paricio tuvo una idea genial: creó el buscador *www.e-lactancia.org*. Una simple página donde consultar la compatibilidad de cualquier fármaco con la lactancia materna. Paricio y su equipo lanzaron la web que pronto se convirtió en una herramienta imprescindible que ha contribuido a salvar miles de lactancias que habrían sido suprimidas si se hubiera hecho caso a prospectos obsoletos o consejos médicos erróneos. Gracias a Internet e-lactancia llega a cualquier lugar donde una madre sienta la discrepancia entre el consejo de un médico que le recomienda destetar para tomar un fármaco y su intuición de que amamantar es lo más saludable para ella y su criatura. El trabajo de este formidable equipo de pediatras por él liderado ha permitido que en la mayoría de los casos las madres puedan continuar amamantando, avaladas por la autoridad de quien entiende que la pediatría está para servir y ayudar a las madres y no para juzgarlas ni amenazarlas.

No sabría decir cuántas veces he recurrido a su página web para responder a las dudas de madres lactantes, muchísimas. Tantas veces he sentido un agradecimiento enorme hacia este colega pediatra que ahora, cuando él me ha pedido a mí que prologue su primer libro, solo he podido aceptar, deseando poder estar a la altura de alguien que para mí es un maestro.

Dice Paricio que no pretendía escribir un libro de autoayuda para madres ni mucho menos un libro de consejos, solo quería escribir sobre lo que más le gusta: la transmisión del conocimiento, y compartir lo vivido, aprendido y sentido como médico. Atreverse a compartir lo sentido como pediatra es de agradecer en un mundo donde a los médicos se nos enseña casi lo contrario: a esconder lo que sentimos, o como mínimo a no hablar de esos sentimientos públicamente. Como si para ser una autoridad en la materia fuera preciso renunciar a compartir los propios sentimientos o las propias incertidumbres. No es frecuente encontrar un médico que cuente que lo que sabe es fruto de una larga trayectoria, en ocasiones dolorosa, en la que tuvo que ir dejando atrás algunas falsedades que le habían enseñado en la facultad o en la residencia sobre el cuidado a los más pequeños. Igual que no es frecuente encontrar un pediatra que sepa tantísimo de lactancia materna.

Sobre esa búsqueda, repleta de dudas y conflictos, algunos públicos y otros íntimos, y sobre los hallazgos y el conocimiento, trata, en parte, este libro. Lo hace integrando ambas partes, la sabiduría enciclopédica de un pediatra experto con el trayecto recorrido en el aprendizaje, no solo como médico sino también como padre y reciente abuelo. Fluyendo de lo personal a lo científico y viceversa tal y como nos sucede en la vida real, dejando atrás aquella falacia de la distancia terapéutica.

Señala Paricio como fuente, entre otras, de su aprendizaje y sabiduría los grupos de madres, a los que recomienda acudan como oyentes pediatras, ginecólogos y médicos de familia durante su formación. Ojalá fuera así y los médicos se acercaran a escuchar y aprender de los grupos de madres y mujeres. Seguro que entonces los profesionales nos evitaríamos muchas de las dificultades que luego encontramos en nuestra relación con los pacientes. Situaciones absurdas, cómicas o incluso vergonzosas para las que, solemos sentir, nadie nos preparó en nuestra formación. Son maravillosas las anécdotas que comparte Paricio en este libro como cuando cuenta que optó por disfrazarse en algunos partos: «La sensación era tan esperpéntica y yo tan joven y sin autoridad que mi único recurso era ponerme gorro y mascarilla, aunque no fuese preciso, con la esperanza de que la madre no me reconociese posteriormente y me asociase con aquella barahúnda sufrida.»

¡Cuántas reflexiones encierra esa pequeña anécdota! El esperpento en el paritorio, la perplejidad del joven pediatra que percibe con lucidez que algo en esa manera deshumanizada de atender los partos es un disparate y que al mismo tiempo no puede hacer nada más que callar y disimular, o disfrazarse. En esos paritorios donde se escenifica(ba) la apropiación del nacimiento por parte de la tecnología y el robo de los partos a las madres, los profesionales en formación se ven sometidos a una disciplina cuartelaria que olvida el *«primum non nocere»*, el principio de no hacer daño. Por eso me parece tan valioso el testimonio de Paricio cuando más adelante confiesa en este libro el miedo que pasó la primera vez que osó no reanimar a un recién nacido sano en contra de lo que le habían enseñado, pocos años después de acabar la especialidad. Muchos de los que trabajamos en hospitales sabemos bien de lo que habla Paricio, lo heroico que resulta a veces atreverse a no inmiscuirse en el inicio sano del vínculo madre-recién nacido. Lo difícil que es no hacer nada más que contemplar cómo de simple y preciosa es a veces la vida.

Así que, probablemente, sin pretenderlo siquiera, Paricio ha escrito una lección magistral sobre la medicina y la pediatría: humanidad y humildad a partes iguales, sabiduría a raudales, conocimiento compartido de forma sencilla, muy amena y clara. Para mí, psiquiatra infantil y madre empeñada en batallar precisamente para que ambas cosas (profesión y maternidad) puedan estar integradas en mi vida y no disociadas, la riqueza de este libro radica precisamente en esto tan personal que otros tratados no suelen compartir: esa preciosa búsqueda interior. Ese proceso de ir aprendiendo y a la vez desmontando lo que le enseñaron en las facultades de medicina y que con el tiempo ha demostrado ser dañino y perjudicial para los pacientes, en este caso los más pequeños e inocentes. El cómo Paricio fue aprendiendo y escuchando, integrando, no solo de los maestros pediatras sino también de las madres, empezando por la suya y siguiendo por la de sus hijos, con amor, cariño y respeto de forma absolutamente entrañable y valiente.

La valentía. En este libro tal vez falta una historia, la del acoso y derribo que ha sufrido su autor precisamente por su sinceridad y compromiso al defender su forma de entender la medicina y la sanidad pública. Su esfuerzo por acercar la pediatría a las familias, por estar a su servicio humildemente no solo no fue reconocido sino, por el contrario, castigado. El apoyo masivo que rápidamente se obtuvo a través de Internet denunciando el atropello del que estaba siendo víctima nuestro querido y admirado pediatra a comienzos del 2012 no fue suficiente. Tal vez porque está demasiado reciente esa historia no figura en este libro, pero yo confío en que merezca un siguiente libro de este pediatra. Somos muchos los que necesitamos y agradecemos a Paricio su lucidez y su entrega en defensa de una sanidad pública de calidad y su coherencia como pediatra.

Leer este libro equivale a sentarse a conversar con un pediatra sabio y entrañable, con una charla amena, rica en anécdotas e impecable en conocimientos. Todo un placer que deseo llegue a manos de muchos padres y madres, pediatras y demás profesionales de la atención a la infancia. Su lectura, tan entretenida, deja en nuestras retinas un poso de la mirada profundamente respetuosa de este maravilloso pediatra. Muchas gracias, maestro Paricio.

IBONE OLZA
La Prada, 31 de marzo de 2013

*A Caridad, mi madre.*
*A Christine, la madre de nuestros hijos,*
*Yasmín, Samuel y David.*
*A Silvia, la madre de nuestra nieta, Elsa.*
*A Yasmín, madre reciente.*
*A todas las madres con las que hablé todos*
*estos cortos años.*
*De todas aprendí y la mayoría me asombró.*

# Introducción

Yo no sé muchas cosas, es verdad.
Digo tan solo lo que he visto.

LEÓN FELIPE (1884-1968),
*Sé todos los cuentos*

## CÓMO LLEGAR A TODO O CASI, SIN SACRIFICARLO TODO O CASI

Hola, querida madre que me estás leyendo, no solo la mía, que seguro que me leerá pues es una gran lectora, sino tú, madre de tus hijos presentes o futuros; heme aquí escribiendo un libro para ti e incluso para tu pareja, que si es el padre de vuestros hijos, lo más habitual, al igual que muchos del género al que pertenezco, es que no sea aficionado a leer libros que tengan que ver con el tema de la autoayuda, la gestión de las emociones u otros asuntos personales.

Nunca pensé en escribir este libro antes de ahora, pues tiempo no tenía y además el argumento era otro: tenía la quimera de, al jubilarme, escribir algo sobre cultura y lactancia, cuestión en la que me he interesado y tratado de versar en las últimas décadas, pero circunstancias vitales y profesionales me han llevado a la frase del poeta de allende los mares: «uno está donde uno quiere, muchas veces sin pensar». Así que aquí estamos.

Esto no es un libro de autoayuda. Yo nunca leí ninguno y no sé de qué van (quizá «lamentablemente», tal como me dice Christine), así que difícilmente sabría escribirlo. Tampoco es un libro de consejos, pues nunca osaría dar yo consejos a ninguna mujer, sobre todo acerca de las cosas importantes de la vida, como son la familia, la crianza, los hijos...

«Entonces, ¿qué estás escribiendo?», te preguntarás no tú sola, sino yo también, que aún no tengo ni una línea escrita del mismo salvo las que preceden a esta (siempre me han mareado los saltos en el tiempo en cine y literatura). Pues eso ya lo sé, lo he pensado bien y estoy escribiendo sobre lo que más me gusta: la transmisión de conocimientos, del saber. Voy a contar lo que me han contado, lo que he visto y me ha asombrado, lo que he sentido, aunque esto sea más difícil.

Dada mi profesión, pediatra, y dado que durante la mayor parte del ejercicio de la misma han sido las madres casi en exclusiva a las que he visto ocuparse del cuidado directo en salud y enfermedad de sus hijos, siendo ostensible, pero «natural» la ausencia palmaria de los padres en consultas y a la salida del colegio —dos lugares en los que puedes escuchar y aprender mucho—, lo que he visto y me ha asombrado, salvo excepciones, lo ha sido en las madres.

Así que os voy a contar lo que me contaron otras madres, lo que hacían otras madres en tal o cual circunstancia, lo que aprendí de otras madres. No tiene mucho mérito, solo el ser capaz de recopilarlo, con intención, eso sí, meramente expositiva, porque lo que una vez resultó adecuado o no, no tiene por qué aplicarse al tuntún, tan solo puede servir para conocer una de las maneras de resolver una situación.

Contaré también lo que aprendí de las personas sabias que encontré en mi profesión, unas veces personalmente y otras por sus escritos. Sería un despilfarro no poner algo también de lo que de esto sé, no exactamente lo que me enseñaron en la facultad en que estudié, que poco y mal serviría aquí, sino lo que hube de aprender tras muchos años de reflexión, muchas dudas sobre la conveniencia de lo que me habían enseñado y mucha búsqueda y hallazgo final de otras fuentes más amables, respetuosas y adecuadas por eficaces e igualmente o más seguras, que guiaran mi modelo de trato y cuidados de niños y madres. Este proceso de búsqueda, valga la digresión, resulta casi tan traumático como las dudas de fe de la adolescencia en la España una, grande y católica que me tocó vivir.

Y no siendo nada sospechoso yo de corporativismo, pues junto a mi hermano Virgilio somos los primeros médicos de una trabajadora familia de agricultores, ganaderos y comerciantes emigrados de Aragón a Valencia, desvelaré un poco los entresijos de mi profesión para que se entienda cómo sentimos algunos, cómo nos enfrentamos a situaciones de incierta solución por manejar una ciencia que no es exacta, cómo algunos preferimos pacientes o madres y padres que no se inhiban de la responsabilidad del autocuidado y la toma de decisiones sobre su salud y la de sus hijos para, entre todos, tomar la decisión más acertada. Las relaciones médico-enfermo han acabado tan deterioradas que cada una de las partes desconfía de la otra, refugiándose en el peor de los diálogos: el consentimiento informado por una parte y la demanda judicial por la otra.

Quiero dejar testimonio de la fuerza que he sentido en las mujeres que he conocido para criar, para sacar adelante a sus hijos. No importa que tan mal estén, al contrario: cuanto mayor es la dificultad, más increíble es la capacidad de sus madres. He visto cómo niños con graves problemas alcanzaban cotas de desarrollo inexplicables. Inexplicables si no haces cuenta de su madre. No obvia decirlo: sin ellas no estaríamos aquí. Unas más leídas, otras menos, unas ingenuas, otras para nada, pero en todas una fuerza desbordante, como el mar, calmo o embravecido, que les hace establecer prioridades, remontar dificultades y conciliar la crianza de su prole con su vida personal, familiar y laboral.

Conciliar, la mayor parte de las veces, es una mala palabra para estos casos, pues en realidad significa conformar dos o más proposiciones al parecer contrarias y es sinónimo de ajustar, acomodar y concordar; es decir, poner de acuerdo lo que no lo está y de modo que no haya discrepancia. Existe en nuestra sociedad occidental, rica pese a sus crisis, tal disparidad entre la crianza, el mundo de los afectos, las actitudes de respeto a sí mismo y al otro y el paradigma social imperante duro, de vencedores o vencidos, de riquísimos y paupérrimos, de competición sin mientes, que hay que ser un privilegiado para poder conciliar de verdad. En realidad, el común de los mortales no concilia: sacrifica.

La mayoría de las veces las mujeres sacrifican mucho de ellas mismas, de su vida profesional, de su vida familiar, de su vida personal en aras de la crianza de sus hijos, llegando más o menos apuradas a mucho. Muchos hombres no concilian ni de lejos: se pierden la crianza de sus hijos, sacrifican parte de su vida personal y familiar en pos de su profesión, llegando con menos que más apuros a otras cosas o a poco.

Pero no nos sintamos mal por esto: es el modelo imperante en Occidente; aquí en Europa, muy extendido en los países más al sur, con ventajas notables al respecto en los países nórdicos. En la zona mediterránea se han empeñado en no superar ciertas cuotas del estado de bienestar y lo de la conciliación viene muy mal recogido en la legislación. Digo esto porque la responsabilidad de todo esto es de los estados y gobernantes y nuestra, colectiva, por haber elegido a quienes conforman estos gobiernos más preparados para discutir sesudamente de posibilidades de guerra y de transacciones comerciales que para entender no ya a un bebé y a su madre, sino el valor social de un bebé y su madre.

Y ¿por qué hablo de la responsabilidad? Porque de nuevo es muy diferente la sensación de mujeres y hombres ante ese «no llegar a todo» o «no haberlo hecho bien» o «no haberlo hecho suficientemente bien» que sienten muchas mujeres y pocos hombres.

Dada la falta de leyes que faciliten la crianza de los hijos sin comprometer las relaciones laborales o la economía familiar, muchas madres viven muy mal, con mucha culpabilidad, el dejar, el separarse de sus hijos a edades tempranas, sea en guardería, sea con algún familiar o persona más o menos conocida contratada para tal fin.

De eso hablaremos también, de esa culpa ancestral, posiblemente judeocristiana, que parece grabada a fuego en nuestros genes, y reforzada modernamente por la teoría psicoanalítica y derivados. De esa culpa, más de mujer que de hombre. A lo largo de mis conversaciones con madres de niños que traté, acabé constatando una sensación monótona en casi todas ellas: el creer tener la culpa de todo o casi todo, incluso de hechos de los que es imposible que nadie tenga la culpa, hasta el punto de que he llegado a integrar una frase en mis entrevistas con ellas, sea en consulta externa, sea con motivo de realizar un ingreso hospitalario: «Si usted quizás está pensando que algo ha hecho mal o que tiene la culpa de esto, quíteselo de la cabeza: le aseguro que usted no tiene la culpa, ni de esto ni de nada, usted es su madre y lo quiere tanto que cree, como muchas otras, tener la culpa.» Raramente he tenido que decirle algo así a un padre.

Nuestros niños son la generación de niños más queridos de la historia de la humanidad, los mejor tratados. Antes del siglo XVIII, al menos en Occidente, en la civilización salida del mundo romano, un niño valía bien poco, menos que un animal, su mortalidad era espantosa, no llegando vivos al año entre la tercera y la quinta parte de los que nacían. Nuestras bisabuelas y abuelas, muchas de ellas con alrededor de la decena de hijos, trabajando duramente, codo con codo con sus maridos, amamantando sin parar o recurriendo a nodrizas y más modernamente a biberones cuando lo creían preciso, no tenían más remedio o les parecía normal y con hijos ya queridos, hacían lo que podían y, en general, aunque no siempre, vivían en paz con ellas mismas.

Hoy, los hijos son deseados, acariciados, alimentados y cuidados con esmero, pero una serie de ideas preconcebidas o interiorizadas, leídas y releídas, impartidas por familiares, amistades, expertos o gurús de turno, puede amargar el ánimo de muchas jóvenes y no tan jóvenes madres que, olvidando su sentido común y presas de esos mensajes externos constatan a veces que la realidad de nuevo supera la ficción, la ficción de esos consejos, de esas lecturas que conforman sus expectativas.

Las madres de Occidente son bombardeadas por conceptos tan opuestos como el «colecho» (dormir juntos) casi obligatorio y la socialmente correcta habitación aparte; el «no lo cojas que se malacostumbrará» y «el bebé ha sido diseñado para estar en el regazo de su madre»; el «lactancia materna exclusiva 6 meses» y el «en un país como el nuestro se crían igual con pecho que con biberón»...

Cuando a la mayoría le apetece «malacostumbrarlos», esto es, cogerlos mucho, estar siempre con sus bebés, muchas deben dejar su regazo vacío y dejarlos al cuidado de otros a tempranas edades por imponderables socioeconómicos, sin que sea, por supuesto, por su culpa, y cuando esto sucede, los partidarios del «no lo cojas...» se congratulan y asienten con satisfacción, ajenos a su pena; los partidarios del regazo, como trono único y persistente, no se privan de advertirles sin piedad —y sin pruebas, eso, sí— de las consecuencias psicológicas negativas que ello puede acarrear a sus vástagos muchos años después.

Entre el sacrosanto, secular y coercitivo deber de criar y amamantar y el moderno y democrático derecho a criar y amamantar media un abismo nada sutil en el que navegan como pueden las madres.

Si queréis seguir leyendo, de estas cosas hablaremos.

# 1

## El embarazo: tiempo de gestación, tiempo de prepararse

Y bueno, ya sabes, cambia todo: sigo siendo Eva, pero Eva mamá. Y donde antes decía que yo, aunque tuviera un hijo, se lo dejaría a mi madre y seguiría viajando... ahora no voy a ningún sitio sin él; Enzo es parte de mí y me acompaña a todas partes: este año hemos hecho dos montañas pequeñas y ha venido conmigo, lo he porteado y es maravilloso llegar a una cima con tu bebé, aunque no sean más que unos pocos metros.

EVA, mamá de ENZO y
montañista *amateur* (2012)

### TIEMPO PARA EMPEZAR A QUERER

Tanto si te has planteado tener un hijo como si ya está en camino, porque sí, dentro de ti, es posible que lo hayas soñado, imaginado, cómo será, cómo lo querrás, cómo empiezas a quererlo ya... sobre todo al ir al ginecólogo y ver esas primeras ecografías en las que apenas se ve nada, pero te dicen que el puntito que late es el corazón y desde luego que se oye fuerte. No digamos ya cuando la ecografía, que pocas se niegan a hacerse, aun pagando, es tridimensional: empiezas a encontrarle parecido con su padre, contigo o con su abuela, o no sabes con quién, pero sobre todo encuentras a tu bebé guapo: a veces pensativo, otras veces chupándose la mano, pero muy guapo. Todos estos pensamientos suelen ser más frecuentes en la madre que en el padre, quizá porque así nos han educado en Occidente y tardará en cambiar.

Tanto si deseasteis el hijo o si vino sin querer o sin planear, pero lo aceptasteis como un regalo de los dioses —de vuestros amores—, el resultado va a ser similar. Un hijo querido no lo es más por planificarlo. Un hijo querido no lo es menos por no haberlo deseado en absoluto. Desconfiad de quien os diga lo contrario: hay quien vive de la culpa ajena, parece regodearse en ella y se empeña en convenceros de tal.

Es más, el embarazo viene a durar nueve meses y es mucho tiempo para poder plantearse muchas dudas en su transcurso: ¿habremos hecho bien?, ¿es el momento adecuado?, ¿estaremos preparados?, ¿para qué lo hacemos?, ¿por qué?, ¡con la crisis que hay!...; de nuevo esas dudas son normales y producto de la responsabilidad que tenéis; de nuevo suele ser la mujer la que se plantea más cuestiones —cuestión de su habitual mayor compromiso—, de nuevo es posible que leas o te digan que muy mal, que qué son esas dudas, que si a un hijo se le quiere, se le quiere y punto, que así no se puede ser buena madre, que... Si estás leyendo un libro que se atreve a criticarte y sembrarte de culpa por esas dudas razonables, lee otra cosa porque no tienen razón por muchos títulos universitarios que tengan.

*Poco pudo planificar mi abuela Melchora, la madre de mi padre: medios no tenía para tal y seguro que en el transcurso de alguno de sus ocho, que yo sepa, embarazos, no solo dudó, sino que es posible que se arrepintiese más de una vez de estarlo de nuevo.*

*A todos los hijos parió, a todos crio, de todos se preocupó y a todos los que quedaban vivos seguía visitando ya bien mayor, en la ronda diaria que hacía hasta que murió.*

Los bebés vienen al mundo con un instinto de supervivencia increíble; son capaces de desplegar tantas habilidades para seducirnos que es difícil sustraerse a ellas y suelen conseguir que sea accesorio el haberlos deseado o no. Parece que supiesen de serie aquello que del roce nace el cariño. Así que tanto si vuestro deseo es tan fuerte, que aun teniendo dificultades estáis acudiendo a especialistas para que os ayuden, como si nunca los habéis deseado, tú o tu pareja o ambos, preparaos, pues se hacen querer casi desde el primer momento.

El concepto de *hijo deseado*, *hijo querido* o *hijo planificado* es muy reciente, de los últimos 100 años y desde que existe, ni los seres humanos —los deseados— son más felices, ni ha disminuido la injusticia en el mundo y seguimos matándonos en guerras terribles, así que no nos armemos tanto lío: por ser modernos, deseemos y planifiquemos a nuestros hijos si nos da tiempo, pero si no, bienvenidos y bien queridos sean. Brindemos por ellos y amémoslos sin complejos ni culpas, ni normas. Rechacemos como en la canción el cómo pudo haber sido y no fue.


## TIEMPO DE CONOCERLOS

Si no sois maestros de parvulitos o cuidadores en una guardería, o pediatras o enfermeras de pediatría, o los hermanos muy mayores de la familia, es posible que no estéis acostumbrados a la sensación única de estar con niños, de convivir con ellos, de ver sus alocados ritmos, su absoluta y fatigosa para los adultos vitalidad, sus rápidos cambios de humor, su picardía e inocencia, su falta de prudencia ante peligros cotidianos, lo hábiles que son para sus cosas y lo que les falta por aprender, lo ruidosos que son, lo que cansan el brazo y la columna del adulto que los sostiene...

Y no estáis acostumbrados, entre otras cosas, porque a los niños los hemos apartado en todo el orbe industrializado de nuestra vida cotidiana y más cuanto más pequeños son: les creamos un mundo aparte. No participan de reuniones de mayores, no van al teatro o al cine, y si no tienes amigos o familiares que tengan niños, apenas los ves porque, para leer el periódico, si no tienes niños, no te pones cerca del parque donde juegan y están con sus mamás y papás. Nos hemos desacostumbrado de ellos y en realidad nos molestan a fuerza de no oírlos ni verlos.

Por eso puede resultar conveniente, tanto si estáis pensando en tener hijos como si ya viene de camino, que empecéis a invitar a amigos con hijos a vuestra casa, salid con ellos, mirad cómo les dan de mamar, cómo les cambian el pañal, cómo los tranquilizan, qué hacen, de qué hablan esos amigos, qué películas ven una y otra vez (infantiles, claro), cómo hacen para ir al cine si es que van...

Id cogiendo experiencia, es la mejor manera, mucho más que la de los libros, incluido este. Cuando volváis de casa de los amigos con hijos seguid leyendo, ahora toca ir a verlos...

## Tiempo de embarazo

Si tenéis la suerte y posibilidad de tener una matrona en vuestro centro de salud que haga talleres conjuntos para madres de niños nacidos y madres embarazadas, no conozco lugar mejor donde aprender de qué va todo esto. Si no, es posible que podáis asistir en otro centro en el que sí sea posible. Y no estoy hablando de los talleres de preparación al parto, que por supuesto son fundamentales. Es algo más, son talleres de preparación a la crianza, a la lactancia, a vuestra nueva vida con vuestros hijos.

*Cuando a finales del pasado siglo formé parte de la organización y del profesorado de los primeros cursos de formador de formadores en lactancia materna impulsados desde la Dirección de Salud Pública de la Conselleria de Sanitat por las doctoras Ana Fullana y Carmen Barona, los primeros cursos asistí a todas las clases teóricas y prácticas por ver cómo se desarrollaba todo y aprender del resto del profesorado. Tuve la oportunidad de conocer y quedar impresionado por el taller de Moncada de la matrona Amparo Fraile y advertí ya lo que años más tarde, acompañando a mi nuera y mi nieta, me está confirmando la asistencia al taller de Benimamet de la matrona Carmen María Pons: allí estaba la transmisión del saber, la cultura de la crianza.*

Si la lactancia va a ser rescatada del mundo médico por los llamados grupos de apoyo, la crianza lo va a ser en estos talleres en los que grupos de mujeres, solidarias, guiados de la manera menos intervencionista posible por personal sanitario (la matrona), en un espacio ciudadano de libertad, se ayudan mutuamente en cuestiones muy diversas y que afectan de manera importante a sus vidas en una sociedad en la que la transmisión del saber primitivo, cotidiano, el saber de verdad, ya no tienen espacio real ni práctico en ningún otro sitio; y los libros no te lo pueden resolver todo ni mucho menos desde sus páginas de papel. Los atributos de la tribu desaparecida de nuestra sociedad hace más de un siglo renacen en estos talleres, verdaderos crisoles de transmisión de conocimiento y de terapia espontánea y eficaz de grupo.

Si estás embarazada y tienes la oportunidad, vas a ver en estos talleres mujeres que hablan con una autoridad y una dulzura inigualables y que no dicen tonterías, pues la autoridad se la da la experiencia propia y la aprendida de otras madres, cuentan lo que les pasó a ellas, cómo fueron resolviendo problemas, cada una a su modo, sin que ello quiera decir que a ti te sirva otra manera, pero ahí la tienes para que la valores. Se juntan, se apoyan, consuelan a la nueva que llega destrozada por un problema que ellas comprenden muy bien, pues ya les pasó y resolvieron... Verás que hablan de temas que tú ya te estás planteando y que ni tu ginecólogo ha sabido aclararte ni tu pediatra te podrá explicar. Es tan profundo, claro y cotidiano lo que allí se habla que a mi edad lamento no haber ido más veces antes y me parece un desperdicio que pediatras, ginecólogos y médicos de familia no pasen de forma reglada por varios de estos talleres como parte de su formación: perderían rigidez en sus planteamientos universitarios vacuos de contenido real y sentimientos y ganarían en sabiduría y comprensión para cuando estuviesen delante de una madre. Sabrían algo tan básico como qué se puede decir y qué no se debe decir a unos padres y menos a una madre. He visto cómo mujeres sin estudios de psicología ni de técnicas de comunicación acompañan el llanto de una madre en silencio, con respeto y amor sin interrumpirla, sin estropearlo todo con esa frase o similar que nos sale a los sanitarios a la primera de cambio en la consulta: «Venga, mujer, no llores que no pasa nada...» Sí que pasa, si está llorando es que pasa algo, ¡por favor!

## TIEMPO DE COMPRAS, DE REGALOS, HERENCIAS Y TRUEQUES

El embarazo es un tiempo tentador para todos de conseguir el máximo de cosas para el futuro bienvenido. A veces parece un concurso a ver quién da más, los abuelos paternos no pueden ser menos que los maternos y si ellos han comprado la cuna los otros comprarán el cochecito y lo que sea necesario, faltaría más. Un sinfín de revistas y multitud de foros en Internet, muchos de ellos hábilmente propiciados por marcas comerciales de productos para bebés, bombardean a madres y padres. La tentación es fuerte, deseas ser previsora y que todo esté a punto para cuando sea preciso. Tenerlo todo para cada circunstancia, el día del parto, la estancia en el hospital, la vuelta a casa, lo preciso para dar de mamar o calentar un biberón, salir a pasear con lluvia o con sol, bañarlo, peinarlo y cortarle las uñitas...

En especial si es el primer retoño, el primer nieto, se cometen muchos excesos, que incluso comprometen el espacio físico de nuestras viviendas que hoy día no suelen ser grandes y muchas veces desprovistas de trasteros, así que o regalas lo inútil o lo devuelves o lo revendes por Internet. Y quedas escarmentado para el segundo, o no.

El bebé lo único que necesita de veras es los brazos y el pecho de su madre (aunque no le dé el pecho), y cuando esta tiene que descansar, los de su padre o pareja (el pecho también, pues les encanta estar apoyados contra pechos calentitos, con o sin pelo y sentir el bum-bum del corazón). Todo lo demás es accesorio, todo.

Hay madres muy expertas que me han dicho que cometieron menos errores y excesos cuando fueron adquiriendo los adminículos «necesarios» poco a poco, reflexionando conforme pasaba el tiempo y se hacían a la idea de cómo querían criarlo, alimentarlo, llevarlo, dormir, etc.

Es muy probable que tengáis familiares y amigos o conocidos que han tenido niños antes que vosotros y hasta serían felices de dejaros por una temporada las cosas que compraron o les regalaron y que ahora les ocupan trasteros y armarios. Comentadlo con ellos. Muchas de las cosas que gastan los recién nacidos y lactantes se emplean tan poco tiempo que están como nuevas aun después de muchos usos. Incluso en foros de madres y en talleres y grupos de apoyo como los que hemos comentado anteriormente, puedes tener garantía de disponer de objetos en buenas condiciones y prestados amablemente o adquiridos a buen precio.

Dicho lo cual, podemos hacer un repaso de cosas útiles, cosas inútiles o poco útiles y cosas a no tener ni regaladas. He preguntado a varias madres y esto es lo que me han dicho, y otras cosas yo me las sé de buena tinta.

**Lo que no comprar o aceptar ni regalado:**

- Caja regalo: si en el centro de salud o ya en la maternidad del hospital os reparten un paquete regalo es mejor no aceptarlo: contiene cosas tan variadas como botellitas de agua, chupete, sobres para infusiones para cólicos, una colonia, un pañalito, una suscripción gratis a una revista sobre bebés o padres e hijos con tal de que les suministréis la dirección de correo para enviárosla o mandaros una medallita de plata gratis con el nombre grabado de vuestro bebé. Se trata de una trampa consumista tremenda a través de la que os van a acosar durante varios años con múltiples requerimientos para que compréis esto y lo otro y, lo que es peor, para interferir seriamente con la buena marcha de la alimentación sana y de la lactancia materna. Hay buenos estudios que demuestran esto e indican que no se deberían repartir desde el sistema sanitario este tipo de paquetes-regalo.
- Andador, tacataca o tacatá: es un instrumento prohibido en algunos países por atentar contra la salud pública: no importa cómo diga el fabricante que están diseñados, son peligrosos para los niños, por ser una fuente importante de accidentes infantiles: precipitaciones por escaleras, golpes en la cabeza, quemaduras en hornos o por tirarse encima ollas con líquidos calientes, aplastamientos por caerles encima aparatos de televisión o muebles más o menos pesados con

o sin cajones, etc. Las consecuencias pueden llegar a ser mortales. Además, el colmo: no sirven en absoluto para aprender a caminar, ni falta que hace.

*A los papás de Adrián les habíamos advertido como a todos los que nacían en el hospital en el que era yo jefe de servicio por aquella época que el tacataca era peligroso. En una guardia me lo trajo el SAMU con 11 meses sin conocimiento tras haber caído rodando escaleras abajo cuando circulaba a toda velocidad dentro de su tacatá. Tenía un gran hematoma en la cabeza que pronosticaba una fractura de cráneo, un diente incisivo perdido y una herida ancha en el mentón. Afortunadamente en el TAC que le pedí no había hemorragia cerebral. Adrián se recuperó bien y hoy tendrá unos veinte años, pero se ganó una fractura de cráneo, la irradiación de un TAC en la cabeza, cinco puntos de sutura y el susto de estar hospitalizado y con goteros y gente extraña cuatro días.*

*Los padres, en urgencias, vieron un cartel que habíamos elaborado en contra del tacatá, cuyo lema era «Con el Tacatá, ¡tocotoc!», y me dijeron que lo conocían, pero que como se lo habían regalado pensaron que eso a ellos no les podría pasar, lo del descuido de dejarse abierta la puerta de la escalera... tan solo un momento, el que necesita un lactante en andador para precipitarse por ella.*

Si os lo han regalado, devolvedlo o canjeadlo por cualquier otro objeto no peligroso. Son mucho más seguros los parquecitos, cerrados o no, y los asientos fijos.

- Colonia: los bebés, además de que huelen muy bien —a bebé, que es un olor que vale la pena—, tienen un olfato muy desarrollado con el que huelen a su mamá, el pecho de su mamá, a su papá, lo que comen y se llevan a la boca y todo lo que podamos imaginar: todo arruinado por el perfume que desprende una inútil colonia, sea normal o Chanel 4.
- Esterilizador de biberones: sobre todo si le vas a dar el pecho, claro, pero aunque le des una fórmula artificial. Se pueden hervir en cualquier olla y es un trasto menos. Además, cada vez está menos indicado esterilizarles a nuestros hijos

el mundo que les rodea sirviéndoles un falso mundo sin bacterias.

- Intercomunicadores o monitores para bebés: si viviésemos en el Palacio de Buckingham o el Palacio Real de Madrid, no estaría de más tener uno para averiguar en cuál de sus habitaciones dejamos el niño anoche, pero es dudosa su utilidad en nuestros pisitos de juguete y si nos da por estar todo el rato pendientes de la respiración de nuestro bebé, cosa no enteramente recomendable, es más práctico no despegarnos de él o dejarlos en lugar seguro cuando no podemos vigilarlos. Por ejemplo, si se han quedado dormidos en la habitación y queréis cenar o ver una película: si duermen en una cuna con barrotes altos y seguros no hay problema, pero si estáis haciendo colecho os dará miedo que caiga de la cama, pues los bebés pueden moverse muy silenciosamente y cuando lo oigáis será ya porque ha caído. Así que o cenas y ves la peli o estás todo el rato mirando la pantalla como si pertenecieras a una empresa de seguridad. Es mejor buscar otras opciones menos estresantes y prácticas: cuna o parquecito cerrados, o lo tienes contigo y os turnáis tu pareja y tú para ir cenando.
- Cuna mecanizada con sistemas electrónicos para mecer al bebé: nada sustituirá vuestros brazos amorosos.
- Centro estático de actividades: con este pomposo y de origen anglosajón nombre se designan artilugios que parecen un tacatá sin ruedas y con mostrador alrededor. Es preferible, menos aparatoso y más barato la hamaca, el parquecito o colchoneta delgada según la edad y vuestra disponibilidad de tiempo.

**Trastos no necesariamente útiles:**

- La canastilla o bolso especial para ir al hospital que es monísimo y va a juego con toallas, ropa de cama... en realidad cualquier bolso o mochila sirve, depende de la ilusión que te haga.

- Chupete: no lo compréis de entrada, esperad a ver qué pasa, si vuestro bebé lo va a necesitar o no.
- Termómetro para el agua del baño: meter la mano y el antebrazo hasta el codo y dejarla un ratito allí a ver qué tal, es tan eficaz como el dichoso termómetro.
- Cambiadores con bañera: ocupan mucho espacio. Dependiendo de la vivienda que tengáis, a veces no pasan por las puertas o no caben en el cuarto de baño para llenar y vaciar la bañera. En pocos meses los bebés no caben allí. Una bañera sencilla de plástico es mucho más práctica y además puede servir también para llevar la ropa a tender. Son más prácticas y mejor para la espalda de los papás si son ovaladas o rectangulares y permiten sujetarlos tumbaditos con el brazo del adulto dentro o poniendo una hamaquita de tela para apoyar al bebé. Las hay plegables, muy prácticas para el transporte. Las de tipo tubo no sirven en cuanto los bebés son algo mayorcitos y tienden a estirar las piernas y resultan incómodas para los padres por la postura que les hace tomar para sujetarlos. Las bañeras se pueden poner encima de una mesa con hule o en superficies planas y estables de baños o cocinas: no es preciso comprarlas con patas.
- Cambiadores plegables o fijos: suelen quedarse pequeños enseguida, y los bebés pueden caer fácilmente; son peligrosas las tablas plegables si no se fijan bien a la pared y acaban siendo un mueble inútil en poco tiempo. Es fácil que acabéis cambiándolo en cualquier mesa e incluso en la cama (aunque ojo con la espalda: siempre es mejor no doblarla mucho más de lo que vais a tener que doblarla teniendo un pequeño al que cuidar) que sirven a tal fin, con la condición de tener una tela o goma acolchada impermeable sobre la que poner al niño que haga difícil manchar la mesa o la cama al cambiar el pañal del bebé. En cualquier caso, no los dejéis solos ni les quitéis la vista de encima ni un instante: por pequeños que sean se mueven; incluso los menores de un mes, a base de empujarse con los pies, se desplazan.
- Cojín de lactancia: aunque se ha puesto tan de moda que pa-

rece que sea imposible dar el pecho sin uno de estos cojines, no es en absoluto imprescindible e incluso puede estar reñido con determinadas posiciones recomendadas para mamar. Vale la pena esperar a ver cómo se os da la lactancia, qué postura te es más cómoda y en la que mejor se coge tu bebé antes de comprar uno de estos cojines. Si ves que sueles necesitar poner almohadas o cojines para ayudarte, lo que puede suceder con niños muy pequeños o en caso de gemelos, para darles a los dos a la vez, puede que haya llegado el momento de comprarlo o que te dejen un cojín de lactancia.

- Los arneses de primeros pasos, aunque no son peligrosos, evitan el contacto físico con vuestro hijo y dan la sensación de sacar el perrito a pasear. Salvo que tengáis una lesión de espalda que os impida doblaros para coger a vuestros niños por las manos cuando empiezan a caminar, no parecen muy necesarios.

- Rodilleras para el gateo: no solemos tener el suelo de la casa en tan malas condiciones como para necesitarlas.

- Aspiradores nasales de moquitos: es mejor esperar a ver si tienen mocos y si les molestan o no. Nuestros hijos no son fábricas de mocos. Si se acatarran ya veremos qué hacer (capítulo 10: Enfermedades y accidentes).


**Cosas útiles en general:**

- Si podéis no olvidaros de tener preparado un gorrito mono para que se lo pongan nada más nacer para evitar el enfriamiento, mejor que mejor.

- Un armario para sus cosas, su ropita, los pañales que ocupan mucho espacio, etc.

- La cuna: hay que ir pensando poco a poco dónde pensáis que dormirá vuestro bebé. Hablaremos más adelante de esto, pero está claro que los primeros meses, cuanto más cerca esté de la madre, tanto mejor, así que lo más práctico es que esté en vuestro dormitorio. Si habéis pensado hacer colecho (¡uf, qué palabra!: quiere decir compartir cama) no es demasiado útil tener una cuna tipo moisés o cuco, es mejor una cuna tipo barrotes adosada a la cama por el lado de la madre, tipo sidecar con el colchón a la misma altura que el de la cama de matrimonio. Cualquier cuna, poniendo el colchón a la altura adecuada y sujetándola bien a la cama, sirve y también las venden ya preparadas, pero hay que asegurarse de que se puedan utilizar también de modo independiente a la cama de matrimonio, por si un día lo deseáis. Habladlo con amigos y familiares de vuestra edad, ved qué ha hecho cada uno y qué solución os conviene más.

- Cochecito para pasear: que sea plegable, con posibilidad de alternar cuna y asiento, adaptable a normas de seguridad al ir en coche y sencillo de montar y desmontar.
- Si habéis decidido llevar al bebé en contacto corporal frecuente, es conveniente ir pensando en un sistema portabebés, sea tipo mochila, occidentales u orientales (fáciles, cómodas, robustas, sencillas de aprender a poner y testadas para accidentes), sea alguno de los sistemas de porteo de tela (fulares, bandoleras) que precisan de un aprendizaje, más o menos complicado y asistido.
- Ropa: de cuna y para el bebé. Si podéis, huid de botoncitos, que son incómodos, mejor clips y mucho mejor el velcro. Las camisetas tipo «body» casi siempre acaban manchadas en la zona del pañal. Los pijamas tipo saquito son mucho más útiles para no destaparse que sábanas y mantas. No olvidéis los baberos. Ni las toallas: aunque se puede utilizar cualquiera, siempre es mejor por razones higiénicas tener toallas para uso exclusivo del bebé.
- Pañales, muchos pañales, cuantos más mejor (no caducan fácilmente) y toallitas limpiadoras para culitos de bebés, sin perfumes ni irritantes, muchas toallitas.
- Tijeras especiales para bebés y cepillo suave para el pelo.
- Termómetro: digital para utilización axilar o rectal; elegid el que en menos segundos dé la temperatura y el que se apague antes él solo. Son los más sencillos de utilizar y fiables, de precio muy asequible comparados con los de los oídos, que son caros y requieren cierto entrenamiento y los de

frente, carísimos. Huid de las tiras para tomar la temperatura, que no son nada fiables.

- Desinfectante líquido clorhexidina en solución no alcohólica (hay varias marcas comerciales). Puede ser preferible al alcohol de 70º que reseca e irrita la piel y escuece en heridas y si cae sobre la mucosa genital al curar el ombligo (en especial en la vulva de niñas).

- Para amamantar, necesitarás con probabilidad discos absorbentes. No es necesario comprar de entrada un sacaleches. Solo si aparecen determinados problemas, incluido tener un bebé prematuro, o si tienes demasiada leche, o piensas hacerte donante de leche o vas a continuar la lactancia tras incorporarte al trabajo, vale la pena ir pensando en un sacaleches o, en su defecto, en aprender a dominar la técnica de extracción manual. En el capítulo 7 encontrarás detalles de qué es lo más conveniente. El sujetador de lactancia es mejor comprarlo en el último momento, cuando puedas calcular la talla adecuada. Algunas madres lactantes prefieren no llevar sujetador. Más vale que sea holgado, pues se ha asociado en trabajos publicados el uso de sujetadores ajustados a la formación de mastitis (infección de la mama).

*Christine recuerda muy bien el inmenso alivio que le supuso el ponerse el sujetador que le fue a comprar mi madre al día siguiente de nacer nuestra primera hija. Yo no me di cuenta: eran cosas de mujeres.*

- Si tienes problemas para amamantar y no vas a hacerlo, será necesario adquirir al menos un par de biberones alargados de cristal con sus tetinas correspondientes y su cepillo limpiador. El cristal no solo es más higiénico y fácil de limpiar, sino que asegura la ausencia de productos tóxicos como el BPA (Bis-Phenol A), una sustancia presente en muchos plásticos, que altera y confunde al sistema hormonal, en particular al sexual.

**Cosas para más adelante:**

- Los *dou-dou*, o mantitas o trapos de seguridad, son más comunes en Francia y el mundo anglosajón. Son objetos llamados transicionales, que recuerdan o «sustituyen» a la madre, pero que no van a ser necesarios durante las primeras épocas, en especial si habéis optado por una crianza de proximidad (véase capítulo 9). Si os lo regalan guardadlo por si acaso, siempre se puede emplear como otro juguete.
- Las hamaquitas para después de los 3 meses pueden ser útiles según el tiempo disponible. Te permiten hacer cosas, en especial las que pueden resultar peligrosas si los estás porteando, como cocinar; mientras están en ella se pueden entretener mirando lo que haces o con juguetes o móviles colgados delante de ellos o sonajeros. No es bueno tener a los bebés mucho tiempo en ellas para no perjudicar el tono muscular (véase capítulo 8).
- Parque cuna o corralito para edades superiores en que se mantienen sentados o gatean e intentan ponerse de pie. Útiles como las hamacas por su seguridad mientras tienes que hacer cosas en casa, pues en general es mejor dejar que exploren sin ponerles cercas.
- Si tienes más tiempo y bien la espalda, las alternativas a hamacas y parques cerrados son una simple mantita o colchoneta o piezas de goma espesa que hagan como un tatami para jugar con ellos, estimulándolos al ponerlos boca abajo, con apoyos, el volteo, etc.
- La trona, sillita alta o sillita adaptable a sillas normales o silla-pinza de mesa resultan prácticas a partir de los 7-8 meses, cuando ya se sostienen bien sentaditos para ponerlos a comer o jugar mientras los padres comen. Se puede pasar un rato entretenido y cómodo durante la comida y es una manera de compartir ese tiempo.

## TIEMPO DE PREPARAR EL NACIMIENTO.
## PÚBLICA, PRIVADA O DOMICILIO

Aún hoy hay madres que acaban en un paritorio o quirófano con temperatura fría y corrientes de aire, con luces intensas de espectro blanco, cegadoras para su bebé que viene de un mundo cálido y anaranjado, rodeadas de muchas personas (puede haber más de diez en ocasiones) vestidas de diversos colores que van del verde al blanco, de las que muchas, o ninguna, se han presentado ni dicho su nombre o cargo ni buenos días ni lo que les van a hacer o al menos planteado el porqué con ellas, soportan conversaciones del personal sanitario absolutamente impropias para el momento y cuando nace su bebé, aunque esté perfectamente, se lo apartan para llevarlo a un aparato lleno de luces y tubos que aspiran lo que quizá no hace falta y administran oxígeno frecuentemente superfluo, golpeándole sin necesidad las plantas de los pies o exprimiéndole con cierta saña el tórax hasta conseguir que llore, mientras ellas, sus madres, se preguntan llenas de angustia: «¿Qué está pasando?... ¿Qué está pasando?...»

Quizá tuviste suerte, porque lamentablemente es una lotería y nada de esto te pasó y el trato fue correctísimo (afortunadamente hay muchos profesionales excelentes y sensibles repartidos por la geografía del país), o estabas advertida y elegiste dónde ibas y nada de lo anterior ocurrió.

Quizá ya te pasó, incluso habiendo elegido lugar y personas, y te sientes mal por lo que te (os) pasó, como si fuese culpa tuya el que tus sueños para ese día se hubiesen roto. La tremenda insensibilidad de los que te atendieron no la pudiste evitar ni tú ni tu pareja, eso es todo y la culpa no es tuya, es de ellos.

Si aún no ha llegado el día soñado, estás a tiempo de planear con tino el cómo quieres que suceda el nacimiento de tu hijo. Lo más habitual es que tu matrona pueda ayudarte a ello. Muy posiblemente de su mano conocerás el hospital en el que darás a luz, que deberá ofrecer una buena comunicación contigo y aceptar discutir el plan de parto elaborado con ayuda de tu matrona. Un **plan de parto** es un documento en el que das a conocer al equipo de personas que va a atender tus deseos y preferencias sobre el proceso del parto y el nacimiento.

Es bueno saber que la ley ampara el derecho que tienes a tu seguridad y la de tu bebé, a ser protagonista de tu parto y al máximo respeto debido, entre otras muchas cosas: en 2010 el Ministerio de Sanidad de España publicó el trabajo encargado a un grupo de expertos entre los que nos encontrábamos además de dos pediatras, ginecólogos, matronas, anestesistas y especialistas en Salud Pública y evaluación de tecnología sanitaria, mujeres representantes de asociaciones que pretenden una atención respetuosa y de calidad para madres e hijos durante el embarazo, el parto y el posparto, en concreto la asociación El Parto es Nuestro (*www.elpartoesnuestro.es*). El trabajo realizado, de más de un año de duración, recoge lo que se sabe científicamente seguro que es bueno para la mujer y su recién nacido y ha sido publicado en una versión para profesionales: *Guía de Práctica Clínica sobre la Atención al Parto Normal.*

El ministerio también ha publicado la versión para madres: *Atención al parto normal. Guía dirigida a mujeres embarazadas, a los futuros padres, así como a sus acompañantes y familiares*, elaborada por cinco mujeres del mismo grupo de trabajo y magníficamente ilustrada por otra, de 35 páginas y cuya lectura es amena y absolutamente recomendable

*http://www.msc.es/organizacion/sns/planCalidadSNS/pdf/ equidad/guiaPracParMujer.pdf*

Y, desde luego, elaborar un plan de parto en el que puedas expresar tus preferencias al personal que va a atenderte es un derecho que reconoce el mismo ministerio en *Plan de Parto y Nacimiento*

*http://www.msc.es/organizacion/sns/planCalidadSNS/pdf/ equidad/planPartoNacimiento.pdf*

Tu matrona o ginecólogo pueden ayudarte a rellenarlo si hay alguna duda.

Si estás tentada de tener un parto fuera del sistema sanitario público, pensando que van a respetar más tus deseos en otro lugar, tienes dos alternativas: el parto en una clínica privada y el parto en tu propio domicilio. Antes de decantarte por una de ellas, es aconsejable agotar todas las pesquisas que puedas hacer por encontrar un hospital público en el que tus expectativas puedan cumplirse: afortunadamente va habiendo cada vez más equipos que dejan menos posibilidad al azar del equipo de guardia de turno el cómo te puedan atender. Infórmate con tu matrona y con grupos locales de El Parto es Nuestro, atrévete junto a tu pareja a solicitar entrevistas con matronas y ginecólogos de los hospitales públicos de tu región: aprecia su accesibilidad, sus actitudes ante tus preguntas o la exposición de tu plan de parto y saca tus propias conclusiones.

En un parto son fundamentales la seguridad de madre e hijo y el respeto hacia ellos. Si uno u otro fallan, el resultado es catastrófico. Es preciso tener las ideas claras y saber que no tiene nada que ver **parto respetado** con **parto natural**. El término natural, del que hablaremos en varios lugares de este libro, asimilado a inocuo puede pervertir algunas decisiones importantes en nuestras vidas: al amparo de lo natural algunos confunden ciertas intervenciones humanas como anómalas, contra natura, pensando que lo natural es bueno y lo logrado por la humanidad, no. Pues no: lo natural no es bueno ni malo, es simplemente natural, y si no, pensemos en un rayo: nada hay de más natural, pero quiera el cielo que no nos caiga encima. Y entre los logros de los humanos, no todos son perjudiciales o dañinos, aunque sí bastantes y otros, según cómo se empleen, también.

Evolutivamente sabemos que la cadera en los homínidos antecesores de humanos fue basculando, cambiando de forma, descendiendo algo entre las cabezas de los fémures (los huesos largos de nuestros muslos), consiguiendo en nuestra especie que el centro de gravedad de nuestro cuerpo se situase en un lugar más bajo, de tal manera que la posición bípeda nos fuese fácil de mantener, casi como a los tentetiesos, abandonando nuestra condición de cuadrúpedo por la bipedestación. Ese cambio, en la cadera, respecto a nuestros parientes más próximos, los simios, ha condicionado el dominio de nuestra especie en este mundo, al dejarnos las manos (patas anteriores) libres para fabricar herramientas.

Como fuere, lo que en términos adaptativos globales supone una mejora para la supervivencia de los homínidos, hace que el parto, de poca dificultad (distocia, decimos los médicos) en los primates, necesite asistencia en los humanos, convirtiéndolo en una actividad social más que en un comportamiento solitario debido a ese porcentaje de dificultades que pueden ocurrir en su transcurso y que los expertos estiman en alrededor de un 15 % de los partos (1 de cada 7 partos). Así, mientras que nunca se ha visto a ninguna vaca o chimpancé ser solícita con alguna de sus congéneres pariendo, la mujer, de tiempos inmemoriales ha pedido ayuda, generalmente a otras mujeres con experiencia, sean familiares o vecinas, o más o menos profesionalizadas, llámense parteras, matronas, comadres, comadronas, en catalán *llevadores* o el estupendo y certero término francés *sage-femme* (sabia mujer, la mujer que sabe sobre mujeres).

No debemos olvidar que el parto no asistido paga, aún hoy, un peaje terrible a expensas de muertes maternas y del bebé que lo hacen de difícil asunción en nuestro medio y que rehúso de llamar natural, pues no es natural tanto sufrimiento pudiendo evitarse: cada día mueren muchísimas mujeres en el mundo a consecuencia de partos no asistidos o asistidos en malas condiciones o por personal incompetente y mueren o quedan con terribles secuelas de por vida millares de niños recién nacidos.

Así pues, no hay que ser ingenuos y el parto, en hospital público o privado o en domicilio, debe ser asistido y por personal bien competente, que sepa lo que se hace: nos asisten miles de años de historia, miles de nacimientos, miles de ensayos y errores, para exigirnos que el profesional que nos atiende, además de ser un encanto de nuestra confianza, lo sepa todo del parto: tú y tu bebé tenéis que estar seguros. Para algo la mortalidad materna media en países en vías de desarrollo es de 440 muertes maternas por cada 100.000 nacimientos (con escalofriantes cifras de más de 1.500 por 100.000 en países como Sierra Leona, Afganistán, Níger y Angola) y de menos de 20 por 100.000 en países desarrollados (en concreto, 5 en España) y la mortalidad infantil ha bajado en los países desarrollados de más de 100 por mil nacimientos en 1900 a menos de 5 por mil en la actualidad.

**En el sistema público**, hoy por hoy, las garantías en España son buenas por imperativo legal: las matronas serán matronas tituladas y su formación teórica y práctica las hace muy competentes y atentas como he podido apreciar en la inmensa mayoría de las que he ido conociendo en los últimos 20 años. Los ginecólogo-obstetras, asimismo, serán obligatoriamente titulados, lo que implica seguridad en la mayoría de las ocasiones, aunque son de los especialistas médicos más lastrados por hechos sociológico-profesionales:

- La judicialización progresiva de la medicina ha provocado que los ginecólogo-obstetras sean los especialistas más atacados y que pagan seguros más caros de casi todas las especialidades médicas.
- Una sociedad de mínimo riesgo en la que los individuos han sido educados en la delegación casi total de la responsabilidad de los cuidados de su propio cuerpo, con la aquiescencia del cuerpo sanitario que prefiere tratar pacientes que asistir a ciudadanos informados y corresponsables.
- La no-conciliación de la vida laboral y familiar, el alargar estudios y demorar el inicio del trabajo, hacen que los embarazos se retrasen dentro de la vida fértil de la mujer y el porcentaje de distocias (dificultades durante el parto) sea mayor.
- Como otras ramas del saber médico, la formación en Obstetricia puede venir lastrada por la ausencia de consideración del paciente como persona y de sus preferencias.
- Obstetricia etimológicamente significa la *ciencia del estar de pie delante de*, lo que requiere una espera que se relega en la matrona, reservándose el médico para acciones como la instrumentación, el análisis de múltiples monitores y pruebas y la realización de cesáreas. O sea, ser más ginecólogo que obstetra.

**En el sistema privado** las anteriores garantías de titulación no se dan por supuestas y los lastres descritos son igualmente posibles, es decir, es obligatorio saber si matronas y ginecólogos son titulados y cuál es su experiencia y actitudes. Es preciso preguntar claramente, informarse por conocidos y amigos y saber qué tasas de cesárea tienen. En España la tasa de cesáreas global es del 25 % en estos años, es decir que a una de cada cuatro mujeres se le practica la cesárea. En los hospitales públicos es del 20 % (una de cada cinco) y en los privados del 35 %, o sea más de una de cada tres mujeres. En algunas clínicas privadas estas cifras suben al 60 %: a más de una de cada dos mujeres se les practica la cesárea. Como está bastante claro que las mujeres que van a clínicas privadas no tienen por qué tener una pelvis diferente que haga más imposible el parto, solo nos queda pensar que hay otras razones que nada tienen que ver con la medicina ni con el sentido común y a veces con la honestidad, para justificar esas desproporcionadas cifras de cesáreas. Ni tú ni tu hijo os merecéis una cesárea innecesaria. Así pues, privado si queréis y podéis costearlo, pero sobre todo si sabéis, si conocéis.

**El parto en domicilio** parece una opción muy diferente, sobre todo si en las anteriores, pública o privada, no encontráis sensibilidad hacia vuestros proyectos. La gente de mi generación y hasta los años sesenta del pasado siglo nacimos mayoritariamente en casa y aquí estamos, claro, los que estamos. A partir de los ochenta y sobre todo de los noventa se generalizó el parto en medio hospitalario y en España el parto domiciliario hoy constituye una rareza.

Es la opción más cara, no está cubierta por la Seguridad Social, es la única en la que te aseguras que te va a atender una persona específicamente conocida y elegida por ti, pero es la opción en la que más hay que asegurar, valga la redundancia la seguridad, tuya y de tu hijo. En algún que otro país del entorno europeo está muy extendida, constituyendo alrededor de la tercera parte de los partos totales del país; el gran número de profesionales, matronas casi en exclusiva, que se dedican a ello y el estar cubierto por la Seguridad Social de esos países son garantías de competencia de los profesionales y buena asistencia. En nuestro país, al ser una opción minoritaria y sin control sanitario oficial, la responsabilidad es de la propia madre o pareja el asegurarse de en manos de quién ponen su seguridad y la de su hijo. Normalmente, los profesionales que se atreven a asistir a este tipo de parto están estupendamente formados, pero al igual que debemos asegurarnos de cómo y por quién se nos va a atender en el hospital público o privado, no tenemos que dar por supuestas la titulación, capacidad real de atención y respeto del profesional que elijamos y cumplir unos mínimos requisitos de prudencia: no planearlo en embarazos o partos de riesgo, ni en gemelares, prematuros, presentaciones distintas de la cefálica (cuando el bebé no viene de cabeza) y tener coche y hospital a menos de media hora de distancia, son algunos. Un reciente informe comparando más de 300.000 partos hospitalarios con más de 200.000 domiciliarios, todos ellos en países desarrollados de nuestro entorno, describía una mortalidad del recién nacido triple en los partos domiciliarios respecto a los hospitalarios, pero similar cuando el parto domiciliario había sido atendido por un profesional titulado; es decir, que no todo vale.

Como conclusión a este punto, creo que no se puede olvidar ese alrededor del 15 % de distocias (dificultades durante el parto) que existen y que nos obliga a prevenir, identificando el parto de riesgo, y prepararse para cualquier eventualidad. El perfecto conocimiento de las enfermedades maternas, del riesgo en cada embarazo y parto decidirán tanto la presencia o no de un pediatra o reanimador experto, como el lugar más adecuado para nacer: hospital, casa de parto o domicilio, así como la dotación mínima de aparataje y personal en cada caso.

## TIEMPO DE HABLARLES

Tras más de treinta años de trabajos de investigación realizados sobre audición intrauterina, hoy día no queda ninguna duda de que la audición prenatal es una realidad, en especial a partir del 7.º mes de embarazo y de que las experiencias auditivas prenatales condicionan las posnatales. El oído es el sentido que se desarrolla antes en los bebés: las estructuras anatómicas ya están completas entre el 4.º y 5.º mes y la audición comienza entre la 26 y 28 semanas (de 6 meses a 6 meses y medio). Es a partir de esa edad que se han observado respuestas en los bebés dentro del útero al exponerlos a diversos estímulos sonoros: les cambia la frecuencia de los latidos del corazón, pueden mover cabeza, tronco y extremidades y parpadear según la edad de gestación, entre otros hechos comprobados y medidos. Como en otras adquisiciones del desarrollo, las niñas empiezan a responder a edades algo más tempranas que los niños.

Podríamos hablar de los elementos del entorno acústico del bebé dentro de su mamá. Así como el entorno visual es muy pobre, pues apenas perciben ocasionalmente un débil resplandor en tonos anaranjados de la luz que pueda filtrarse a través de la pared abdominal y la del útero, el acústico es muy rico. Esto explica que el adiestramiento visual comience prácticamente tras nacer, mientras que no es así con el auditivo que empieza en el período prenatal y hay una continuidad entre el aprendizaje intrauterino y el posnatal.

El ruido placentario (sí, la placenta hace un ruido como un soplo o zumbido ocasionado por la sangre que se filtra y circula a través de ella) y los ruidos de los órganos internos de la madre: latido cardiaco, respiración y digestión son el decorado acústico de fondo. De este mar de sonidos, bastante rítmico y de timbre grave, emerge de forma clara para el bebé la voz de su madre, voz que oye perfectamente. Además se ha podido demostrar que todos los sonidos cercanos a la madre con una intensidad mayor de 60 decibelios llegan al interior del útero: la música y otras voces pueden ser escuchadas por el bebé. Hay algo de distorsión y atenuación de los sonidos, sobre todo los agudos, pero tanto la prosodia (pronunciación y acentuación) de las palabras como sus características fonéticas se preservan bastante bien.

Se ha podido comprobar que la simple exposición de la madre a la música mejora las puntuaciones de la escala de evaluación del comportamiento neonatal de Brazelton (una escala ideada hace más de treinta años por este pediatra estadounidense para valorar el comportamiento de los recién nacidos y cómo se sienten) y algunos estudios indican que oír música durante el embarazo mejora el desarrollo psicomotor de los lactantes al menos durante el primer año de vida, aunque sin que esto tenga repercusiones conocidas posteriormente.

*Al poco de ejercer de pediatra, una vez acabados los cuatro años de formación MIR de Pediatría, que fue muy dura e instructiva, tenía más tiempo para fijarme en los grandes detalles que me habían sido enseñados como pequeños o simplemente ignorados. Empecé a observar cómo recién nacidos a los que por entonces separábamos sistemáticamente de sus madres para «reanimarlos», es decir para molestarlos en realidad, pues no precisaban ninguna reanimación la inmensa mayoría de ellos, al volverlos con sus madres en un estado mezcla de desconsuelo y enfurecimiento, y cogerlos ellas en sus brazos y hablarles muy bajito, no tardaban ni medio minuto en tranquilizarse por completo. Tardé tiempo en comprender que era la voz de sus madres y quizá su olor y calor lo que los calmaba.*

Más interesante que el intentar que nuestros hijos devengan genios a base de escuchar música dentro de su madre, hecho que queda lejos de estar probado, la utilidad que tiene todo este bagaje de conocimientos es que se sabe que hay memoria y discriminación auditiva prenatal a partir de las 30 semanas de gestación (unos 7 meses): los sonidos prenatales influenciarán las preferencias posnatales auditivas del bebé. Los recién nacidos distinguen y prefieren la voz de su madre a otras voces de mujeres u hombres y lo que es más sorprendente, prefieren escuchar el idioma en el que hablan sus padres, aun hablado por otras personas, que los sonidos de otra lengua.

Las músicas oídas durante el período prenatal y, en especial las canciones de cuna que les puede haber cantado su madre en las últimas semanas del embarazo, ayudan a mecer y dormir a los recién nacidos y lactantes. Algunos investigadores han visto que la música de Mozart es quizá la que más tranquiliza a los recién nacidos y lactantes, en especial si la han oído previamente dentro de su madre.

No obstante, no todos somos Mozart y hasta es posible que seamos algo o muy negados para la música; no importa: el amor de los hijos a estas tiernas edades es ciego, así que aunque desafinéis, seguro que le podéis cantar bonitas canciones de cuna antes del nacimiento; se sabe que eso les gusta y seguro que os resultan una buena inversión de futuro para apaciguarlo en momentos de penita que tendrá a veces tras nacer y que no se sabe por qué. Eso sí, me pregunto si hay que seguir desafinando de modo similar para que no note la diferencia...

Tú puedes cantar como quieras, pues tu bebé te va a oír perfectamente incluso a partir de 20 decibelios. Si le vais a poner música o va a cantar el papá o pareja durante el embarazo, ya habéis visto que hay bases para hacerlo a partir del final del sexto mes. Volúmenes elevados y frecuencias inadecuadas podrían ser nocivos para el desarrollo auditivo y regulación de conductas. No es preciso poner auriculares o cascos en tu barriga, aunque se puede hacer; basta con que la fuente de sonido, voz o música esté cerquita de la mamá y, en cualquier caso no sobrepase los 100 decibelios, pero tampoco que baje mucho de los 60, pues si no, no lo oirá.

Hay mamás que me han confesado, sin saberse tantas teorías, que es emocionante y placentero cantarles y hablarles durante el embarazo, que les da una imagen muy real de la criatura y lo imaginan ya en sus brazos.

Así que si te apetece, háblale, cántale, que, simplemente, es muy bonito.

## SABER MÁS. REFERENCIAS

Anisfeld, E., Casper, V., Nozyce, M. y Cunningham, N., «Does infant carrying promote attachment? An experimental study of the effects of increased physical contact on the development of attachment», *Child Development*, vol. 61, núm. 5, octubre de 1990, pp. 1617-1627.

Arsuaga, J. L., *El collar de Neandertal. En busca de los primeros pensadores*, Temas de Hoy, Madrid, 1999.

Arya, R., Chansoria, M., Konanki, R. y Tiwari, D. K., «Maternal Music Exposure during Pregnancy Influences Neonatal Behaviour: An

Open-Label Randomized Controlled Trial», *International Journal of Pediatrics*, vol. 2012, art. 901812.

Chelli, D. y Chanoufi, B., «Audition Fœtale. Mythe ou réalité», *Journal de Gynécologie Obstétrique et Biologie de la Reproduction*, vol. 37, núm. 6, París, octubre de 2008, pp. 554-558.

Donnelly, A., Snowden, H. M., Renfrew, M. J. y Woolridge, M. W., «WITHDRAWN: Commercial hospital discharge packs for breast-feeding women», *Cochrane Database of Systematic Reviews*, vol. 18, núm. 2, julio de 2007, CD002075.

Frisbee, S. J. y Hennes, H., «Adult-worn child carriers: a potential risk for injury», *Injury Prevention*, vol. 6, núm. 1, marzo de 2000, pp. 56-58.

Reyes, U., Hernández, M. P., Reyes, D., Javier, L. y Ortiz, M., «La música de Mozart en el periodo prenatal», *Ginecología y obstetricia de México*, vol. 74, núm. 8, agosto de 2006, pp. 424-428.

Rosenberg, K. D., Eastham, C. A., Kasehagen, L. J. y Sandoval, A. P., «Marketing infant formula through hospitals: the impact of commercial hospital discharge packs on breastfeeding», *American Journal of Public Health*, vol. 98, núm. 2, febrero de 2008, pp. 290-295.

Santos, L., Paricio, J. M., Salom, A., Grieco, M., Martín, J., Benlloch, M. J., Llobat, T. y Beseler, B., «Patrones de uso, creencias populares y accidentabilidad por andador infantil (tacatá): bases para una campaña de información sanitaria», *Anales españoles de pediatría*, vol. 44, núm. 4, abril de 1996, pp. 337-340.

# 2

## El nacimiento: respetado

—Tú ya has pasado por esto —dijo Shangguan Lü mientras tendía un rollo de algodón blanco y unas tijeras sobre el *kang*.

»Sigue adelante y ten ese bebé. —Después, con un gesto de impaciencia añadió—: Tu suegro y el padre de Laidi están en el establo atendiendo a la burra negra. Este va a ser su primer potrillo, así que yo también debería ir a echarles una mano.

MO YAN (China, 1955),
*Grandes pechos, amplias caderas* (1996)

### LA REALIDAD DE UN PASADO NO TAN ANTERIOR

Es duro pretender que un recién nacido mame precozmente y su madre viva el momento más feliz de su vida con el trato con frecuencia dispensado a ambos en muchos de nuestros centros hospitalarios. A los pediatras se nos llama al paritorio cuando hay la posibilidad de que algo vaya mal; la matrona o el ginecólogo nos avisan con tiempo si en el parto hay problemas o se trata de un embarazo de riesgo, debido a alguna enfermedad materna, para que estemos preparados por si hay que hacer algo para reanimar al recién nacido.

*Durante años me avergoncé muchas veces al acudir al paritorio cuando era requerido en estas situaciones; en un hospital en el que estuve, la sensación era tan esperpéntica, y yo tan joven y sin autoridad, que mi único recurso era ponerme gorro y mascarilla, aunque no fuese preciso, con la esperanza de que la madre no me reconociese posteriormente y me asociase con aquella barahúnda sufrida.*

Las cosas han mejorado considerablemente en muchos sitios, existe más sensibilidad en general y más educación o respeto por si hay demandas, y es verdad que al desaparecer el cabello de mi cráneo y canear mi barba, logro que se inicie un mínimo de empatía colectiva con la madre que está dando a luz cuando, tras entrar en el paritorio y presentarme a ella, le pregunto cómo está, si el bebé que aún lleva dentro es niña o niño y cómo se llama. Esto suele sorprender a los presentes, incluida la futura madre, pero acostumbra a ser muy eficaz para centrar la situación.

Pero no es solo, ni lo más grave, la falta de respeto que ya he comentado en el anterior capítulo lo que ocurre en nuestros paritorios. Es la atención rutinaria tecnificada con pretendidas bases científicas la que se ha instaurado como norma de atención al recién nacido, basada en ideas de la medicina científica de finales del siglo XIX y no siempre justificables como vamos a ver en las siguientes líneas.

## LA COMPETENCIA SORPRENDENTE DEL RECIÉN NACIDO

Tu bebé viene al mundo para enamorarte; lleva nueve meses dentro de ti haciéndolo día a día con sutiles pero inequívocas señales, le costará menos de un minuto rendirte del todo al veros por vez primera. Lo he visto demasiadas veces en mi vida para ignorarlo. Sabemos hoy que existe una secuencia de comportamientos en los mamíferos al nacer que logran la inducción de respuestas en la madre para el cuidado de su hijo. Esta secuencia implica la puesta en marcha y el mantenimiento tanto de la lactancia materna como de la vinculación, apego afectivo o urdimbre entre madre e hijo y, a fin de cuentas, la supervivencia del recién nacido y por ende de la especie.

Cuando se deja al recién nacido piel con piel con su madre durante el tiempo suficiente (los primeros 70 minutos tras el parto), el recién nacido alcanza el pecho y hace una succión correcta. Este hecho se relaciona con una mejor implantación y duración de la lactancia materna.

El recién nacido nota al tacto, ve y huele el pecho; puesto sobre su madre, repta, lo alcanza y mama. Sus sentidos están muy desarrollados y llega al pezón-areola debido a su protrusión, su color y su olor.

*Desde que empecé a ver recién nacidos en la maternidad del hospital La Fe de Valencia, como me sentaba delante de la camilla y los sostenía frente a mí, ligeramente incorporados con mi mano izquierda en su espalda para poder auscultarles el corazón tranquilamente, me asombraba que me mirasen muy seriecitos a la cara, a mis ojos. Así me miró mi hijo David cuando lo sostuve delante de mí, como escrutándome un buen rato.*

El paso de los años y ver y estar —tratar, vaya—, con muchos recién nacidos, me ha hecho descubrir lo tremendamente competentes y preparados que están para sobrevivir. Es sorprendente cómo, acabados de nacer, miran, se fijan, observan (y eso que el de la vista es el sentido peor desarrollado), cómo les encanta estar pegados a su madre, cómo las palabras de su madre les calman si están llorando o inquietos, cómo son capaces, sin que nadie se lo haya enseñado, de atrapar con su boca el pezón de su madre.

*Madres y familiares me han preguntado muchas veces en la maternidad:*
*—¿Cuándo verá?*
*Y yo les digo:*
*—Ya ven, fíjese cómo mira.*

Ven desde el primer momento. De hecho, abren los ojos desde muy pequeños dentro de su madre, y en ese mundo líquido en penumbra, aunque lleno de sonidos, pueden ver la luz anaranjada que se filtra del exterior si la madre está al sol. Desde el nacimiento miran los contrastes que les llaman la atención, lo que hace que te miren a los ojos y que te sigan con su mirada si cambias lentamente la posición de tu cara respecto a ellos. Pero tardan semanas y meses en integrar y analizar lo que ven, pues no tienen ninguna referencia establecida en sus poderosos cerebros y están más perdidos en este sentido que si uno de nosotros abriera los ojos en Marte; por lo menos podríamos decir: «Mira, es como una piedra, es como una montaña, es como...»; ese «como» es lo que ellos establecen poco a poco hasta entender lo que ven.

Dentro de la madre han oído todo tipo de sonidos, muy amortiguados los externos y muy degradados los sonidos agudos debido a la pared del abdomen, la pared del útero y el líquido en el que está sumergido el bebé. La voz de la madre la perciben mejor por transmitirse a través de los tejidos de ella. Por ello no debería sorprendernos que, tras nacer, sea la voz de su madre la que más les tranquiliza.

Hay investigadores que demuestran que, al nacer, el olfato es probablemente el sentido más maduro. El recién nacido está acostumbrado al olor del líquido amniótico y es el olor que prefiere las primeras horas, por encima del de la leche materna, pero desde el segundo día ya se inclina claramente por el olor del calostro y la leche materna. Prefieren el olor de la leche de la propia madre antes que el de otra madre y el olor de cualquier leche materna o líquido amniótico antes que el de una fórmula artificial, aun días después de nacidos.

Estos investigadores prueban que los diferentes olores generan distintas expectativas en el cerebro y que la experiencia olfativa actúa sobre el comportamiento y las respuestas del niño. Al igual que las auditivas, las sensaciones olfativas tienden puentes entre el ambiente intrauterino y el extrauterino y esto ayuda a madurar e integrar la organización de las funciones cerebrales y al establecimiento del vínculo o apego maternofilial.

La conducta de las primeras dos o tres horas tras el nacimiento es muy sensible a interferencias externas. Las separaciones cortas, «rutinarias» que realizamos los sanitarios en el paritorio al poco de nacer, como pesarlo, vestirlo, lavarlo, tomarle la huella plantar, y las maniobras anómalas como aspirarles los mocos, sondarlos por diversos sitios para comprobar cosas que no hay por qué comprobar, o no en ese momento, interfieren con el apego materno y con la lactancia. Luego les cuesta encontrar el pecho, tardan en empezar a mamar, no succionan bien y hay más riesgo de que se acorte la duración de la lactancia; además, todo este tipo de actuaciones aumenta el riesgo de que se enfríen (hipotermia), les baje la cantidad de azúcar (glucosa) en sangre (hipoglucemia, que es tan peligrosa para el organismo como la falta de oxígeno, pues nuestras células viven de quemar glucosa de lo que comemos con el oxígeno del aire que respiramos) y puedan tener dificultades respiratorias. En definitiva, aumenta la posibilidad de un ingreso hospitalario y una separación de la madre. No estoy diciendo que no se deba hacer nada de esto nunca, sino que no se debe hacer por sistema.

Otra de las consecuencias negativas de no dejar al bebé recién nacido con su madre siempre que se pueda, que es casi siempre, deriva del hecho nada desdeñable de que vivimos en un mundo lleno de bacterias; no solo nos rodean por fuera sino que están dentro de nosotros para ayudarnos a realizar determinadas funciones, como la digestión —las bacterias son nuestras amigas, diría alguno—. Bueno, no todas son amigas, las bacterias normales, las de andar por casa sí que suelen ser amigas, pero las de hospital no lo son mucho, proceden de enfermos, están muy resabiadas y se conocen todos los antibióticos, a los que son bastante resistentes. Si un recién nacido sano, normal, es puesto nada más nacer encima del vientre de su madre, en los brazos de su madre, lo toca ella y lo pone sobre su pecho, ese recién nacido que ha nacido estéril, es decir sin bacterias, va a empezar a ser colonizado por las bacterias maternas, las que la madre tiene en la piel, en la boca, más las que acaba de recoger al pasar por la vagina de su madre y estar en contacto con su periné. Si somos los sanitarios los que apartamos al bebé de su madre y lo toqueteamos nosotros, las bacterias que van a colonizarlo son las nuestras, las hospitalarias, muy diferentes y más difíciles de erradicar después; es lo que llamamos flora patógena (bacterias peligrosas), bien distintas de las de la madre.

De todas maneras, no os asustéis cuando os demos la mano en un hospital o clínica, nos las lavamos tanto que solemos llevar los dorsos resecos y medio cortados todo el año, especialmente en invierno.

## RUTINAS ERRÓNEAS EN LA ATENCIÓN AL RECIÉN NACIDO. ANTECEDENTES HISTÓRICOS

En nuestros centros hospitalarios y en nuestra práctica asistencial se han implantado una serie de rutinas que aplicamos de modo sistemático sin preguntarnos por su idoneidad actual. Ya he comentado en el anterior capítulo los condicionamientos que han hecho del parto un fenómeno tremendamente medicalizado en la mayoría de hospitales, con una pérdida absoluta del protagonismo de la mujer y del recién nacido, y una gran falta de respeto hacia ambos. La existencia de distocias (dificultades del parto) junto a la judicialización de la medicina y la formación en Obstetricia, serían responsables de esto, y se está en ello para corregirlo desde instituciones públicas y desde el ánimo de muchos profesionales.

Pero veamos qué le espera al recién nacido. A finales del siglo XIX y principios del XX, con el inicio de la medicina científica, nace la medicina perinatal de mano de pioneros como el francés Pierre Budin (1846-1907).

Los avances en reanimación cardiopulmonar (RCP) y la observación científica del cataclismo que se produce en el momento del nacimiento asombra y preocupa a los nuevos científicos de la medicina, pasándose de la observación al intervencionismo, al hipercontrol y a la generalización de la RCP para ayudar a todo recién nacido en ese «complejo» tránsito.

Entre lo que más preocupa a los que estudiaban el momento del nacer están los cambios circulatorios que ocurren con el pinzamiento del cordón y la apertura del circuito pulmonar. Hasta ese momento, el bebé dentro de su madre no ha respirado aire: movía los pulmones que estaban llenos de líquido amniótico, y es su madre, a través de la placenta, la que le suministraba el oxígeno que le hace falta. Sorprendentemente, mientras está dentro del útero de su madre, es poco el oxígeno que le hace falta: con tener en sangre una presión de oxígeno de 20 a 25 milímetros de mercurio (mmHg) le basta; menos de la cuarta parte del que necesitamos nosotros después del primer día de vida y durante el resto de nuestra vida (los que sueñan con volver al útero materno no saben que probablemente se asfixiarían). El bebé, dentro de su madre, está bien adaptado a ese menor oxígeno y tarda varios minutos en alcanzar la cantidad de oxígeno que tendremos posteriormente en la sangre.

Al descubrirlos tan indefensos a ellos y ser tan poderosos los conocimientos científicos que se iban adquiriendo, se llegó a pensar —¡vanidad de vanidades!— que menos mal que estábamos aquí (los médicos) para poder sacarlos adelante en trance tan arduo. Olvidaban todo sentido común e histórico: la mayoría de los recién nacidos habían salido adelante en sus primeras horas mucho tiempo antes de que existiesen pediatras y maniobras de reanimación.

Pero es que, además, estos primeros pediatras no sabían de los sólidos mecanismos compensatorios del recién nacido para protegerse del riesgo de asfixia al nacer y que lo hacen menos desvalido de lo que nos parece; por medio de una serie de complejos mecanismos, el recién nacido realiza una excelente utilización del oxígeno, tiene una mayor resistencia a las consecuencias de la falta del mismo y distribuye muy bien su flujo sanguíneo hacia órganos vitales como son el cerebro, las glándulas suprarrenales y el corazón. La mayor parte de los recién nacidos no necesitan ayuda especializada para llegar a buen puerto, que suele ser el pecho de su madre.

En la llamada medicina científica, el individuo y muchas de sus características son reducidos a números. Eso en sí no es ni bueno ni malo, es en realidad positivo si no perdemos de vista a la persona que hay, no detrás, sino delante de esos números.

Veamos un ejemplo de estos números aplicado al recién nacido en sus primeros instantes de vida posnatal: el test de Apgar es una prueba, como un examen que les pasamos a todos los recién nacidos al minuto y a los 5 minutos del nacimiento y si es preciso, por no ser muy bueno el resultado a los 5, lo repetimos a los 10. Tiene tanta consideración el llamado «Apgar» que lo apuntamos en la libreta o cartilla de salud de vuestros hijos, junto con más números: el peso, la talla, lo que le mide la cabeza...

Esta prueba, ideada por la anestesista estadounidense Virginia Apgar (1909-1974) en la década de los cincuenta del siglo pasado, consta de 5 ítems a medir, cada uno de ellos con posibilidad de asignarle tres notas: 0, 1 y 2, según esté fatal, regular o normal lo medido. Se mide:

1. La frecuencia del corazón: si no late un 0, si late menos de 100 por minuto un 1 y si late más rápido un 2.
2. La respiración: un 0 si no respira, un 1 si respira mal y un 2 si respira normal.
3. El color de la piel: todo blanco o morado un 0, rosa pálido-semimorado un 1 y rosa o rojo un 2.
4. El tono o fuerza muscular: está totalmente blando, como un trapo, un 0, encoge algo las extremidades, un 1 y está muy encogido y se mueve, un 2.
5. El reflejo de náusea. Este último es un ítem que, para medirlo, se ha de agredir al recién nacido, en concreto hay que introducirle una sonda en la garganta y molestarle a ver qué hace y así, le ponemos un 0 si no responde, un 1 si hace muecas o un 2 si tose, tiene náuseas, estornudos o patalea.

¡Qué le vamos a hacer, eran los tiempos en los que trabajó Virginia! Lo malo es que aún quedan (afortunadamente ya menos) de los que se empeñan en hacer todo el test de Apgar completito. Si los recién nacidos pudiesen hablar, al ver venir la sonda esa hacia su campanilla, dirían «déjelo, por favor, póngame un 2 a ser posible, o lo que usted prefiera».

Debido a toda esta tradición de aproximadamente un siglo de duración, la actuación sistemática aún muy extendida en muchos hospitales consiste en una combinación más o menos exhaustiva de las siguientes acciones, todas ellas bastante agresivas para el recién nacido:

• **Apartarlo de la madre** para ponerlo en una cuna térmica. La mujer es de las pocas mamíferas que ha sido «adiestrada», sometida, quizás, a lo largo de siglos para dejarse quitar, arrancar a su cría recién nacida de su lado. Intentemos decirle a una mamá gorila o a una mamá leona recién paridas que nos llevamos a su cachorro, solo un momento, «es para pesarlo cariño, o lavarlo, será solo un momentito...»: estamos muertos de un zarpazo a menos de dos metros de aproximación. Sin embargo, la mujer permite que se lleven a su hijo para hacerle cosas sorprendentemente inútiles, como ponerlo en una mesa debajo de un foco de calor... y de luz. Y digo inútiles porque nada hay mejor que transferir calor por contacto directo con la madre; resulta de superior eficacia que una lámpara de calor a un metro, que además deslumbra por completo los ojos del recién nacido que hace un minuto estaba en un mundo en absoluta penumbra.

- **Zarandeo, golpeteo en las plantas de los pies.** He visto muchos recién nacidos que no lloran, en especial si se les deja inmediatamente junto a su madre. No sé de dónde viene la costumbre de darles palmadas en las plantas de los pies para hacerlos llorar, pues nunca lo vi justificado en tratados médicos serios de reanimación.

*Los períodos estivales en los hospitales, en tiempos normales, en los que se sustituía parte del personal de vacaciones, daban pie a situaciones curiosas. Era julio, de noche. Me llamaron para asistir en una cesárea de las posiblemente innecesarias que se practican ahora mucho. Yo ya tenía cincuenta y muchos años. La madre me dijo que el niño se llamaba Daniel y yo le dije que en cuanto lo sacasen, se lo secaría un poco, le quitaría las pinzas metálicas que dejan los ginecólogos en el cordón y se lo traería. Esta conversación la escuchó el joven anestesista al que no conocía ni él a mí. Recogí con paños estériles a Daniel, que estaba perfectamente; entre la matrona y yo le pinzamos el cordón con la pequeña pinza de plástico habitual, cortando el largo trozo que llevaba las pinzas metálicas, todo esto a apenas dos metros de la madre y el personal sanitario. Estaba yo hablando con Daniel, que no había llorado para nada, pero que lo miraba todo atentamente y respiraba perfectamente, mientras le poníamos un gorrito para que no se le enfriara la cabeza.*

—¡Ale, Daniel! Vamos a ver a mamá, que vea lo guapo que eres —le dije.

En eso el joven anestesista, que debía estar horrorizado de ver que un pediatra mayor no hacía nada de lo esperado por él (sondar, aspirar, poner oxígeno...), pensando que yo no debía tener ni idea de lo que le acababan de enseñar a él durante su residencia de Anestesia sobre la reanimación neonatal, se acercó a nosotros, cogió a Daniel por los tobillos con una mano como a un conejo antes de recibir el golpe mortal y le atizó con la otra varias vigorosas palmadas en la planta de los pies. Daniel, claro, se puso a llorar.

—¡Pero ¿qué haces?! —le espeté muy enfadado.

—Reanimarlo, ¿no ves que no lloraba?

—¿Cómo que reanimarlo? ¿No has visto que estábamos hablando él y yo tranquilamente?

Posteriormente alguien le explicó quién era yo y que reanimaba niños desde antes de que él naciera y que, cuando era preciso los intubaba sin pestañear, pero que si no, hablaba con ellos.

- **Aspiración orofaríngea.** Por sistema, hasta hace poco de forma generalizada y aún hoy en bastantes hospitales y clínicas, nada más nacer se les aparta de la madre, se les lleva a una superficie con una fuente de calor encima (cuna térmica) y se les aspira con una sonda conectada a un sistema de vacío todos los restos líquidos y mucosos que se encuentran por la boca y la garganta; de paso, como se les molesta y tosen bastante, se comprueba uno de los puntos del test de Apgar. ¿Por qué se hace eso? Porque se cree que se pueden ahogar en sus secreciones y ya de paso se les «invita» a toser y respirar. Creer que un recién nacido normal se va a asfixiar con sus mocos o con restos de líquido amniótico o secreciones del parto es creer que un recién nacido normal es incompetente. Nada más lejos de la realidad, no conozco ninguna etapa de la vida en que se sea tan competente como en la de recién nacido: acabados de nacer, si algo les molesta, tosen; encuentran el pecho de su madre ellos solitos y son capaces de mamar y respirar al mismo tiempo; nosotros o respiramos o bebemos, ni se nos ocurra hacerlo a la vez, pues el atragantamiento está asegurado.

- **Sondaje hasta el estómago.** Esta es una práctica, continuación de la anterior. La sonda que se ha introducido por la nariz, una vez aspiradas las secreciones de nariz y garganta, se introduce un poco más y se llega al estómago. Esto se justifica para descartar que haya alguna malformación del tipo de obstrucción en la nariz o en el esófago (el tubo que nos conecta la garganta con el estómago). En los tiempos en los que no se hacían los controles prenatales ecográficos y analíticos de hoy día, se sabía que este tipo de malformaciones afectaba, en el caso del esófago, a un recién nacido de alrededor de cada 4.000 nacidos y a uno de cada 10.000 para las coanas nasales. Hoy día suelen venir ya diagnosticados o con la sospecha, por los controles durante el embarazo; con frecuencia las malformaciones asociadas son muy evidentes al nacer y, sobre todo, el método de la sonda no es fiable: a veces no pasa bien por la nariz y no es por malformación, es porque está estrecho: al pasar la sonda mal, le hacemos daño, puede sangrar y en las siguientes horas, debido a la inflamación producida por la sonda en la nariz, el bebé hará ruidos al respirar, como si roncase y creeremos que tiene una obstrucción, con lo que nos veremos obligados a solicitar radiografías para descartar la malformación de la nariz. No hace falta sondar sistemáticamente, hace falta esperar un poco y ver otros síntomas: obstrucción nasal grave para las malformaciones nasales y salivación y regurgitaciones continuas desde el primer momento para la malformación de esófago.

- **Aspiración gástrica** con o sin reemplazo por suero glucosado por ejemplo. «¿Y por qué no?», se debieron preguntar nuestros ancestros en la profesión. Ya que habían llegado hasta allí (el estómago) en un viaje descubridor de malformaciones, aprovechaban y extraían el contenido del estómago «por si acaso lo vomita y se atraganta», de nuevo despreciando las capacidades de supervivencia del recién nacido. He conocido también hospitales en los que de forma «generosa», tras extraer dicho contenido lo reemplazaban con unos cuantos mililitros de suero glucosado, para evitar que el recién nacido pasase hambre, digo yo, ignorando el mal que le podían estar haciendo al interferir con el deseo del bebé de atrapar el pecho de su madre. La dura realidad es que, mientras escribo estas líneas, sondar a recién nacidos sanos con buena vitalidad para aspirarles meconio, sangre o secreciones de la boca, faringe o estómago, así como la verificación de que el esófago, el ano y las coanas nasales son permeables sigue siendo una práctica muy frecuente pese a que se ha cuestionado su utilidad incluso para la prevención de complicaciones respiratorias y que se han demostrado riesgos potenciales como la producción de heridas y el sangrado subsiguiente y hasta alteraciones del ritmo cardiaco, sea por el estrés que les hacemos padecer, sea por reflejos nauseosos desencadenados por la sonda en la faringe. Cuando no se realiza la aspiración, los recién nacidos presentan menos alteraciones del ritmo cardiaco en los primeros minutos de vida, mejor puntuación de Apgar y menos tiempo para lograr mejores concentraciones de oxígeno en la sangre.

- **Profilaxis ocular inmediata.** Es cierto que la instilación de productos desinfectantes, antisépticos o antibióticos en las conjuntivas de los recién nacidos ha acabado con la temible «oftalmía neonatal», una infección de los ojos causada por un microbio llamado gonococo que podía acabar ocasionando ceguera. Pero no es menos cierto que se ha comprobado que no es preciso hacerlo de forma inmediata, que se pueden esperar varias horas (3 a 4 horas es una buena espera) para ponerlos sin disminuir su eficacia, pues esos productos, sea porque son irritantes, sea por tratarse de una crema que forma una barrera, impiden la visión del recién nacido durante unas horas. En ese período de alerta de las dos a tres primeras horas tras nacer, estos productos les impiden el contacto visual precoz con su madre, condenando al sentido menos ejercitado hasta entonces a esperar un poco más. Se sabe además que, como las lágrimas, pasan al interior de la nariz, afectando al fino olfato del recién nacido, lo que interferirá aún más con el reconocimiento de su madre y del pecho.

- **Lavado, perfumado y vestido inmediato.** Estos procedimientos, lavado y perfumado, les hacen perder temperatura corporal, implican para su realización el separarlos de la madre y consiguen también arruinar momentáneamente el sentido que se cree más desarrollado al nacer junto al del oído: el del olfato. Además, no hay pruebas publicadas de que, aparte de secarlo para que no se enfríe, sirva para algo bañarlo nada más nacer, ni siquiera los primeros días y hasta es posible que estemos impidiendo que reabsorban la especie de crema grasa que les recubre la piel al nacer, la vérnix caseosa o unto sebáceo, que aunque no se conocen exactamente sus propiedades, es una sustancia hidratante y aislante térmico que es reabsorbida por la piel a lo largo de los primeros dos días. Vestirlo va a impedir que reciba adecuadamente el calor de la piel de su madre, pero claro, es lo normal si no le permitimos estar con su madre en un buen rato y ni siquiera con su padre.

- **Paso a planta separados de la madre**. Es el colofón final a esta serie de prácticas erróneas. Pudiendo ir juntitos, en la cama de la madre, desde el paritorio o quirófano, si ha sido una cesárea, hasta la planta de maternidad, en numerosos hospitales van por separado, la madre en su cama y el bebé en su cuna, como para empezar a acostumbrarlos a las múltiples separaciones que este tipo de concepción de los cuidados perinatales (en torno al nacimiento) implica.

- **Separaciones rutinarias madre-hijo.** Quedan afortunadamente cada vez menos servicios de Pediatría que imponen «por protocolo» la hospitalización preventiva ante situaciones en las que no está justificada por la ciencia al uso la hospitalización. Por ejemplo, no está justificado ingresar en la planta de neonatología al recién nacido unas horas en caso de cesárea, o ingresarlo por «riesgo de sepsis» (el riesgo de que un recién nacido contraiga una sepsis —una infección general muy grave—, aumenta con determinados antecedentes del embarazo o parto, como una bolsa rota más de 18-20 horas, la fiebre materna o el tener la madre el test de estreptococo positivo, entre otros). Si hay que observar a un recién nacido estrechamente y hasta hacerle análisis, siempre que se pueda hacer al lado de su madre, mucho mejor; otra cosa es que esté tan enfermo que sea necesario hospitalizarlo.

## DE LA REANIMACIÓN OBLIGADA A LA ASISTENCIA RESPETUOSA Y EFICAZ

Toda esta serie de actuaciones descritas no tienen ningún aval científico, se establecieron hace años sin que estuviese demostrada su utilidad. ¿Qué datos valoramos actualmente los pediatras para decidir qué le hacemos a un recién nacido? Es decir, ¿en qué nos basamos para decidir si lo reanimamos mucho, poco o nada?

*Cuando era R1 (residente de primer año en prácticas de especialización) ya me había estudiado y me sabía el test de Apgar y sabía que por debajo de 7 había que practicar algún tipo de reanimación, más vigorosa cuantos menos puntos tuviese el Apgar.*

*En algunas llamadas (convulsiones en urgencias, llamadas urgentes del paritorio y otras urgencias que podían ser muy graves), estaba estipulado que el R2, de mayor experiencia por ser su segundo año y llevar a sus espaldas más de 100 guardias realizadas ya, acudiese simultáneamente al R1.*

*Al llegar a la mesa de reanimación del paritorio me sorprendía que, cuando yo aún no había acabado de calcular mentalmente la puntuación de Apgar para decidir el tipo de reanimación que había que hacerle a aquel recién nacido, mi R2 ya estaba actuando, haciéndole cosas. Yo me quedaba muy descontento, pensando que menos mal que venía el R2, pero me decía para mí mismo: «no pasa nada, seguro que al año que viene seré tan rápido como los R2 para calcular el Apgar».*

*No tardé en aprender que mi R2 no empleaba el test de Apgar para decidir el tipo de reanimación a realizar al recién nacido: se guiaba por signos muy sencillos y rápidos de evaluar para tomar la decisión más adecuada.*

El test de Apgar es lento de calcular y no sirve para evaluar la gravedad del recién nacido y poder decidir de modo rápido el tipo de reanimación a efectuar. Hace años que nos basamos en las instrucciones de grupos internacionales de reanimación neonatal y que han acabado basándose en la respuesta, sí o no, a tres sencillas preguntas que te haces al ver al recién nacido:

1. ¿Respira o llora?
2. ¿Tiene buen tono muscular?
3. ¿Es a término? (es decir, no es prematuro).

Como se puede apreciar, estas tres cuestiones son evidentes nada más ver al recién nacido, es más, alguna de ellas, como la tercera, la podemos saber por adelantado casi siempre y con buen margen de seguridad. Si estamos asistiendo al nacimiento, el tono muscular se ve conforme el bebé sale de su madre: si sale desmadejado, con brazos y piernas sin fuerza ni tono, que hace que al sujetarlo por el tronco forme como una «U» al revés, es que el tono es muy malo, algo le pasa a ese recién nacido, que no tiene fuerza ni para encoger sus piernas y brazos. Finalmente, ya puesto sobre la madre o donde lo pongan se ve enseguida si llora (luego respira) o simplemente respira, aunque no llore, que no es obligatorio.

Si la respuesta a alguna de estas tres preguntas es NO, se requerirá algún tipo de reanimación, más o menos enérgica. En el mundo anglosajón vienen muy bien las iniciales de las cuatro cosas que hay que hacer, porque coinciden con el inicio del abecedario, ABCD:

A. Dejar libre la vía **A**érea mediante aspiración de secreciones de la garganta.

B. Ayudar a iniciar el **B**reathing (la respiración) con estímulos táctiles (muchas veces el propio secado con paños o

toallas les hace iniciar la respiración) o, si se requiere, po-
niéndoles aire con una mascarilla en la boca o un tubo en
la tráquea.

C. Mantener la Circulación con compresiones sobre el tórax
(masaje cardiaco).

D. Si hace falta, emplear Drugs (medicamentos).

He podido observar casi de modo invariable cómo los paritorios y quirófanos no están preparados térmicamente en general
para recibir a un recién nacido todo mojadito: sería preciso añadir una C inicial al ABCD, en donde esa primera C sería mantener el Calor, la temperatura.

Este tipo de reanimación es muy complejo, para expertos ave-
zados. Se nos enseña durante la residencia y muchos de nosotros
hacemos posterior y periódicamente cursos reglados o simulacros
con muñecos para mantenernos entrenados, pues afortunadamente no suele ser necesario en la inmensa mayoría de los casos, pero
cuando lo es, la vida del recién nacido y la calidad posterior de la
misma están en juego. Al ser un proceso infrecuente pero muy so-
fisticado, supone una experiencia muy estresante para médicos y
enfermeras o matronas que participan en el proceso de reanimación. Muchas veces nos preguntamos medio en serio, medio en
broma, cómo están nuestras coronarias, en especial cuando todo
ha salido bien; cuando sale mal, que a veces ocurre pese a nuestros
esfuerzos, no estamos para bromas, sino para autocrítica.


## ASISTENCIA RESPETUOSA AL RECIÉN NACIDO
## Y A LA MADRE EN EL PARTO NORMAL

Pero ¿cuál es la actuación que hay que seguir cuando las tres
preguntas son SÍ? Es decir, nacido a término (no prematuro), respira normal o llora y tiene buen tono: se trata de un recién nacido normal —niño o niña «Apgar 10»—, a veces les llamamos. Se
nos ha enseñado a reanimar rutinariamente a todos los recién nacidos y aún hoy es difícil encontrar textos médicos de Pediatría
que pongan que cuando el recién nacido nace bien y está bien, no

es preciso que nadie le haga nada. Estos recién nacidos sanos, normales, son bebés a tratar con extremo cariño, normalmente el de su madre.

La mejor actuación en estos casos es cambiar el ABCD anglosajón por una triple C: CCC: Calor, Cariño y Caricias. Y hasta podemos añadir una cuarta C: la de Calma, tranquilidad, a la que no todos los sanitarios somos muy dados, pues parece que hayamos visto muchas películas de médicos agresivos. Fijaos en que pocas series o películas en la que el protagonista es médico, este es pediatra; normalmente son cirujanos, lo que resulta más agresivo y resultón (si nos olvidamos del George Clooney de la serie *Urgencias*, claro). Fue curioso como el apocado pediatra protagonista de la estupenda serie de *El fugitivo* (años sesenta del pasado siglo) fue trasmutado en prestigioso cirujano en la película del mismo nombre estrenada en 1993.

*Hasta cinco años después de acabar la residencia de Pediatría, hacía lo que había aprendido: poner al recién nacido en la mesa de reanimación, secarlo vigorosamente con paños, aspirarle con sonda las secreciones de garganta y comprobar que dicha sonda pasaba por ambos orificios nasales y llegar con ella hasta el estómago. Hecho lo cual, si no había otros problemas, me iba. Logré leer en alguna revista que conseguí (no eran tiempos de Internet) que algún autor con cierto prestigio se cuestionaba la conveniencia de la reanimación sistemática de los recién nacidos, así que con mucha prudencia (y temor) un día, en una guardia, a un recién nacido sano, de los llamados «Apgar10», simplemente me dediqué a observar lo que hacía en la mesa de reanimación, sin aspirarle, ni hacerle nada más que secarlo con cuidado. Vi cómo respiraba tranquilamente, quizá tosió una vez —no estoy seguro—, tenía un color perfecto e intentaba abrir los ojos, cosa que no conseguía porque le molestaba mucho la luz de la mesa de reanimación. Apagué la luz de encima de dicha mesa y abrió los ojos y me miró mientras lo auscultaba, comprobando que el aire entraba perfectamente en sus pulmones. «Todo va bien», me dije sorprendido.*

*Pasé una de las peores guardias de mi vida, pues fui a verlo muchas veces a la maternidad y pregunté por él a las enfermeras duran-*

*te la noche, pues pensaba que quizás al no haber hecho lo que siempre había hecho, acabaría ahogándose en sus propios mocos, cosa que por supuesto no ocurrió. Tardé tiempo en decírselo a mis compañeros, pues no las tenía todas conmigo y ya digo que no había encontrado muchas referencias para avalar mi actuación.*

*Desde entonces solo he reanimado a recién nacidos que lo han precisado y, cuando diez años más tarde gané una jefatura de servicio, hice desaparecer del protocolo las reanimaciones sistemáticas del recién nacido. Años después varias sociedades científicas que se ocupan de recién nacidos empezaron a admitir tímidamente este tipo de proceder.*

En las últimas recomendaciones de la Sociedad Española de Neonatología ya se puede leer que los recién nacidos normales con buen test de Apgar no precisan aspiración nasofaríngea ni introducción de sondas por los orificios naturales.

## ACTUACIONES JUSTIFICADAS
## TRAS EL NACIMIENTO NORMAL:
## CONTACTO Y LACTANCIA

Así pues, si tu bebé nace bien y tú estás bien, como es normal esperar, lo más indicado es que entréis en contacto inmediato: que te lo pongan directamente en tu regazo con el cordón sin cortar los primeros dos minutos o hasta que deje de latir (se sabe que esta breve espera en cortar el cordón umbilical aumenta los niveles de hierro en sangre, disminuyendo la posibilidad de anemia meses después, en especial en prematuros), permitiéndote cortar tú o quien tú desees el cordón umbilical. Es preciso evitar el enfriamiento del bebé: cubrirlo con un paño o manta por encima y ponerle el gorrito que habéis traído o el que le fabrican las matronas en un momento con material sanitario si lo habéis olvidado. Tanto si le vas a dar el pecho como si no, déjale descansar con la cabeza entre tus pechos: allí se encuentran fenomenal. Y no pasa nada porque, aunque no le vayas a dar el pecho, te toquetee ese ratito con la boca el pezón: eso aumenta en tu sangre la cantidad de una hormona, la oxitocina, que hace que tu útero se contraiga antes y sangre menos. Si el personal sanitario es sensible a vuestro momento estelar, único, intentarán ser discretos en la continuación de sus cuidados (aún tiene que salir la placenta) y os dejarán lo más tranquilos que sea posible.

## Contacto precoz piel con piel entre madre e hijo

Colocar al recién nacido sobre la madre probablemente ha sido durante siglos necesario para su supervivencia. El contacto piel con piel con la madre es el hábitat natural del recién nacido y la lactancia materna, el comportamiento programado para ese hábitat. Hay suficientes argumentos biológicos, fisiológicos, antropológicos y de neurocomportamiento que muestran que el contacto piel con piel, junto con la lactancia materna, representan el estado normal que permite la óptima adaptación de los recién nacidos de todas las especies al medio extrauterino.

Pero en la actualidad, los niños nacidos en la mayoría de hospitales son separados rutinariamente de su madre. Se sabe que esta separación perturba la relación inicial entre madre e hijo y se han sugerido efectos nocivos en ello. La mayor parte de madres con las que he hablado viven y toleran muy mal esta separación. Durante el embarazo es otro de los temas a tratar con el personal sanitario que te va a atender durante el parto y puedes hacerlo constar en tu plan de parto.

Numerosos estudios han demostrado la ausencia de riesgo y la existencia de claros beneficios del contacto piel con piel tanto para el niño como para la madre: mejora la oxigenación del recién nacido, disminuye su gasto energético, ayuda a iniciar la lactancia, aumenta el nivel de la hormona oxitocina en la madre que tiene efecto antiestrés en ella y mejora la contracción uterina con lo que disminuye el sangrado de la matriz tras el parto. Además, mejora el vínculo afectivo entre madre e hijo, facilita la recuperación de posibles problemas emocionales de la madre y el desarrollo de comportamientos de protección y sentimientos de capacidad de la madre para cuidar de su hijo.

Hay pruebas de buena calidad que demuestran que el contacto piel con piel es beneficioso a corto plazo para mantener la temperatura y disminuir el llanto del niño, y a largo plazo para aumentar el tiempo de lactancia materna, por lo que es recomendable que mantengas el contacto piel con piel con tu bebé inmediatamente después del nacimiento, evitando su separación durante al menos una hora y hasta que haya efectuado una primera toma de pecho. Es bueno que tu bebé esté cubierto y seco con una manta o toalla en su espalda, pero en contacto piel con piel contigo, como mucho se le puede poner el pañal para evitar accidentes. Si lo abrazas por encima con tus manos, es mejor que toques directamente con ellas su piel, no por encima del trapo o manta que lo cubre para evitar el enfriamiento.

Es preciso una nueva generación de pediatras y matronas que sepan valorar a los recién nacidos puestos encima de sus madres, manteniendo una vigilancia discreta de los signos vitales básicos que precisan poca interferencia: color de piel, respiraciones, actividad y tono, dejando la frecuencia cardiaca para casos de duda. Se puede y se debe hacer: muchos lo hemos conseguido sin tener capacidades especiales. Te lo digo a ti, madre, porque a veces puede ser bueno que le eches un cable al personal que te atiende, ya que muchos están acostumbrados a ser muy intervencionistas buscando lo mejor para tu bebé: si ves que tu hijo recién nacido, debajo de la mantita, se mueve, busca tu pecho, aprieta con su mano tu dedo, házselo saber al personal sanitario que está allí: se quedaran más tranquilos.

Este primer contacto mantenido y de modo tranquilo supone una serie de cambios arquitectónicos en el sistema de paritorios de muchos de nuestros hospitales: no tienen hoy sentido la existencia de salas de dilatación separadas de la sala de paritorio, situación que solo logra molestar a madre e hijo. Son preferibles salas de dilatación acogedoras, que recuerden poco el ambiente hospitalario, en las que la mujer pueda moverse, y parir en la posición que haya convenido de mutuo acuerdo con la matrona, sin necesidad de salir de dicha habitación. Es otro de los puntos a ver en las visitas al hospital que se suelen hacer con la matrona durante el embarazo.

## *Lactancia materna precoz*

La mayoría de recién nacidos sanos a término presentan comportamientos espontáneos de alimentación en la primera hora de vida. Poniéndolos encima del abdomen de la madre, con la cabeza entre sus pechos, tardan entre 20 minutos y una hora en acertar con su boca y empezar a mamar.

El contacto temprano piel con piel con succión se asocia con una mayor duración de la lactancia por lo que la iniciación de la lactancia materna debe ser alentada lo antes posible después del nacimiento, preferentemente dentro de la primera hora, pero no es recomendable forzar esta primera toma, es mejor respetar el proceso de adaptación del recién nacido dejando que se enganche solo, sin dirigirle mucho: si tiene la boca cerca el pecho, acabará encontrándolo sin más ayudas.

Y no hay más acciones inmediatas que hacer en un recién nacido sano: tu hijo necesita del contacto con tu piel y encontrar tu pecho. Todo lo demás es superfluo o puede esperar. Esto requiere desde luego que os dejen tranquilos a ti, a tu bebé y a quien hayas elegido para estar con vosotros dos, habitualmente tu pareja.

Es bueno que recuerdes pues, al preparar el nacimiento de tu hijo, que disponemos de pruebas científicas suficientes para:

- Proscribir la aspiración de nariz o boca y el paso sistemático de sondas por los diversos orificios del cuerpo de tu hijo. Debe haber una justificación para hacer eso y te la deben explicar.
- Posponer al menos 3 o 4 horas la aplicación de colirio o pomadas oculares para permitir el contacto visual precoz entre tú y tu hijo.
- Retrasar el baño de los recién nacidos durante uno o dos días y hacerlo en ambientes más cálidos que el paritorio como puede ser la habitación de la maternidad o incluso en el propio domicilio, haciéndolo tú misma o tu pareja si es vuestro deseo.

## ASISTENCIA RESPETUOSA A LA MADRE Y AL BEBÉ EN SITUACIONES PROBLEMÁTICAS

Se estima que entre un 10 y un 20 % de partos pueden complicarse incluso habiendo elegido cuidadosamente y de modo acertado el lugar y personal para atenderos a ti y a tu niño. Esto es pura estadística, pero todos formamos parte de una estadística: si tienes los ojos verdes o estás en el paro, tú junto a las otras personas que tienen los ojos verdes o están en el paro acabáis formando el porcentaje de personas con ojos verdes o que están en el paro, esto es así aun sin pretenderlo. Esta percepción en el caso que nos ocupa no te quitará el desconsuelo que puedas sentir si tus sueños no llegan a cumplirse tal cual los soñaste, pero sí quizá para no culpabilizarte más de lo debido, que es nada. No hay porque pasar el embarazo con ansiedad excesiva por temer que algo así suceda, aunque la práctica totalidad de las mujeres con las que he hablado me han asegurado que en uno u otro momento han sido asaltadas por esos miedos que cada una supera como puede.

Para tu tranquilidad, ese porcentaje de complicaciones no suponen estrictamente complicaciones irremediables: puede ser que tengan que realizarte algún tipo de instrumentación (ventosa, palas o fórceps, episiotomía) que tú rechazabas de entrada, o aplicarte algún tipo de anestesia quizá rechazada a priori por ti. Hasta aquí, si el personal que te está atendiendo es de tu confianza, lo más probable es que tenga que ser así y no haya otro remedio y, desde luego, no es culpa tuya. Si nunca pensaste en ningún tipo de medicación para calmar el dolor y acabas necesitándola, para eso fue creada, y si no pudiste resistirlo, no debes sentirte mal por ello. Es tu parto, es tu hijo al que sacas al mundo, tú decides lo que te conviene en cada momento y es mejor planificarse minuto a minuto que tener concepciones rígidas de la realidad que es muy cambiante. La maldición bíblica, «parirás con dolor», no es exactamente cierta ni obligatoria y hay mil maneras de aminorarla y sustraerse a ella, desde una buena preparación con tu matrona, un entorno de confianza y atención segura y cariñosa durante el parto, hasta medios químicos, entre los que son preferibles los que no te hagan perder la conciencia de tu parto. Utilízalos de modo juicioso y a medida que los necesites y recuerda que tú mandas en tu parto.

Hay tres complicaciones mucho más dramáticas que pueden ocurrir en el devenir de un parto, dos muy dolorosas y relativamente frecuentes y otra, afortunadamente, infrecuente pero devastadora. Me estoy refiriendo a la posibilidad de que el parto se interrumpa y acabe en cesárea, la separación forzada de hijo y madre, sea porque el bebé nace con problemas y lo tienen que hospitalizar, sea por complicaciones de la madre que obligan a hospitalizarla y la posibilidad de fallecimiento del bebé.

No me voy a poner trágico, pues no es el momento ni el lugar: son situaciones que implican la realización de un duelo muy especial, y el describirlo requeriría un tratado aparte de un tema del que además no soy especialista, pero 38 años de profesión dan para mucho y estoy convencido, tras ver lo sucedido bastantes veces con madres a las que les ocurrió alguna de estas situaciones, que, aunque no sirva para evitar el inmenso dolor inherente a ellas, es mejor saber qué pensaron otras mujeres y qué les resultó mejor hacer o que el personal que les atendía hiciese o no hiciese en esos momentos.

### Asistencia respetuosa a la madre y al bebé en una cesárea

Alrededor de la cuarta parte de nacimientos son realizados por cesárea en España y más del 95 % lo son sin anestesia general y con perfecto estado de la madre y del recién nacido. Es una situación en la que te puedes ver, sea de modo esperado porque durante el embarazo te detectan un problema que puede obligar a realizar una cesárea, sea de modo inesperado por complicarse el transcurso del parto. Ninguna de las dos situaciones es buena ni psicológica, ni física, ni hormonalmente. Si ya venías preparada porque es una cesárea programada por algún motivo, es fácil que psicológicamente estés ya afrontando la situación hace tiempo y hasta que la tengas medio resuelta, depende, pero has de saber que la realización de una cesárea sin el inicio del desencadenamiento del parto te va a privar de varias hormonas, en concreto de la oxitocina, que es fundamental para disminuir el sangrado del útero y para el establecimiento de la vinculación y el afecto materno.

Es bueno saberlo para no culpabilizarse con determinadas sensaciones de desapego que puedas sentir: la frase que se suele decir ahora sobre la química o ausencia de química que hay entre dos personas tiene un trasunto real, puesto que las emociones son pura química en la que intervienen multitud de mediadores neurológicos, muchos de ellos desencadenados por la hormona oxitocina, de la que volveremos a hablar en el siguiente capítulo. Si la cesárea ocurre con el parto ya iniciado, es un golpe emocional muy fuerte para ti, pero al menos los mecanismos vinculantes de la oxitocina se han iniciado en parte.

Nadie debe banalizar una cesárea, pretender que es una alternativa al parto y no poner todos los medios para evitarla. Toda cesárea debe estar muy bien justificada desde el punto de vista médico. Una cesárea es una operación de cirugía mayor, arriesgada para la madre y para el bebé, en la que se cortan muchas cosas no solo físicas, se ponen muchos medicamentos, se dificulta mucho el contacto inicial madre-hijo y el éxito de la lactancia. No es desdeñable tampoco saber que al no entrar el bebé en contacto con los microbios de la zona genital de la madre, su flora intestinal va a ser diferente y el riesgo de padecer enfermedades alérgicas y asma en el futuro, mayor.

*Asistía perplejo en los años noventa a un incremento del porcentaje de cesáreas, que en mi hospital pasó del 15 % en 1990 al 20 % en 1995. Al mismo tiempo cada vez era más frecuente que la anestesia de la madre ya no fuese general como hacía pocos años. La cuna de reanimación, en un quirófano algo pequeño, se hallaba a 2 metros de la cabecera de la madre, lo que nunca nos había supuesto ningún problema en años anteriores a los pediatras durante la estabilización, con o sin reanimación, del recién nacido, ya que la madre estaba dormida. Ahora, mientras estaba secando al bebé, a mi izquierda veía cómo la mamá, tumbada sobre la mesa de quirófano, con el abdomen abierto, giraba la cabeza y miraba con preocupación, sin ver a su hijo, pues el plano de la mesa de reanimación estaba algo más ele-*

*vado que el de ella. Costaba aguantar aquella mirada y cuando la mayoría de las madres preguntaban preocupadas si estaba bien, yo levantaba un poco al bebé para que su madre lo viese.*

*Comentamos este tema entre los compañeros de Pediatría y poco a poco decidimos enseñárselo por sistema desde la mesa de reanimación y aguantar un ratito con el bebé sostenido sentado de cara a la madre. Un día, a un compañero anestesista, al que los pediatras apreciábamos mucho personal y profesionalmente por su sensibilidad (de broma, le decíamos que si quería le dejábamos ser pediatra), le preguntamos si podíamos acercar el bebé a la cara de la madre para que le diese un besito (hay que saber que en un quirófano, el que allí manda es el anestesista). El doctor Guillén, que así se llama Paco, casi sin mirarnos, impertérrito, dijo que sí, así que la madre pudo besarlo. Otro día le pregunté si podía tocar a la niña con la mano. De nuevo, mientras seguía con sus cosas dijo que sí y le liberó la mano a la madre (están con los brazos en cruz y sujetas por correas en las muñecas) y estuvimos un ratito allí con la madre muy emocionada mirando de cerca, besando y tocando a su hija con una mano.*

*Así que, con mis compañeros hablamos con él y le preguntamos la posibilidad de poder poner al recién nacido encima de la madre y que estuviese allí un ratito. Le comentamos lo importante que era normalmente el contacto precoz piel con piel entre madre e hijo y que imaginábamos que aún podría ser más beneficioso en un caso tan tremendo para la madre como es una cesárea, máxime porque luego las madres se quedaban unas dos horas en un servicio de reanimación en el que no dejaban entrar a sus recién nacidos. A nosotros nos parecía extremadamente complicado, pues la madre está tumbada, cubierta de paños estériles (los paños verdes) con una barra levantada que hace barrera entre su pecho y su abdomen para que no vea lo que le están haciendo, conectada a múltiples aparatos (monitores que miden sus constantes: frecuencia cardiaca, oxígeno en sangre, tensión arterial... y bombas de infusión de líquidos), llena de cables que le pasan por encima del pecho, sondas que le entran en brazos y manos, un lío tremendo, vaya. A ello se suma que los ginecólogos están operando a pocos centímetros de donde pensábamos colocar al bebé y no sabíamos si les iba a molestar.*

*Paco lo resolvió de forma magistral: quitó todos los cables que iban de por medio, nos hizo sitio en aquella cuevita formada por el pecho de la madre como suelo y la barrera de paños verdes como techo, le soltó las correas de ambas manos y allí pusimos al bebé. Fue un momento mágico: la madre pareció olvidar el lugar en el que estaba, abrazó a su hijo, le habló despacito, le cogió de la mano y el bebé calló al instante y se quedó muy acurrucadito. Los ginecólogos, que estaban a lo suyo, sin sacar las manos y las pinzas de la herida abdominal, pararon un momento, se inclinaron por encima de la barrera, miraron y les debió parecer bien lo que veían, porque siguieron con su trabajo.*

*El doctor Guillén, que parecía impertérrito durante todas las actuaciones que habíamos ido haciendo en los meses anteriores, había ido observando cómo disminuía enormemente la ansiedad de las madres cuando les acercábamos a sus bebés y cómo sus constantes vitales mejoraban de forma espectacular.*

A partir de esta primera experiencia, en 1996 elaboramos un protocolo de actuación para permitir el contacto precoz madre-hijo durante la misma cesárea similar al que ya realizábamos en los partos naturales, que aminorase en la medida de lo posible la carga emocional que supone para una mujer esta forma de finalización del parto y los probables estragos causados en el inicio de la vinculación madre-hijo.

Este protocolo, consensuado en 1999 con los servicios de Anestesia y Ginecología, viene funcionando ininterrumpidamente desde entonces en el hospital en el que he trabajado como jefe de servicio durante veinte años, lo hemos llevado a congresos y conferencias de especialidad y lo hemos cedido gustosamente a todos los compañeros que nos lo han solicitado de otros hospitales.

Con él, pretendíamos resolver cuatro problemas técnicos que se presentan habitualmente:

1. Por dónde pasar los cables de monitorización y demás sondas que llegan a la madre para que el bebé se sienta cómodo y no tropiece con ellos.
2. La mano o manos de la madre que hay que dejar libre de todas o la mayor parte de sondas (de preferencia la mano

dominante: la derecha en las diestras y la izquierda en las zurdas).

3. La disponibilidad de personal para atender al niño y a la madre en los primeros minutos si al padre no se le permite entrar.

4. Cómo mantener el contacto durante la primera hora posterior a la cesárea.

Este contacto precoz es posible si la madre lo desea, si la anestesia no es general, si la madre tiene estabilidad de constantes vitales y se encuentra bien (la última palabra la tiene el anestesista, al que se le pregunta si es posible en el momento) y si el recién nacido tiene Apgar superior a 6 al primer minuto, es decir, está perfecto.

Normalmente, tras sacar al niño del vientre de la madre, lo ponemos un momento en la cuna térmica para quitarle el largo cordón con pinzas metálicas con el que nos lo entregan los ginecólogos, lo secamos con paños calentados previamente y le ponemos un gorrito de algodón en la cabeza para que no se enfríe.

Tras esto, en un par de minutos lo llevamos cubierto con un paño verde al regazo de la madre en donde se pone desnudo, en contacto piel con piel entre los pechos de la madre, sin trapos de por medio. Hacemos un poco de sombra e intimidad con los paños que cubren la barra de separación del campo quirúrgico y mantenemos una vigilancia discreta sin intervenir demasiado ni hacer comentarios ociosos.

Tras un mínimo de 20 minutos o justo al finalizar la operación de cesárea o según cómo se encuentre la madre, vestimos al recién nacido y lo llevamos con su padre, al que le invitamos a hacer contacto piel con piel, mientras la madre se recupera.

*Llevábamos ya varios años con este protocolo de contacto precoz intra-cesárea, con buenos resultados, pues todas las madres a las que preguntábamos antes y después de la cesárea les parecía muy buena idea y habíamos observado una disminución de la frecuencia de abandono precoz de lactancia materna en las madres que habían sufrido una cesárea.*

*De nuevo las sustituciones de personal en verano hacían de las suyas. Acababa yo de secar a Raquel y la matrona de ponerle la pinza en el cordón y la llevaba para ponerla con su madre de la que hacía un momento que la habían sacado por cesárea.*

*—Bueno, Raquel, vamos a ver a mamá, que está muy solita —le dije mientras me acercaba a la mesa de operación. Había una anestesista joven, nueva a la que no había visto nunca antes de saludarnos al inicio de la cesárea. Como era preceptivo le pregunté si la madre estaba bien y si podía ponerle a la niña con ella. La anestesista paró de inyectar un medicamento en uno de los frascos de goteo que iban a la madre, me miró como extrañada y dijo:*

*—Sí, la madre está bien, pero ¿para qué que quieres ponerla ahí?*

*—Buena pregunta —me dije para mis adentros y buscando algo rápido y coherente que convenciese a aquella doctora a la que estaba claro que nadie le había hablado de nuestro famoso protocolo.*

*»Para que se conozcan —se me ocurrió de pronto, contentísimo de mi agudeza.*

*—¿Para que se conozcan?... Ya tendrán tiempo toda la vida de conocerse. —Y se giró, dándome la espalda para continuar con su inyección en el frasco.*

*Yo, perplejo, miré a Raquel como diciéndole: «¿Y ahora qué hacemos, chica?» Afortunadamente, la compañera debió de reflexionar y pensar en que si un pediatra de barba canosa le había pedido aquello, sería por algo, así que no tardó ni dos segundos en volverse y preguntarme si es que hacíamos eso normalmente, a lo que le contesté que sí y que si no se lo había explicado su jefe. Me dijo que no, que llevaba pocos días en el hospital y que, por supuesto, podía proceder.*

Si te hacen cesárea, no consientas después que nadie te diga tonterías. Aunque es difícil, porque lo dicen como para ayudar, sin saber que aún te hacen sentir peor. Te pueden decir que ha sido lo mejor, que te has evitado los dolores del parto, que así no te has enterado de nada (como hurgando en la herida, vaya), que te recuperarás pronto, que tu bebé es muy guapo, que venga, mujer... Como es difícil que muchos de tu familia y de tus amigos no saquen este repertorio de equivocaciones (ya sabes, la psicología básica, mínima, no nos la enseñan en la escuela y no es el fuerte de nuestra cultura), quizá sea bueno que tu pareja o alguien de tu confianza ponga un poco de orden en todo esto. Tienes derecho a saber que la cesárea duele en el cuerpo y en el alma; más tiempo en el alma que en el cuerpo, lo pone en todas partes y lo dicen muchas mujeres como para que no sea cierto. Los primeros días con una cicatriz cerrándose y teniendo que cuidar a tu bebé, cuanta más ayuda tengas de tu pareja y familia o amigos, mejor que mejor.

Lamentablemente los hospitales de por estas tierras no disponen de programas de atención y seguimiento para madres con cesárea. Muchas madres experimentan sensaciones ambiguas respecto a su recién nacido y se sienten fatal por sentir o creer que lo quieren menos que el resto de su familia. O se sienten mal, como si no hubiesen estado a la altura de lo que se requería: parir. La depresión es más frecuente tras una cesárea que tras un parto y la lactancia precisa de más ayuda para no fracasar. He conocido bastantes madres que han buscado ayuda psicológica tras una cesárea y a veces la mejor que han encontrado ha sido o un buen profesional o compartir su experiencia con otras madres. Asociaciones como El Parto es Nuestro (*www.elpartoesnuestro. es*) tienen grupos locales y material en Internet que pueden orientarte.

### Asistencia respetuosa a la madre y al bebé en la separación por hospitalización

No hay que obsesionarse, pero es posiblemente bueno prepararse para la eventualidad de una separación momentánea, de horas o días de tu hijo. Alrededor del 15 % de recién nacidos ingresan por uno u otro motivo los primeros días en el hospital. Un motivo frecuente y largo de hospitalización es la prematuridad. Otros motivos son los problemas respiratorios y las infecciones. Afortunadamente, hoy día ya se han abandonado casi por completo los ingresos de protocolo para observación de determinados posibles problemas: no hay justificación para ingresar unas horas a recién nacidos tras una cesárea o ingresarlos por si hay un riesgo aumentado de infección y hay que hacerles algún análisis.

Si te lo pueden dejar ver y tocar un momento antes de llevárselo, mejor que mejor. Pide que te lo enseñen a no ser que el problema sea muy grave, y aun así: en mi servicio, si el problema había ocurrido en el paritorio y era grave, una vez estabilizado, la norma era enseñárselo a la madre y dejar que lo tocase aunque fuese un momento antes de irnos con el bebé a la unidad neonatal. Si se quiere y se le da la importancia que tiene ese primer contacto, se puede hacer, aun en situaciones apuradas.

*Hacía poco que se había incorporado a mi equipo el doctor Mut, un pediatra con una experiencia y aplomo con los recién nacidos que impresionaba, máxime dada su juventud. Dominaba técnicas de reanimación y ventilación con gran destreza y se le notaba una sólida formación. Yo lo veía muy técnico y a la vez muy educado y apreciaba sus cualidades en gran manera. Se había formado como neonatólogo en una excelente unidad con cuidados intensivos neonatales de otro hospital.*

*Un día fuimos juntos a un parto. El bebé nació con problemas respiratorios y se veía que necesitaba ayuda de modo inminente. Era preciso intubarlo (ponerle un tubo en la tráquea para suministrarle oxígeno) sin tardar demasiado. Como decimos en nuestro argot: estaba pidiendo pista. Cogí al niño de la mesa de reanimación, se lo llevé a la madre y le dije:*

*—Cójalo un momentito, háblele y bésele, que no se encuentra muy bien y nos lo vamos a tener que llevar enseguida para ayudarle.*

*El doctor Mut miraba la escena sin ponerse nervioso (es de los que no pierden los nervios), aunque luego me confesó que se había quedado estupefacto. Cogí al niño de nuevo a los 10 segundos y diciéndole a la madre que estaba muy cansadito y que le teníamos que ayudar ya, miré a Pepe mientras intubábamos al niño y le dije muy serio:*

*—Hay gente que no se lo cree, pero un momentito así con la madre les sienta muy bien y es fundamental para una madre que puede tardar en volver a ver a su hijo días o semanas.*

*En años posteriores, mientras trabajé con el doctor Mut, nos re-cordaba él a los demás, cuando íbamos a trasladar a un recién naci-do a intensivos de otro hospital, si lo había visto la madre, si nos ha-bíamos acordado de llevarlo un momento con la madre antes de salir en ambulancia.*

Hay varias cosas que no en todas las clínicas se tienen en cuen-ta: muchas veces, con cesárea o parto, enfermeras y médicos y fa-miliares bienintencionados te van a tratar de convencer de que no te preocupes, que tu niño está bien, que tú lo que tienes que ha-cer es descansar, que ya irás a verlo otro día, que con una cesárea es mejor que ni te muevas y recién parida tampoco, que dentro de unos días mejor.

No les hagas caso. He visto y hablado con suficientes madres de recién nacidos ingresados para saber que prácticamente nin-guna está tranquila si no ve a su hijo. Cuando he ido a informar-le de cómo está, he podido comprobar que ni los tiempos moder-nos sirven para nada; lo digo por la inmediatez que ofrece la tecnología hoy día: le decimos al padre: «Hágale una foto en la in-cubadora, que la vea su mujer para que se tranquilice.» Nada de nada. Hasta que no lo ven y lo tocan a través de las ventanillas de la incubadora, si se puede, no se quedan tranquilas. Así que si te parece que puedes, pide una silla de ruedas y que te lleven don-de está tu hijo; por mal que lo veas, te sentirás mucho mejor, se te irán los fantasmas, que suelen ser peores que la realidad, y si pue-des tocarlo y hablarle, tu hijo también se sentirá mejor. Si tiene la suerte de estar en un hospital con una unidad neonatal de puertas abiertas (unidades que permiten la entrada libre de padre y ma-dre, y otros familiares y amigos) sin restricciones ni horarios ni de indumentaria, aprovecha para ir siempre que te lo pida el cuerpo y hacer contacto piel con piel siempre que se pueda (que en rea-lidad es casi siempre, pero depende de las normas de la unidad). Poco a poco cada vez más madres y padres luchan por este tipo de unidades, de puertas abiertas, que deberían ser ofertadas de se-rie, y que aún son escasas en nuestro país. Esto es nadar a contra-corriente: en los países en los que son normales este tipo de uni-dades y en las pocas que tenemos en España, solo se constata la gran ventaja y satisfacción para padres y niños sin ninguna repercusión negativa, bien al contrario, sobre el estado de salud del niño ingresado: tú, vosotros, tenéis derecho a estar con vuestro hijo sin límites de tiempo o indumentaria especial.

Si pensabas darle el pecho, no por tener ingresado a tu hijo abandones tan sabia decisión. Si el motivo del ingreso de tu bebé no permite que lo pongas al pecho directamente, es importante empezar a extraerte leche más o menos cada tres horas desde el primer día; pide un sacaleches en la maternidad, si te dejan extraerte leche al lado de la incubadora de tu hijo mejor que mejor, pues es fácil que te salga más leche y antes. El sacaleches es un instrumento frío; es mejor darse un masajito antes en el pecho y hasta calentarlo un poco con compresas tibias. No te desmoralices porque al principio no salga ni gota, pero guarda como oro líquido cualquier gota que salga y entrégala a las enfermeras para que se la den a tu hijo o la congelen hasta que pueda tomarla. Puedes leer en el capítulo 7 el apartado «Cómo mantener la secreción de leche».

Protégete si el ingreso de tu bebé dura más de una semana: los hospitales, contrariamente a lo que su nombre indica, suelen resultar inhóspitos y se requiere cierto entrenamiento, el que tenemos los que en ellos pasamos muchas horas, para que estar unos días en ellos no te afecte. He visto muchas madres, que no salían para nada del hospital para no separarse mucho de sus hijos ingresados, que acaban con síntomas agudos de hospitalismo (una mezcolanza de ansiedad, desorientación y confusión). Por ello, siempre que no estés con tu bebé, sal a tomar el aire o una comidita con tu pareja fuera del hospital: el teléfono móvil te permite hacer eso con tranquilidad.

Hay que saber que hay varias formas de que te informen. Hay médicos de estilo duro y médicos de estilo blando. Ninguno de los dos te va a ocultar información, pues eso hoy día no se hace; ambos te van a decir la verdad, pero los del estilo duro te lo ponen todo fatal, te advierten claramente de que todo se puede torcer y te dejan bien claro que lo irremediable está ahí, a la vuelta de la esquina en la que se halla tu hijo. Los del estilo blando nos esforzamos en, diciendo la verdad y sin ocultar ningún dato, recalcar todas las posibilidades que tenemos, todo lo fuerte y nuevo que es vuestro hijo, hablándoos de nuestra experiencia con otros niños con problemas similares que fueron bien, en un intento de conseguir que, en medio de tanto dolor, no perdáis la esperanza, porque tampoco eso es bueno para vuestro niño. Los dos estilos de informar son válidos y tienen sus ventajas e inconvenientes que no viene al caso nombrar aquí, y que yo aún no tengo claro cuál es mejor, pero sí que sé que no puedo dejar de informar como he hecho toda la vida, quizá porque de siempre me ha resultado muy difícil contener las lágrimas y el impulso de abrazar a unos padres que lloran mientras les informo. Quizás esta es la misma razón compartida en los dos estilos: cada uno se defiende como puede.

Podéis guardar siempre la esperanza: hoy día el conocimiento sobre la enfermedad del recién nacido es tan vasto que muy mal tienen que ir las cosas para que pase algo irremediable. Además, no perdéis nada por guardarla.

La otra situación que puede obligar a separaros es tu situación clínica tras el parto. A veces una hemorragia grave tras la cesárea o el parto puede hacer que tengas que ingresar unas horas o días en la unidad de cuidados intensivos y permanecer separada de tu bebé. Según cómo estés tú y cómo sea el equipo de Pediatría y el de Intensivos/Anestesia puede que te entren a tu bebé o que no. En cualquier caso, la subida de leche inicial se va a producir y se deberán tomar medidas al respecto: o tu bebé viene a vaciarte el pecho o un sacaleches deberá hacerlo.

### Asistencia respetuosa a la madre y al bebé en caso de fallecimiento del bebé

En ocasiones, raras ocasiones, todos nuestros conocimientos y sofisticados aparatos y actuaciones no son suficientes y el bebé fallece. Digo raras ocasiones, porque en estos momentos en España y los países de nuestro entorno fallecen menos de 5 recién nacidos de cada 1.000 que nacen. Hace casi 40 años, cuando empecé Pediatría, eran 30 y en 1900, en Europa y Estados Unidos, entre 90 y 110. Aún hoy, en Afganistán fallecen 150 niños de cada 1.000 antes de su primer cumpleaños y en el África subsahariana alrededor de 100.

Tened por seguro que se le habrá evitado todo dolor, pues esto hoy día se hace siempre hasta en los sitios más apartados. Los pediatras y neonatólogos tenemos un buen conocimiento de los medicamentos anestésicos y calmantes y una gran sensibilización hacia el dolor de los niños como para no emplearlos juiciosamente.

Es muy probable que os pidan vuestra opinión para instaurar o seguir o no con determinado tratamiento. Estad los dos presentes mientras os lo explican; si es preciso y queréis que alguien más, familiar o amigo de vuestra confianza, esté presente, solicitadlo y siempre tomad vuestra decisión conjuntamente, por dura que sea, y más conjuntamente cuanto más dura sea. El haber establecido relaciones de confianza, buenas relaciones con el personal sanitario, el confiar en que os han dicho la verdad antes, durante y después de la muerte es bueno para afrontar la situación y el duelo posterior.

A la mayoría de los sanitarios no nos preparan para dar malas noticias ni acompañar a los padres de niños que han muerto. Disculpad si se os dicen tonterías como que no lloréis o que sois jóvenes y ya tendréis otro o que ya ha acabado de sufrir y que era lo mejor que podía pasarle o cosas por el estilo. Pedid que os dejen solos si la incompetencia del personal que os informa os subleva: estáis en vuestro derecho. Pedid que llamen a vuestro hijo por su nombre cuando os estén informando: se lo merece, os lo merecéis y centraréis al informante.

La mayoría de servicios no tienen protocolos establecidos, escritos y discutidos con todo el personal sobre cómo actuar en caso de fallecimiento de un recién nacido.

*Recuerdo hace muchos años, al poco de acabar mi residencia, cómo un padre al que le dije que si querían, podían ver a su bebé, que había nacido muerto, me miró desconcertado y me dijo que él aún podría verlo, pero que no quería, y que no entendía cómo podía yo pensar que su mujer, recién parida, debía verlo.*

*Afortunadamente la abuela materna, de una generación en la que la muerte no se había ocultado tanto como posteriormente la hemos escondido, una generación que aún velaba realmente a sus muertos, quiso verlo y al rato la madre también pidió hacerlo y estuvieron ambas a solas un rato con el bebé, que aún no se había enfriado del calor de la madre.*

*Las oí llorar mientras comentaban que era muy guapo.*

Normalmente se agradece estar con el hijo, mirarlo, tocarlo y es bueno elegir con quién más de la familia se quiere estar. No hay que privarse, de solicitar o no, según las creencias de cada cual, la presencia de algún miembro relevante de la comunidad religiosa. Tampoco de coger recuerdos del hijo, incluso fotos: en los meses y años posteriores se puede comprobar cómo los falsos recuerdos y los fantasmas pueden ser peores que la realidad.

Algunos hospitales empiezan a tomarse en serio lo mal que está en nuestro país, en general, la atención a la muerte perinatal, con una absoluta falta de formación de los profesionales, agravada en algunos de ellos por una inexplicable insensibilidad. Tímidamente se ofertan cursos, y se adaptan guías de otros países. Apoyé la iniciativa de las matronas de un hospital en el que estuve para elaborar una guía de actuación que incluía confeccionar una «caja de recuerdos» en la que poner fotos del recién nacido fallecido, la huella del pie, la pulsera o tarjeta con su nombre, y cualquier cosa que fuese un recuerdo para los padres, invitándoles a llevársela. Algunos no lo hacían, pero volvían días después a por ella. Se invitaba a los padres a coger a su hijo, se les dejaba estar con él a solas y se les decía que podían vestirlo con las ropas que ellos habían elegido, o bañarlo si era su deseo. De todas maneras siempre eché en falta que no hubiésemos realizado nadie de nosotros cursos específicos para afrontar estas situaciones. No puedo dejar de ocultaros que la muerte de un niño es también muy traumática para el personal sanitario que le ha atendido.

Hay que pedir una entrevista, si no es ofertada por el centro, pasados unos dos meses, aprovechando el informe de la autopsia que sí que la habrán solicitado, para volver a hablar con los profesionales que os atendieron de las dudas que hayan ido surgiendo y que es bueno haber ido apuntando. Tenéis derecho a pedirla con el profesional con el que mejor os sentisteis en los peores momentos que pasasteis.

El duelo es un proceso de adaptación necesario que altera y desestabiliza la vida de las personas durante varios años. Se siente una mezcla de dolor, culpa, tristeza, ira, perplejidad, miedo y, a veces, sobre todo cuando el sufrimiento previo ha sido mucho, alivio: no hay por qué avergonzarse ni culpabilizarse aún más. Si este proceso no se puede realizar solo o acompañado por la pareja, es bueno recurrir a ayuda especializada de profesionales o grupos de apoyo específicos. La mayoría de nuestras instituciones no ofrecen ayuda sobre el duelo ni seguimiento psicológico de parejas que han perdido un bebé, por lo que es bueno informarse sobre los recursos de la comunidad. La asociación Umamanita (*www.umamanita.es*) puede ser un buen punto de partida para empezar una búsqueda.

El que la reacción de duelo sea normal no da derecho a nadie para desatenderla, minimizarla o ignorarla. Aunque refugiarse en el silencio no es nada bueno, es una de las formas favoritas de los hombres para afrontar el duelo; en esto los hombres nos solemos comportar de modo muy diferente a las mujeres y eso no ayuda a nada ni a nadie. Los posibles hermanos mayorcitos del bebé fallecido tienen derecho a ser informados según su edad y tampoco se benefician nada del silencio en el que se pretende protegerlos.

No puedo acabar sin mencionar dos temas a tener en cuenta tras una muerte perinatal. De modo inmediato hay que decidir qué hacer con la lactancia: la mayoría de madres que he conocido deciden suprimirla con medicación apropiada. Si, como ha pasado alguna vez, se toma la decisión de hacerse donante de leche, es preciso hablar de las condiciones específicas del banco de leche más próximo y medirse las fuerzas, propias, de la pareja y la familia. De modo tardío, es preciso saber que se necesitará ayuda, mucha y buena, de índole psicológica y ginecológica para afrontar el transcurso de un posible siguiente embarazo.

## REFLEXIONES PROPIAS

Para finalizar este capítulo, me veo obligado a hacer una reflexión para mí y para mis compañeros de profesión: no teniendo avales sólidos para toda una serie de actuaciones que provienen de prácticas inveteradas y ancladas en un pasado científico balbuciente y siendo estas, en ocasiones, perjudiciales para aspectos que otrora desconocíamos, un cambio radical se impone: educativo, estructural y de humildad.

La seguridad que oferta nuestro sistema actual paga un precio muy alto, absolutamente innecesario: podemos y debemos seguir siendo seguros, pero dando el trato educado, amable y empático que merecen nuestras conciudadanas en el momento quizá más delicado, impresionante e importante de sus vidas, puesto que si, pese a todo, amamantan y logran establecer vínculo con sus hijos, como suele suceder, no es un milagro: es pura resiliencia y merece toda nuestra sensibilidad.

> Que no se acostumbre el pie a pisar el mismo suelo,ni el tablado de la farsa, ni la losa de los templos para que nunca recemos como el sacristán los rezos.

LEÓN FELIPE (1884-1968),
*Romero solo*

## SABER MÁS. REFERENCIAS

Anderson, G. C., Moore, E., Hepworth, J. y Bergman, N., «Early skin-to-skin contact for mothers and their healthy newborn infants» (texto completo), Cochrane Database of Systematic Reviews, núm. 2, John Wiley & Sons, Chichester (GB), 2003.

Arsuaga, J. L., *El primer viaje de nuestra vida,* Temas de Hoy, Madrid, 2012.

*Atención al parto normal. Guía dirigida a mujeres embarazadas, a los futuros padres, así como a sus acompañantes y familiares*, Ministerio de Sanidad y Consumo, Servicio de Evaluación de Tecnologías Sanitarias, OSTEBA, 2010.

Biban, P., Filipovic-Grcic, B., Biarent, D., Manzoni, P., International Liaison Committee on Resuscitation (ILCOR), European Resuscitation Council (ERC), American Heart Association (AHA), American Academy of Pediatrics (AAP), «New cardiopulmonary resuscitation guidelines 2010: managing the newly born in delivery room», *Early Human Development*, núm. 87, supl. 1, marzo de 2011, S9-11.

Claramunt, M. A., Álvarez, M., Jové, R. y Santos, E., *La cuna vacía. El doloroso proceso de perder un embarazo*, La Esfera de los Libros, Madrid, 2009.

Comité de Estándares de la Sociedad Española de Neonatología, «Recomendaciones de mínimos para la asistencia al recién nacido sano», *Anales Españoles de Pediatría*, núm. 55, 2001, pp. 141-145.

Doucet, S., Soussignan, R., Sagot, P. y Schaal, B., «The secretion of areolar (Montgomery's) glands from lactating women elicits selective, unconditional responses in neonates» (texto completo), PLoS One Organization, vol. 4, núm. 10, 23 de octubre de 2009, e7579.

Douma, C. E., «Manejo de la muerte neonatal y seguimiento del duelo», en Cloherty, J., Eichenwald, E. y Stark, A., *Manual de Neonatología*, Lippincott, Williams & Wilkins/ Wolters Kluver, Barcelona, 2009.

Espar, M., *Los secretos de un parto feliz. Ayuda a tu hijo a nacer de forma segura y sana*, Grijalbo, Barcelona, 2011.

García-Alix, A. y Quero, J., *Evaluación neurológica del recién nacido*, Diaz de Santos, Madrid, 2010.

Grupo de trabajo de la Guía de Práctica Clínica sobre la atención al parto normal, *Guía de Práctica Clínica sobre la atención al parto normal* (versión resumida), Plan de Calidad para el Sistema Nacional de Salud del Ministerio de Sanidad y Política Social, Agencia de Evaluación de Tecnologías Sanitarias del País Vasco (OSTEBA), Agencia de Evaluación de Tecnologías Sanitarias de Galicia (Avaliat), 2010. Guías de Práctica Clínica en el SNS: OSTEBA N.º 2009/01.

*Guías de atención al parto y cuidado postnatal*, National Health Service, en *www.nice.org.uk* (traducido).

Hokama, T., Yara, A., Hirayama, K. y Takamine, F., «Isolation of respiratory bacterial pathogens from the throats of healthy infants fed by different methods», *Journal of Tropical Pediatrics*, vol. 45, núm. 3, 1999, pp. 173-176.

Marlier, L. y Schaal, B., «Human newborns prefer human milk: conspecific milk odor is attractive without postnatal exposure», *Child Development*, vol. 76, núm. 1, enero-febrero de 2005, pp. 155-168.

Mateos, A., Barros, C., Barros, M. A., Delgado, C., García, C., Goikoetxea, I., Nozal, A., Palazuelos, E. y Varona, M. J., *Maternidad y parto. Nuestras ancestras y nosotras*, Cícero, Zamora, 2010.

Moore, E.R., Anderson, G. C. y Bergman, N., «Contacto piel-a-piel temprano para las madres y sus recién nacidos sanos» (revisión Cochrane traducida), Biblioteca Cochrane Plus, núm. 1, 2008, Update Software Ltd., Oxford, disponible en: *http://www.updatesoftware.com* (traducida de The Cochrane Library, núm. 1, 2008, John Wiley & Sons, Chichester (GB), 2008).

Olza, I. y Lebrero, E., Enrique Lebrero, *¿Nacer por cesárea? Evitar cesáreas innecesarias, vivir cesáreas respetuosas*, Granica, Barcelona, 2005.

Penders, J., Thijs, C., Vink, C., Stelma, F. F., Snijders, B., Kummeling, I., Van den Brandt, P. A. y Stobberingh, E. E., «Factors influencing the composition of the intestinal microbiota in early infancy», Pediatrics, vol. 118, núm. 2, agosto de 2006, pp. 511-521.

Santos Leal, E., *Embarazo y parto. Todo lo que necesitas saber*, Anaya Multimedia, Madrid, 2011.

Schaal, B., Marlier, L. y Soussignan, R., «Responsiveness to the odour of amniotic fluid in the human neonate», *Biology of the Neonate,* vol. 67, núm. 6, 1995, pp. 397-406.

Thavagnanam, S., Fleming, J., Bromley, A., Shields, M. D. y Cardwell, C. R., «A meta-analysis of the association between Caesarean section and childhood asthma», *Clinical & Experimental Allergy*, vol. 38, núm. 4, abril de 2008, pp. 629-633.

Videos:
Contacto inicial y lactancia:

*http://www.youtube.com/watch?v=pjw7GICl34A*
*http://www.youtube.com/watch?v=muBRCJQB44A*
*http://www.youtube.com/watch?v=9JdCH-uEpYA*

## 3

## La lactancia: materna

Cuando se expulsa el feto a la luz del día, este mama la leche de los pechos para nutrirse, sin que nadie se lo enseñe. Las mamas están situadas en el pecho y provistas de pezones. Están formadas por un material glandular que, mediante una fuerza innata, convierte en leche la sangre que las venas le envían.

ANDREAS VESALIO (1514-1564),
*De humani corporis fabrica libri Septe*
(Basilea, 1543)

### BREVE RECORDATORIO TÉCNICO

Aunque tengo claro que esto no es un libro de medicina, me parece importante compartir conocimientos que ni mucho menos son exclusivos del personal sanitario. Así pues, describiré brevemente cómo está hecho el pecho y cómo funciona para producir leche. He de decir, sin disculpar a nadie, que muchos de los errores que los mismos sanitarios cometemos en el manejo de la lactancia y que pueden condicionar su fracaso ocurren por no habernos parado a mirar el funcionamiento (la fisiología decimos nosotros) de la lactancia.

## Formación de la mama

En el embrión las mamas empiezan a formarse en la sexta semana del embarazo como un repliegue de la piel primigenia o ectodermo. Al nacer son idénticas en niños y niñas y las hormonas maternas, que han pasado de la madre al bebé por la placenta antes de nacer, pueden provocar engrosamiento mamario y secreción transitoria de leche que, aunque suele durar menos de 2 semanas, se puede ver en alrededor del 5 % de niños y niñas hasta los primeros 2 o 3 meses. No es nada bueno, por aumentar el riesgo de infección, apretar estos pechos algo engrosados para exprimir la leche que sale de ellos. Esta secreción inicial constituye la primera prueba de que el mecanismo hormonal es suficiente para producir leche en el pecho, independientemente de la edad, el sexo y el estado de maternidad.

A lo largo de las que se llaman crestas mamarias (dos líneas imaginarias en forma de arco que van de las axilas a las ingles, pasando cerca de la línea media del pecho y el abdomen), puede haber mamas supernumerarias más o menos desarrolladas (más bien atrofiadas) con posibilidad de molestias al inicio de la lactancia (secreción e ingurgitación); por lo común, al no vaciarse, dejan de secretar y de dar problemas. Fuera del embarazo, los hombres y mujeres que las tienen las confunden con una verruguita o una peca que sobresale un poco debajo del pecho o en la axila, que son los lugares más frecuentes en los que están. Estas mamas accesorias nos recuerdan nuestro origen animal.

A partir de la pubertad en las mujeres, debido fundamentalmente a hormonas como los estrógenos, pero también a otras como la prolactina de la hipófisis (pequeña glándula del tamaño de un garbanzo que tenemos debajo del cerebro, justo en medio detrás de los ojos), la mama se desarrolla hasta alcanzar su tamaño definitivo. La capacidad de amamantamiento no depende del tamaño de las mamas, es decir, una mama grande y una pequeña tienen la misma cantidad de glándula mamaria que es el órgano para producir leche; la diferencia de tamaño está en la cantidad de grasa de alrededor de la glándula.

En cada ciclo menstrual la mama aumenta y disminuye de tamaño ligeramente (tensión menstrual). Durante el embarazo, varias hormonas, incluidas dos que fabrica la propia placenta, hacen que la mama se desarrolle mucho.

## Anatomía de la mama

Las mamas en la mujer ya púber son dos órganos semiesféricos situados en la pared anterior del tórax o pecho, por delante de los músculos pectorales, entre la 3.ª y 7.ª costilla.
Externamente se distingue:

- El pezón, de 0,5 a 2 centímetros de largo, con 10 a 20 poros galactóforos. El pezón tiene una musculatura radial que provoca erección del mismo por acúmulo de sangre.
- La areola mamaria, zona más pigmentada de 2,5 a 10 centímetros de diámetro que rodea al pezón. La areola se obscurece durante el embarazo quizá para que el niño la encuentre con la vista.
- En el borde de la areola hay como unos granitos llamados tubérculos de Montgomery, que son los puntos de salida de las glándulas de Morgagni, una glándula mixta: sebácea y mamaria en miniatura que segrega un producto mezcla de grasa y leche, lo que lubrifica y protege la piel, siendo esta zona, la del pezón y la areola, la de menor contaminación bacteriana de toda la piel, de ahí la inutilidad de aplicar cremas o lavados frecuentes. No solo no es preciso, sino que puede ser contraproducente: al lactante, esta secreción le facilita el encontrar la areola y el pezón con el olfato y tanta limpieza puede irritar esta zona sensible y favorecer la aparición de grietas e infecciones.

Internamente, la mama está formada por:

- Grasa en su mayor parte.
- Tejido conjuntivo de sostén: son como fibras que fijan toda la estructura a los músculos pectorales, sosteniendo el pecho.

- Glándula mamaria propiamente dicha, formada por 10 a 20 canales que salen del pezón y a pocos centímetros se van bifurcando en otros canales, como el tronco y las ramas de un árbol; al final de los canales más finos hay conectado como un globo pequeñito que se llama alvéolo.
- Por supuesto que en la mama hay además venas, arterias y nervios para que todo funcione bien. Una red importante de arterias y venas muy finas (capilares), por las que circula la sangre, rodea cada uno de los alvéolos.

## Funcionamiento de la mama para producir leche

La instauración y mantenimiento de la lactancia depende de un reflejo en la madre y tres reflejos en el lactante. Un reflejo es una respuesta involuntaria que produce el organismo, el cuerpo, ante un estímulo concreto, por ejemplo, lo que hemos visto muchas veces incluso en películas: si te dan un golpecito debajo de la rodilla, se te extiende la pierna como si dieras una patada; es el llamado reflejo rotuliano (de la rótula, el hueso de la rodilla). O, si hueles una comida que te gusta mucho, salivas aunque no quieras, sobre todo si tienes hambre.

Pues bien, el reflejo en la madre es bien sencillo pero sorprendente. La estimulación del pezón, normalmente realizada por la boca del bebé, provoca un impulso nervioso que llega hasta la glándula hipófisis (el «garbancito» de detrás de los ojos) y hace que esta fabrique y libere en la sangre dos hormonas a la vez:

- La **prolactina** llega por la sangre hasta el alvéolo mamario y hace que unas células secretoras «filtren» la sangre de las arterias que rodean al alvéolo para producir leche que se va quedando en su interior.
- La **oxitocina** hace que las células musculares que rodean al alvéolo se contraigan, exprimiendo el alvéolo y haciendo que salga la leche del alvéolo al canal, juntándose con la de otros canales hasta alcanzar la salida por el pezón.

La secreción de prolactina aumenta:

- Con el estímulo del pezón y areola. Si el estímulo es continuado, se acaba produciendo leche, sin siquiera embarazo, lo que permite intentar amamantar a hijos adoptados y explica que tras anillados (*piercing*) en el pezón, adolescentes o no, puedan acabar con secreción láctea.
- Con el ejercicio físico y las relaciones sexuales.
- Durante la noche (ritmo circadiano).
- Si se vacía regularmente la mama.

La prolactina es frenada por una hormona que se desencadena en casos de ansiedad, preocupaciones, malestar o dolor, lo que explica que estas situaciones dificulten la lactancia.

La prolactina, además, inhibe la ovulación (por eso antiguamente la lactancia prolongada era de los pocos métodos anticonceptivos que se conocían), desencadena instintos maternales y, finalmente, es sedante, adormecedora: ¡cuántas veces vemos a mamás y bebés con el pecho en la boca, ambos dormidos!

Bien, ya tenemos la leche fabricada dentro de los alvéolos de los pechos de la madre; ahora solo falta que salga. De eso se encarga la oxitocina. Se produce también por estimulación del pezón y por la actividad sexual, pero es un reflejo que se puede condicionar y desencadenar con estímulos positivos: oír llorar al niño, pensar en él, verlo aun en foto, pensar en darle de mamar, etc., aumenta la cantidad de oxitocina. También se puede frenar con estímulos negativos (miedo, ansiedad, disgusto...), lo que explica aquello de «tuve un susto y se me fue la leche», que puede ocurrir, pero es transitorio.

La oxitocina estimula la contracción de las células musculares que rodean al alvéolo, provocando la expulsión de leche del alvéolo hacia el canal hasta alcanzar la parte interna del pezón, notando la madre muchas veces una sensación de hormigueo en el pecho («apoyo» o «golpe de leche»). Así pues, la leche no sale porque el lactante succiona, sino porque la madre la expulsa. La oxitocina actúa en los dos pechos a la vez, por lo que el otro pecho puede gotear.

La oxitocina hace que se produzcan contracciones en el útero (entuertos), haciendo que sangre menos después del parto y provoca también la contracción y erección del pezón y contracciones de la vagina. Estos aspectos comunes entre lactancia y actividad sexual son responsables de una sensación placentera totalmente normal, aunque algunas mujeres mal informadas pueden llegar a sentirse molestas o avergonzadas.

Para que la lactancia funcione, además de este reflejo «pezón-hipófisis» que acabo de describir en la madre, son necesarios tres reflejos innatos infantiles que los bebés tienen grabados en sus genes:

- El reflejo de búsqueda: el recién nacido busca y se orienta hacia el pezón por medio de estímulos olfatorios (secreción de las glándulas de Morgagni de la areola), táctiles y visuales (areola oscura).
- El reflejo de succión: una vez el pecho en la boca, se desencadenan movimientos coordinados de la mandíbula y la lengua. El niño no succiona, sino que ordeña.
- El reflejo de deglución: cuando la boca se llena de leche, el niño la traga.

## CULTURA FEMENINA DE AMAMANTAR

Si todo en la lactancia fuera instinto, no habría ningún problema, pues los instintos vienen grabados en los genes y se realizan de modo monótono y eficaz. El que una madre amamante con éxito a su bebé supone, además de los reflejos maternos e instintos del bebé, una destreza y una técnica específicas que no voy a decir que sean difíciles, sino simplemente específicas; saber cómo coger al bebé, acercarlo o permitirle acercarse al pecho, conseguir y dejar que se enganche bien, etc. Y si hay problemas para amamantar a un bebé (que no se coja bien, que haga mucho daño, por ejemplo) hay que conocer técnicas alternativas, tener un plan B.

La técnica correcta muchas veces no hay que aprenderla específicamente: un poco de intuición materna, haber visto alguna vez dar de mamar y tener un bebé de los que se enganchan perfectamente nada más nacer como si lo hubiese hecho toda la vida, suelen hacer que todo vaya bien. Lo malo es cuando hay problemas y no te dan la solución correcta; lo peor es cuando de entrada os hacen hacer cosas absurdas que dificultan la lactancia y acaban arruinándola.

Lo que quiero decir con todo esto es que no hay que hacer un máster para dar el pecho con éxito, que las probabilidades de éxito aumentan si se ha visto previamente a otras madres con experiencia y comentado con ellas y además se tiene la suerte de no topar con sanitarios o pretendidos expertos intervencionistas y con ideas peregrinas sobre la técnica de la lactancia.

*Corrían los años setenta cuando nació nuestra hija Yasmín. Christine no tenía ninguna experiencia, viene de un país con escasísima cultura de lactancia, había visto amamantar de modo anecdótico y no había sido amamantada, pero tenía claro que iba a dar el pecho a su hija. Yo, por supuesto, recién acabada Medicina, no tenía ni idea.*

*Sin que nadie se lo enseñase, ni a la una ni a la otra, como dice Vesalio, Yasmín se cogió a los pechos de su madre como una lapa, sin hacerles ningún daño y creció estupendamente y bien rolliza, como decía mi abuela. Y eso que Christine seguía las instrucciones de un libro de crianza francés muy famoso desde hace décadas, en el que, por supuesto, se aconsejaba una técnica que se ha demostrado contraproducente en general para la lactancia: horarios y duraciones fijas.*

*Para no mentir, Christine se saltaba un poco las normas del libro: aunque no amamantaba a demanda de la niña, lo hacía a demanda de la hinchazón frecuente y dolorosa de sus pechos: más de una vez en la noche se levantaba para que la niña, que nunca decía que no a pesar de estar durmiendo plácidamente, aliviase aquella congestión.*

La lactancia no es un instinto, o no es solo un instinto; ha sido definida en el mundo de los antropólogos (y más concretamente por dos antropólogas) como el fenómeno biocultural por excelencia, una mezcla de instinto y arte, arte entendido como cultura transmitida de generación en generación: en la tribu primitiva amamantar era la norma y es fácil que no solo las mujeres conociesen bien la técnica aprendida desde muy niñas, sino que casi todos los de la tribu debían saber cómo conseguir el éxito de una lactancia.

El recién nacido aporta sus tres instintos (búsqueda, succión y deglución) y la madre, además del reflejo «pezón-hipófisis» que produce dos hormonas, aporta el arte de amamantar transmitido, aprendido, culturalmente de generación en generación.

Un instinto no se pierde, está grabado en los genes. Una cultura, cuando no interesa demasiado o nada, puede perderse. Ya casi no quedan años para que desaparezca la última generación, la anterior a la mía, que podría reconstruir el arte tradicional de recogida del cereal, desde la siega, pasando por el trillar la parva y aventar en la era. Estas palabras, ya conocidas de pocos, desaparecerán del uso cotidiano bajo el ímpetu de la nueva cultura, la nueva técnica: enormes cosechadoras a gasoil que, tras pasar brevemente por encima del campo, dejan el cereal envasado, casi listo para comprarlo en el mercado. Algo similar ha estado a punto de ocurrir con la cultura de la lactancia.

Los avances de la química en el siglo XIX permitieron descubrir las propiedades físicas y químicas de los cuerpos y conocer su composición. Se descubrió que la leche está formada, como otros alimentos, por una cantidad determinada de proteínas, azúcares, grasas, sales minerales y agua y que las proporciones de estos elementos varían mucho de una especie a otra. Se supo entonces, por ejemplo, que la leche de vaca o la de cabra tienen alrededor del triple de proteínas y sales que la de mujer. Se empezó a sospechar que esa fuese la razón por la que los bebés que eran alimentados antes de los 4 o 5 meses con leche de estos animales fallecían en pocas semanas. De antiguo no se intentaba nunca si se deseaba conservar al bebé con vida: o tomaba leche de su madre o de una nodriza contratada.

Este nuevo conocimiento ayudó a que personas ingeniosas manipulasen la leche de vaca, y mediante la dilución con agua y añadido de azúcar y manteca consiguiesen productos químicamente parecidos a la leche de mujer. Así comenzó hacia 1870 uno de los mayores negocios que hay hoy a escala mundial, el de la alimentación infantil con fórmulas derivadas de la leche de vaca que intentan imitar lo mejor que pueden y saben a leche materna: la industria de sucedáneos de leche materna.

En estos últimos 140 años la lactancia, como técnica, fue aprehendida, estudiada y reinventada por el mundo sanitario, en especial por la Ginecología y por la Pediatría incipiente. Son numerosos los tratados médicos y divulgativos entre 1890 y 1970 describiendo la superioridad de la lactancia materna respecto a la artificial, reconociendo la mayor mortandad entre los alimentados con fórmulas artificiales y con un mensaje muy coercitivo: «el pecho de la madre es para su hijo», «la madre que no amamanta no es madre».

Pero sorprendentemente, la mayor parte de las veces, todo se quedaba en mera palabrería, subyaciendo una incredulidad real en la capacidad de la mujer en criar a su hijo, por lo que se describían a la primera de turno métodos de lactancia mixta y artificial al menor contratiempo. Lo más grave del caso en estos tratados es la ignorancia supina de la técnica correcta del amamantamiento, aconsejando de tal manera que el fracaso estaba más que asegurado. La mayor parte de médicos de la época, por no decir todos, eran hombres que, obviamente, no habían dado de mamar y poco propensos a escuchar, al menos con interés, lo que podría pensar una mujer de la lactancia y de lo que fuera. Pero es que tampoco se interesaron por la fisiología, el funcionamiento de la lactancia: desconocer que el pecho funciona a demanda, esto es, que adapta la cantidad de leche que fabrica según se le pida más o menos, ha sido posiblemente la mayor causa de pérdida de lactancias. Por no decir rutinas erróneas muy conocidas como la del horario fijo (cada 3 horas), tomar los dos pechos cada vez y de 5 a 10 minutos de cada pecho.

Tuvieron que ser mujeres las que redescubrieron a los sanitarios el arte femenino de amamantar, perdido en el último siglo. La primera organización para la defensa de la lactancia y el apoyo madre a madre fue La Liga de la Leche, fundada en Estados Unidos en 1956 por mujeres que amamantaban. En nuestro país aparecen grupos de apoyo a la lactancia a partir de los años ochenta del pasado siglo, siendo pioneros la Asociación Vía Láctea de Aragón, La Liga de la Leche de Euskadi, Alba en Cataluña, la Buena Leche en Santander, ABAM en Baleares, Amagintza en Pamplona, Amamantar en Asturias, SINA y Amamanta en Valencia, Mamoa en Galicia... Hoy son cientos y muchos de ellos están federados desde 2003 en FEDALMA (Federación Española de Asociaciones pro-Lactancia Materna).

La labor de apoyo, difusión y recuperación de la lactancia que hacen estos grupos es inestimable, constituyendo el futuro de su pervivencia, permitiendo que la lactancia salga del mundo sanitario y vuelva al mundo de la ciudadanía, del que probablemente no debió salir más que para la resolución de procesos patológicos, de enfermedad. Los talleres conjuntos de embarazadas y madres lactantes son un magnífico lugar de recuperación de la cultura de la lactancia. Muy posiblemente, si estás dando el pecho o vas a hacerlo, te beneficiarás de la asistencia a algún grupo de apoyo o taller similar en tu localidad o cerca de ella.

Me resisto a acabar este apartado sin recordar que esta cultura la tienen también muchos mamíferos que la adquieren en la larga convivencia inicial con sus madres. Animales apartados precozmente de sus madres y criados en cautividad como ha sucedido con gorilas, se muestran muy inhábiles para amamantar.

## PROPIEDADES DE LA LECHE MATERNA Y DE LA LACTANCIA MATERNA

Si dispusiéramos de una nueva vacuna que previniese un millón o más de muertes de niños al año, y además fuera barata, segura, de administración oral y sin requerir cadena de frío, se convertiría en un objetivo esencial de salud pública. La lactancia materna puede hacer todo eso y más...

Editorial Lancet 1994; 344 (8932): 1239-1241
*A warm chain for breastfeeding*
*(Una cadena caliente para la lactancia materna)*

Desde un punto de vista nutricional, la leche materna se adapta específicamente a las necesidades de los recién nacidos cambiando de composición y volumen. Datos científicos confirman que los lactantes alimentados con leche materna tienen menor probabilidad de padecer enfermedades de tipo infeccioso y se conoce cada vez mejor el porqué de esto.

Teniendo en cuenta la inmadurez del sistema inmunitario (sistema de defensas frente a infecciones y otras enfermedades) en los recién nacidos y durante los primeros meses de vida, la leche humana representa un arma inapreciable para fortalecer dicho sistema defensivo.

La protección aportada por la leche humana frente a infecciones proviene de varios mecanismos diferentes y complementarios: el envase y lo que hay en la leche:

- El mero acto de la lactancia constituye una barrera física, limitando el acceso de agentes infecciosos ambientales que podrían llegar al lactante a través de los alimentos o los recipientes que deben contenerlos. El pecho de la madre es el mejor envase que puede tener un alimento como la leche. Es autorregulable por el niño y evita los riesgos de contaminación y de errores en la preparación de las fórmulas artificiales.
- La leche materna contiene una variedad de factores bioactivos que confieren protección frente a infecciones y tienen propiedades antiinflamatorias. Destacan entre estos factores: las inmunoglobulinas (las defensas), sobre todo la A, muy abundante en el calostro o leche de los primeros días y siempre presente en la leche de la madre en proporción generosa; la lactoferrina, los nucleótidos y células vivas defensivas. Además de defender al lactante de las infecciones, favorecen la colonización de bacterias intestinales probióticas, «buenas», con lo que se reduce la posibilidad de infecciones intestinales y de alergia a proteínas.

La lactancia materna trasciende a la leche materna en sí misma. La lactancia materna es algo más que leche materna y las propiedades benéficas de la leche materna no explican todos los beneficios de la lactancia materna.

Basta un ejemplo: en Francia, en el siglo XVIII, la mortalidad infantil, es decir, el número de niños que fallecen en el primer año de vida de cada 1.000 que nacen, era muy diferente según quién los amamantase. Si eran amamantados por una nodriza contratada en el hogar familiar, bien alimentada y vigilada por los señores de la casa, sin poder amamantar a su propio hijo, sino en exclusiva al hijo de los señores, la mortalidad era el doble que si el bebé era amamantado por su propia madre. Cuando no había tantos recursos económicos y el lactante dependía de una nodriza en el pueblo de la misma, sin la vigilancia de los padres biológicos la mortalidad era cuatro veces mayor que entre los amamantados por la propia madre y aún era ocho veces superior si se trataba de recién nacidos abandonados y criados en inclusas donde eran amamantados por nodrizas contratadas. Todos recibían leche de mujer, pero su mortalidad era muy diferente.

La lactancia materna es mucho más que leche materna, es un sistema complejo de cuidados, de amor, de calor, de caricias, de ternura, de intimidades, de palabras, de olores, de canciones, de susurros y cuidados. En este enmarañado sistema, se forja una urdimbre única, madre e hijo se enriquecen y progresan y el lactante queda enormemente resguardado.

## RIESGOS DE NO AMAMANTAR

Alimentar con fórmulas artificiales conlleva un mayor riesgo de padecer una serie de problemas, entre los que cabe destacar:

- **Riesgos infecciosos e inmunológicos y de mortalidad:** desde finales de los setenta del pasado siglo sabemos seguro que, incluso en países desarrollados, existe un mayor riesgo de enfermedades respiratorias y estas son más graves. La incidencia de otitis media aguda puede llegar a ser seis veces mayor en los alimentados con fórmula artificial y el riesgo de hospitalización por infecciones respiratorias e intestinales aumenta. Hay más frecuencia de enfermedades alérgicas y de tumores malignos como los linfomas. Los prematuros no amamantados corren más riesgo de padecer una grave enfermedad del intestino: la enterocolitis necrotizante. La muerte súbita es 7 veces más frecuente. Hay varios trabajos recientes que demuestran un exceso de muertes entre lactantes no amamantados en países industrializados. Las fórmulas lácteas en polvo para lactantes no son estériles, pudiendo contener diversas bacterias entre las que se encuentran la salmonela y sobre todo el *Enterobacter sakazakii*, que ha originado meningitis y otras infecciones graves en lactantes pequeños.

- **Riesgos nutricionales:** la leche materna es el alimento de la propia especie. Todas las fórmulas artificiales tratan de imitar al máximo su composición sin acabar de conseguirlo enteramente. La leche materna es el modelo y también lo es la forma de crecer los niños sanos al pecho. Al año, los niños no amamantados son algo más gruesos y menos altos y tienen más riesgo de obesidad, incluso en la adolescencia.

- **Riesgos para el desarrollo psicomotor:** los lactantes no amamantados obtienen puntuaciones menos altas en los test de desarrollo inicial, debido a la falta de numerosos compuestos específicos de la leche materna que favorecen el desarrollo cerebral y de los órganos sensoriales, y a una menor interactuación e intercambio de estímulos entre madre e hijo.

- **Riesgos para la salud materna:** la lactancia materna es la forma fisiológica, natural, de terminar la gestación, con numerosos efectos de la hormona oxitocina sobre la madre (el útero vuelve antes a su tamaño normal, con menos sangrado y menos anemia posparto), hay un espaciamiento mayor entre los embarazos, más bienestar psíquico y físico y, a largo plazo, menos cáncer de mama. Se ha demostrado menos osteoporosis y fracturas tras la menopausia. La recuperación del peso tras el parto es más rápida y se ha constatado un aumento en la autoestima de las madres lactantes.

- **Riesgos económicos, familiares, sociales y sanitarios:** la alimentación de una madre lactante suele suponer la mitad del gasto de una fórmula artificial. Hay mayor absentismo laboral en los padres de hijos no amamantados por padecer más enfermedades y aumento de los costes por visitas sanitarias e ingresos, así como más gastos de leche, biberones, tetinas, personal y biberonería en las maternidades de los hospitales.

- **Riesgos ecológicos:** las vacas destinadas para la producción de leche son criadas con pasto sobre tierra que puede haberse deforestado con este fin. Cada vaca consume más de tres toneladas de sustancia vegetal por año, por lo que precisa alrededor de una hectárea de pasto. Los abonos, pesticidas y herbicidas contaminan los acuíferos. Hay un importante gasto económico en fábricas para abonos y medicamentos para animales. Casi la tercera parte del metano total del mundo y la quinta parte del total de gases que contribuyen al efecto invernadero es producido por la cabaña vacuna mundial a través de sus flatulencias. La energía consumida en transportar y procesar la leche de vaca y el volumen de cartón, metal y plásticos empleados en embalar y administrar biberones, tetinas y fórmulas artificiales, contaminan el planeta. Además, metales como el aluminio pueden contaminar la fórmula durante la industrialización: en un estudio hecho en Canadá las muestras de fórmula contenían 40 veces más aluminio que la leche materna.

## TÉCNICA DE LA LACTANCIA MATERNA

Lo que sigue a continuación lo aprendí de la mano de grupos de apoyo a la lactancia, de libros de algunas autoras que decían lo contrario a lo que nos habían enseñado en la facultad y de escuchar a muchas madres, actividad esta que tampoco se practicaba mucho, en especial en lo referente a dar el pecho. A mí me la enseñó la doctora Ana Muñoz Guillén, pediatra en el Hospital de Valencia en el que me formé.

*Cuando pasabas visita en la Maternidad del Hospital La Fe y eras residente de primer año (R1), un pediatra más experto supervisaba tu labor. La doctora Ana Muñoz Guillén hacía todo prácticamente igual que los otros, pues el reconocimiento y seguimiento de un recién nacido está muy pautado y es una actividad que, si no te gusta, puede resultar monótona.*

*Pero ella hacía algo más que alargaba la visita en cada recién nacido y por lo que algunos residentes de mi promoción comentaban que se les hacía muy largo y que casi preferían ir con otro médico porque terminaban antes: al acabar la visita ella le preguntaba a la madre cómo le iba con su bebé y si quería preguntarle algo. Y allí empezaba todo. Parecía no tener ninguna prisa y dejaba que la madre contara a su aire; si había problemas con la lactancia, ponía los niños al pecho y observaba, y si hacía falta corregía posiciones o lo que fuera, que yo entonces no entendía tanto.*

*Fue la primera vez que yo veía la lactancia desde el punto de vista profesional y eso que el pudor de la época me incomodaba. Años después fue la responsable de que yo entrase a formar parte del Comité de Lactancia Materna de la Asociación Española de Pediatría.*

## LOS PRIMEROS DÍAS

La mayoría de recién nacidos sanos a término presentan comportamientos espontáneos de alimentación en la primera hora de vida y el contacto temprano piel con piel con succión se asocia con una mayor duración de la lactancia. He observado cómo inmediatamente tras el nacimiento y de forma casi invariable, salvo en partos en los que ha habido muchas complicaciones y dolor, cuando dejas al recién nacido encima del pecho de la madre, esta queda como embargada en un estado de felicidad y su bebé, boca abajo, con su cabecita ladeada entre las montañas de sus pechos, mira en silencio y con los ojos muy abiertos, mientras escucha atentamente lo que le cuenta su madre, con un tono que nunca oigo fuera del paritorio.

Vale la pena tener ese momento con tu hijo y daros tiempo ambos, no siendo recomendable forzar esta primera toma: seguro que consigue a su aire cogerse al pecho antes de una hora; no obstante, si ves que le entra nerviosismo para cogerse puedes intentar dirigirle levemente hacia uno de tus dos pechos. Intenta asegurarte de que no os separan para hacer cosas que se pueden hacer en cualquier otro momento, como pesarlos, medirlos, etc. Tu bebé es tuyo, su madre eres tú y el momento es vuestro.

Durante las primeras 2 a 4 horas, tras el nacimiento, ambos quedáis en un estado de alerta que es muy conveniente para empezar a conoceros por fuera: es en ese espacio temporal que he visto que madre y bebé aprovechan para tocarse, hablarse, olerse, saborearse. Pasado este tiempo, lo más habitual es caer agotados en un sueño profundo que puede durar entre 15 y 20 horas, no es de extrañar que entonces no mame ni te pida en absoluto.

Posteriormente, si os permiten estar juntos sin interferencias y le dejas mamar al menor signo de hambre, sin esperar a que llore o se enfade, más de la mitad del éxito está asegurado.

Pero puede haber dificultades estos primeros días, en especial en la maternidad de un hospital que no se haya replanteado sus guías, protocolos y, sobre todo, el fundamento de sus rutinas. De momento, hay que pensar que la lactancia, en esta cultura dominada por el biberón, es una carrera de obstáculos en la que es una proeza que la mujer salga airosa:

- Las numerosas visitas, tan propias de una cultura mediterránea como la nuestra, no son excusa para variar estas pautas; al revés, el amamantar pese a ello contribuye a difundir la cultura de la lactancia. Cierto es que hay mujeres que pueden sentirse incómodas ante propios y extraños: la pareja debe entonces poner el orden necesario.
- Debe permitirse a los bebés mamar a demanda frecuente, que es como funcionan ellos. Dentro de ti ha estado «comiendo» de modo continuo: a través de la placenta y el cordón umbilical recibe alimentación segundo a segundo. Ese ritmo tan frecuente de comidas tiene mucho que ver con lo pequeño que es su estómago y con sus fases de sueño. Pasarán muchos meses y hasta algún año hasta que sea capaz de hacer las pausas que hacemos nosotros entre comidas.

Todo esto es aún más importante en los bebés más pequeños (peso menor de 3 kilogramos) y prematuros o nacidos con algo de antelación (antes de las 39 semanas de embarazo), que tienen pocas reservas y mucha tendencia a dormirse: deben mamar a demanda frecuente, es decir, cada menos de 3 horas, si puede ser de 8 a 11 veces al día mejor que mejor. El truco es que le des siempre que te pida: a la hora, a la hora y media, a las dos horas..., pero si pasan más de 3 horas, es mejor despejarlo un poquito y ponerlo al pecho.

- A veces, los recién nacidos, sobre todo los más menudos, pueden no mostrar signos de hambre, pero nada más ponerlos junto al pecho de su madre, un aparente estado de bienestar hace que duerman profundamente y que incluso se irriten si se les intenta hacer agarrar el pecho. Si te ocurre esto, póntelo desnudito contra tu piel y tápalo lo menos posible, pues puede ser el calor ambiental agravado por el número de personas que tengas en la habitación el que hace que se te duerma. Si, en vez de sostenerlo en tus brazos, te lo pones piel con piel entre tus pechos estando tú tumbada boca arriba, con la cabecera algo incorporada, verás que muestra interés y, sin forzarlo, acaba cogiéndose.

- Los recién nacidos y lactantes, antes de llorar, exhiben una serie de conductas para demostrar que están dispuestos a comer: hociquean, buscan con los labios, chupetean, mueven las manos hacia la boca, se despiertan, miran, etc. En realidad, cuando se ponen a llorar suelen estar ya muy irritados y pueden rechazar el pecho, llorando aún más. Es mejor que le ofrezcas el pecho antes de que se ponga a llorar y, si está muy nervioso y hambriento, le puede ir bien exprimir unas gotas de calostro o administrarle algo de tu leche extraída para que se calme un poco y luego intentar que se coja. Si hace falta, despedid a las visitas.

- A todos nos hacen falta o, al menos nos vienen bien, palabras de aliento, sobre todo si estamos haciendo algo por vez primera. Si el personal sanitario que te atiende no ha recibido formación específica en lactancia, puede amilanarte con prácticas erróneas y un lenguaje desmoralizador. Frases como «este niño se queda con hambre», «con lo blandito que está tu pecho, no debes tener leche aún» o «con lo pequeño que tienes el pecho...», «tu leche parece muy aguada», «ha perdido peso», «no le des tantas veces que se cansará» las he oído con frecuencia en maternidades en las que trabajé, hasta que estuve en posición de proscribir ese lenguaje. Si oyes algo similar, no permitas directamente o a través de tu pareja que se repita.

- Pesar a los bebés todos los días durante su estancia en la maternidad es una práctica que se erradicará algún día. Hay signos mucho más certeros y menos angustiantes para la madre para saber cómo va la lactancia. Si el meconio (la caca negra que hacen los recién nacidos al principio) empieza a variar a un color verde oscuro y finalmente amarillento, si el pañal está mojado de orina varias veces al día y si tú notas ya algo en el pecho, una tensión o claramente la «subida de la leche», no es preciso pesar tanto al niño si no es para saber su peso al alta en la maternidad.

- Aún peor es que te ofrezcan pesarlo antes y después de cada toma de pecho a tu bebé para calcular cuánto ha tomado; es la llamada «doble pesada». Niégate si no tienen una buena razón para ello, que no se me ocurre fácilmente cuál sería. Dado el error admisible en las básculas pesabebés la práctica de pesar antes y después de amamantar entra dentro de la mala praxis, pues se ha demostrado la ansiedad que genera en las madres y cómo contribuye a abandonar la alimentación al pecho.

- Por supuesto que carecen de todo fundamento y son contraproducentes los períodos de ayuno inicial, los tiempos medidos en cada pecho y el dar de los dos pechos obligatoriamente cada vez. Del mismo modo hay que proscribir las soluciones de suero glucosado en la maternidad y el dar suplementos de fórmula artificial sin indicaciones médicas claras; hay que evitar llamar a estos suplementos «ayudas», porque no suelen serlo, sino todo lo contrario: estos suplementos se comportan como verdaderas zancadillas a la lactancia, pues además de minar la confianza en ti misma para criar a tu bebé, hacen que tu pecho acabe produciendo menos leche. El pecho siempre amolda su producción a la demanda y se notará menos requerido si a tu hijo le están dando sueros glucosados o leches artificiales porque se cogerá con menos hambre.

*Cuando comencé la residencia de Pediatría la norma en la Maternidad del gran hospital en que estuve era 6 horas de ayuno inicial para los recién nacidos. Cuatro años después, al acabar, los responsables habían acortado ese período a 3 horas.*

*Hay que añadir que la primera toma tras ese ayuno inicial era de suero glucosado y la siguiente de leche artificial o de pecho, según la madre fuese a hacer. Esto se hacía por considerar a los recién nacidos tremendamente incompetentes y capaces de atragantarse con la leche: se probaba antes con suero glucosado por si acaso. Aparte de que no son nada incompetentes sino todo lo contrario, no se producen aspiraciones (atragantamientos) de leche materna y en cualquier caso serían mucho menos peligrosas, por tratarse de leche de la misma especie, que la de suero con glucosa o leche artificial.*

*El mismo año que acabé la especialización, gané una plaza en un hospital comarcal y allí vi que el ayuno oficial era de 12 horas y a los recién nacidos en clínicas privadas no se les daba nada las primeras 24 horas. No sabiendo qué pensar de todo esto, acabé por preguntárselo a mi jefe, que tenía una buena formación y del que aprendí mucha Pediatría práctica.*

*—¿Que por qué tienen que ayunar los recién nacidos?...*

*—Umm... ¡Pues porque tienen que purgarse, José María, tienen que purgarse!*

*Quizás él tampoco se lo había planteado nunca, no eran temas que nos inquietasen demasiado. Así que, aunque nada convencido y a falta de otra explicación, me quedé con la idea de que a los recién nacidos se les hacía algo parecido a los caracoles para purgarlos.*

• Parece claro y natural que haya que dar de los dos pechos cada vez. Para eso están y alguien podría pensar que la madre se quedará asimétrica si así no lo hace. Nada más alejado de la realidad: hace más de 20 años que se demostró aumento insuficiente en bebés a los que se les obligaba a mamar tiempos limitados en cada pecho para que antes de dormirse en el primero les diese tiempo a tomar de los dos. Se pudo comprobar que la leche va cambiando de composición a lo largo de la tetada, empezando a tener más grasa (más calorías) hacia el final de la misma. Los bebés, al tomar esta leche más grasa, se sacian, ingieren menos volumen de leche, pero más nutritiva, lloran menos al estar menos «llenos» y a la vez siguiente se les ofrece el pecho que no tomaron la vez anterior. Así pues, sencillo: horario libre, tomas frecuentes, no limitar el tiempo en el pecho y, si no quiere de los dos esta vez, ya tomará del otro la vez siguiente.

## TÉCNICA, POSTURAS, ENGANCHE

Al principio para mí era una nebulosa lo de la técnica de dar el pecho, lo veía como un todo indivisible, que es lo que es, pero a fuerza de ver amamantar, aprendes que para analizar el fenómeno y poder describirlo, no viene nada mal diferenciar entre postura y enganche, entendiendo por postura la posición relativa entre los cuerpos de la madre y del bebé y por enganche, cómo la boca del bebé atrapa el pecho de la madre.

Son muchas y variadas las diversas **posturas** que convienen mejor o peor a cada madre y cada niño para amamantar con comodidad y eficacia. Vienen ya en todos los manuales y guías que podéis conseguir por vuestra matrona, en el hospital y también descargables de Internet. No es preciso que las describa aquí minuciosamente, pero sí comentaré brevemente detalles de las mismas que convinieron a una u otra madre en determinadas circunstancias.

Algo común en todas ellas y que las madres buscan es la comodidad, ya que son muchas horas diarias y puede acabar doliéndote la espalda, los brazos y hasta casi todo el cuerpo. Entre las muchas que hay, seguro que encuentras la tuya, que será más de una, pues es bueno variar para aligerar grupos de músculos. La base de la comodidad es el apoyo de la espalda en todas las posturas (acostadas y sentadas) y de los pies y brazos en las posturas sentadas. Desde un punto de vista técnico, cualquier postura debe permitir que la boca y cabeza del bebé se oriente de frente hacia el pecho-pezón, es decir, que el bebé no tenga que estar torciendo el cuello para coger el pezón, en especial los primeros meses, luego la mayoría han adquirido tal habilidad que casi podrían estar mamando de espaldas. Una vez los lactantes son mayorcitos, el tema de la postura es accesorio, pues tanto ellos como sus madres saben muy bien cómo aclararse.

- Los primeros días quizá prefieras dar el pecho **acostada de lado**, con tu bebé paralelo a ti, abdomen contra abdomen y dándole del pecho que queda más abajo. Es una posición especialmente adecuada en caso de cesárea. Una almohada, una sábana, toalla o manta para apoyar la espalda puede ser de mucha ayuda. Esta postura conviene también en los meses siguientes para dar pecho por la noche, pues te permite descansar más, sin tener que incorporarte, especialmente si haces colecho (dormir juntos).

- También los primeros días y cuando hay dificultades con las posturas más tradicionales de los manuales (sentada, acostada, rugby, caballito), puede venirte muy bien la postura **acostada boca arriba**, llamada postura **natural** o biológica: tumbada tú boca arriba, un poco inclinada la cabecera, como sentada en una tumbona, tu bebé, boca abajo con la cabeza entre tus pechos, más bien alta, casi debajo del cuello; no suele ser preciso dirigirlo mucho o nada, abrázalo por encima de su espaldita y déjale que descienda poco a poco y encuentre el pecho: en esta postura, de máximo contacto contigo (piel con piel, que no se me olvide) y boca abajo es como la mayoría de sus reflejos innatos se expresan mejor y logra alcanzar el pecho antes. Al contrario del resto de posturas, no hay que preocuparse de sujetarle la cabeza para que no se suelte, pues al estar por encima del pecho, la propia gravedad hace que se pegue al pecho.

- La postura **sentada tradicional** es la postura social, la más discreta, la más representada en el arte, pero no es una postura fácil para los primeros días. Implica sujetar bien al bebé, dirigirle bien la boca contra el pezón, para lo que es preciso que no esté el bebé boca arriba, sino dirigido su cuerpecito, su abdomen, contra tu abdomen. Precisa de una buena postura, de una buena silla para hacerlo cómodamente, no siendo lo mejor para hacer en la cama. De hecho, antes eran muy populares las sillas de lactancia que eran bajitas para poder apoyar bien los pies y levantar algo las rodillas para descansar los brazos. Es necesario todo el rato sujetarle bien la cabeza, generalmente con el antebrazo, para que no caiga hacia abajo y no se separe la boca del pecho.

- En la postura **sentada inversa** o en balón de rugby, te pones al niño, estando tú sentada, en tu costado, por debajo de tu axila. Puede venirte muy bien si tienes gemelos, pues es una solución para ponerse uno por debajo de cada brazo y darles a los dos a la vez. Además de ganar tiempo, se produce más leche; y en caso de que tengas problemas de acúmulo de leche en la parte externa del pecho has de saber que esta postura vacía mucho mejor la parte inferior y externa del pecho. La parte del pecho que el bebé vacía más es la que está justo donde señala su mentón: si logras cambiar la posición relativa de la boca del bebé respecto al pecho, se vaciarán distintas zonas: con la sentada tradicional la parte inferior interna del pecho, con la sentada inversa, la inferior externa. Si tu pecho es grande y tu bebé no mucho, es también una postura que vale la pena ensayar.

- En la postura **sentada en caballito** el bebé está sentado a horcajadas en tu pierna o piernas, como una ranita dirigida contra ti y con su cabecita un poco hacia atrás. Le puedes dirigir el pecho cómodamente hacia su boca. Esta postura está de nuevo indicada en bebés pequeños en relación al pecho, en bebés con menos fuerza muscular como prematuros y niños con problemas neurológicos que tengan poco tono muscular, como en el síndrome de Down y en bebés que se cogen mal en otras posturas, como los que tienen el maxilar inferior algo pequeño (retrognatia). También es una postura cómoda y que puede gustar mucho a lactantes que son llevados en mochilas u otros sistemas de porteo, pues cuando están ahí aprovechan para mamar en esta posición.

- En la postura **sentada con cojín** de lactancia, la madre se ayuda de una almohada o un cojín comercial en forma de C que le abraza el abdomen, estando el bebé tumbado horizontal encima del cojín o almohada. Es un sistema útil de nuevo para prematuros y bebés pequeños, y para que los gemelos puedan mamar los dos al mismo tiempo, poniéndolos en posición de balón de rugby. Puede ser útil mientras aún son pequeñitos y no llegan a las piernas de la madre, para que no se canse su brazo.

- Otras **posturas especiales**: en algunas etnias de Asia central las mujeres tienen la costumbre de dar de mamar a sus bebés mientras estos están tumbados boca arriba en su cuna; ellas se reclinan sobre ellos, dejándoles el pecho encima de su boca. Esas cunas llevan una barra superior sobre la que se apoya la madre para no acabar con problemas de espalda. Esta postura se puede emplear ocasionalmente en dos situaciones: para amamantar un bebé con problemas de tono muscular y para, cambiando la posición respecto al bebé, vaciar mejor las zonas altas del pecho (la madre de rodillas inclinada encima del bebé, que estaría al revés respecto a ella, su cabeza bajo el pecho de la madre y sus piernas debajo de la cara de la madre; se puede hacer también con la madre acostada de lado).

Algo que conviene saber sobre **el enganche**: mamar no es succionar como de una pajita; la boca del bebé no chupa sino que mama, ordeña. Una boca bien abierta, con los labios hacia fuera, abarcando casi en su totalidad tu areola, unas mejillas hinchadas con movimientos rítmicos que llegan a hacer mover los pabellones auriculares son signos de un buen amamantamiento. Parece, en realidad, que está comiendo un bocadillo. Si tu bebé te coge solo un poco de pezón entre sus encías, te hará daño y es mejor que logres que se suelte introduciendo un dedo de tu mano en su boca para romper el efecto ventosa y sacar el pezón. Cuanto más trozo de pezón y areola tengas dentro de su boca mejor, pues no te dolerá y tu bebé mamará bien. Si tu pecho es muy grande y la boca del bebé pequeñita, puede venir bien que hagas como un bocadillo comprimiendo tu pecho con pulgar e índice de la mano cuidando de que estos dos dedos queden bastante atrás, a varios centímetros del pezón, respetando la areola, para que los labios de tu bebé no choquen con ellos y pueda coger un buen trozo de pezón y areola.

He observado que los primeros días, como una causa frecuente de problemas y fácil de solucionar, el bebé se hace un lío con sus manitas y las pone por delante del pecho o al lado de su boca, se confunde e intenta agarrarse a la mano en vez de al pecho. Hay que ponerle un bracito a cada lado del pecho, como abrazándolo.

Y lo último pero no menos importante: la higiene. Conviene tener siempre las manos limpias tú y quien vaya a coger y tocar a tu bebé. No es preciso lavárselas antes de cada toma de pecho, eso es sumamente poco práctico, sobre todo si haces colecho y es por la noche, pero sí si has ido al baño o has cambiado el pañal a tu bebé o has tocado algo que pudiese estar sucio o contaminado (incluida la comida de la compra, verduras, etc.). El pecho no hace falta estar lavándolo cada vez ni mucho menos; con la higiene diaria basta. No conviene aplicarse lociones ni agua y jabón, ni cremas en el pezón tras la toma.


## PROBLEMAS

Nunca viene mal una buena ayuda si tienes problemas. En estos momentos, y cada vez más, hay enfermeras, matronas e incluso médicos con experiencia y conocimientos validados que te pueden ayudar con eficacia. Hace varias décadas era raro y aún hoy no es generalizado: si no estás segura de la capacidad de los que te rodean, asegúrate de haber contactado previamente y tener el teléfono de algún familiar, amiga o madre de un grupo de apoyo o *doula* que pueda echarte una mano (la *doula* es una mujer sin titulación oficial que ofrece ayuda emocional y física durante el parto y días posteriores). La primera semana es la más crucial, tus fuerzas físicas están mermadas por el parto, las psíquicas alteradas por la situación y las hormonas, mucha gente a tu alrededor opinará con más o menos conocimiento de causa y llegará a confundirte: si se necesita, una ayuda eficaz y tranquila es fundamental en esos momentos.

> *Cuando nació Samuel, Christine estaba tranquila: Yasmín, la primera, se había cogido y mamado tan bien que fue grande su sorpresa y mayor su desconcierto cuando no había manera de que Samuel se cogiese: lloraba al ponerlo al pecho y lo rechazaba una y otra vez.*
>
> *Una auxiliar de clínica de la maternidad estuvo ayudándole varias veces hasta que logró que el niño entendiera cómo hacer.*
>
> *Samuel mamó varios meses y Christine aún recuerda la cara de aquella mujer.*

## No se coge, rechazo del pecho

Si tu bebé no se coge o, una vez que todo andaba bien, rechaza un día tu pecho, tienes todo el derecho del mundo a intranquilizarte, que para eso eres su madre y preocupándose se buscan soluciones, pero no desfallezcas, se suele encontrar una causa y su solución. El mayor error que cometemos los sanitarios es precisamente ese: no buscar la causa y dar un biberón. ¿Acaso no busca el pediatra consecuente la causa de que un bebé rechace el biberón o el alimento en general? «Algo le pasa», se dice, e interroga bien a la madre, examina al lactante y hasta le pide análisis para averiguarlo. La misma actitud sería deseable con un lactante que rechace el pecho.

Lo más peliagudo es cuando hay un rechazo precoz, incluso inicial; el bebé que vemos en la maternidad que no hay manera de que se coja, que llora y rechaza el pecho de su madre como si fuese algo malo. He visto la cara de pena y desconcierto que ponen las madres de esos recién nacidos que lloran al ponerlos al pecho y no lo quieren. Muchas acaban también llorando, de desconcierto, de frustración, de no esperarse que les pasara a ellas eso, de no entender cómo la lactancia pudiera ser algo difícil. Si te ocurre, no busques explicaciones psicológicas más o menos esotéricas que te culpabilicen. Cuando agotes las posibilidades de los siguientes párrafos, vuelve a buscarlas, pide ayuda especializada y solo si todo falla, piensa en algún motivo psicológico.

Entre las causas más frecuentes de ese **rechazo inicial** está el excesivo calor de las salas de maternidad, aumentado por el gran número de visitas y el excesivo abrigo de los bebés a los que solemos vestir como si estuviésemos en el polo; esto se agrava al ponerlo al pecho todo vestido: la madre es como un radiador a 37 °C y allí el bebé acaba por dormirse o llorar. Tampoco se coge nada bien el bebé muy excitado, hambriento, sea porque te han aconsejado mal y le ofreces cada 3 horas fijas, sea porque, con tanta visita, habéis esperado demasiado para darle de mamar, entreteniéndolo con arrumacos, paseos de brazo en brazo y, lo peor para los primeros días: el chupete. Con horario fijo puede que lo despiertes y no quiera cogerse porque estaba durmiendo, puede que, como aún no han pasado las 3 horas, se harta de llorar y cuando «ya le toca» está muy irritado y agotado. Un chupete al principio puede hacer confundir a los bebés, que luego van al pezón y no entienden bien que hay que abrir mucho la boca, de hecho pueden darte un bocado en el pezón que te haga ver las estrellas. Si se te ingurgita el pecho y está muy tenso, tu bebé puede no cogerse bien. Los hospitales con sus aires acondicionados pueden resecar mucho la nariz de los bebés y hacer que estén obstruidas por mucosidades secas e impedirles mamar con comodidad. Malas técnicas, como obligarles con la mano en la nuca o tocarles las mejillas para que se dirijan hacia el pezón son totalmente contraproducentes. Los bebés prematuros o pequeños pueden ser algo perezosos para mamar y tener dificultades para cogerse. Finalmente, un bebé enfermo no suele mamar bien.

Las soluciones a este rechazo inicial pasan por averiguar la causa y poner remedio: desabrigar si es preciso, poner piel con piel siempre viene bien y la postura descrita antes como «acostada natural» puede resolver la mayoría de situaciones. Si hay mucha irritabilidad por hambre, exprimirse unas gotas de leche en el pezón o darle un poco de leche extraída antes puede apaciguarlo un poco para que se coja más tranquilo. Si ves que tu bebé ronca o respira mal, con unas gotitas de agua salada especial (suero fisiológico) en la nariz, antes de ponerlo al pecho, se soluciona el problema.

Estar atenta a los signos precoces de hambre para ofrecerle el pecho evita llantos e irritabilidades que impiden que mame bien. Si tienes el pecho muy tenso y duro, un poco de calor local, masajes y extracción manual o con sacaleches antes de poner a tu bebé al pecho facilitará que se agarre mejor. Organizar las visitas para que os dejen momentos de intimidad y tranquilidad es tarea para tu pareja o alguien con carácter designado por ti.

En ocasiones necesitarás ayuda especializada: cuando los primeros días no hay nada que hacer, y descartado que tu bebé esté enfermo, si no hay manera de que se coja, la persona experta en lactancia puede que te aconseje la extracción de leche manual o con sacaleches y la administración a tu bebé a cucharaditas o por medio de vasito o jeringa o sonda puesta en tu dedo o el de tu pareja (mientras chupan el dedo, absorben la leche que les llega por la sonda pegada al dedo). No debes sentirte mal por esta solución que es pasajera y puede salvar una lactancia, tu lactancia, hasta que llega el día en que tu bebé parece entender y ser capaz de cogerse directamente a tu pecho.

Otras veces los niños, ya enganchados, se sueltan, se retiran. Puede ocurrir por atragantamiento de leche. Hay ocasiones en que un exceso de oxitocina hace que la leche fluya muy deprisa, como a chorro, y eso atraganta o asusta al lactante, que se retira, aunque solo momentáneamente. Hay multitud de artistas que han recogido esta situación en sus composiciones, en especial sobre la Virgen María: el Niño Jesús ha soltado el pezón del que salen chorros de leche. A veces están muy nerviosos sin que sepamos muy bien el porqué: lloran, reniegan, se encogen, se estiran, se cogen y se sueltan..., son los llamados cólicos del lactante de los que hablaré en otro capítulo. Puede que hayan comido ya bastante y lo único que necesiten es que los calmen, abrazándolos y poniéndolos apretaditos contra el pecho, hablándoles, meciéndolos suavemente.

Hay situaciones en las que el pezón se les escapa. Ya hemos comentado una excesiva ingurgitación como causa. Ocurre también por la aplicación de cremas, normalmente innecesarias en el pecho y pezón, que hace que resbalen sus labios. Un pezón grande puede ser un reto para un bebé pequeño o de boca pequeña. Los niños con problemas de poca fuerza o bajo tono muscular precisarán de posturas especiales que comenté en párrafos anteriores para amamantarse.

Si notas que tu bebé rechaza o tiene predilección por uno de tus pechos hay que descartar la causa y poner remedio. Si descartas las manías de tu bebé (que las hay), un pezón más retraído o de diferente tamaño que el otro o una menor habilidad por tu parte para sostenerlo con tu brazo de un lado o de otro (casi seguro que te manejas mejor con la derecha si eres diestra o con la izquierda si eres zurda), es mejor consultar a un pediatra experto en estas lides, porque las posibilidades suelen quedar dentro del ámbito médico. Puede ser que le duela algo de un lado al bebé: una fractura de clavícula al nacer, una inflamación del oído o hasta la inflamación de la zona de la vacuna que le han puesto hace poco, pueden ser responsables de ese rechazo unilateral que se solucionará teniendo cuidado con la postura, intentando otras (recuerda que el mismo pecho se puede dar en diversas posiciones), tratando la enfermedad o extrayéndose la leche hasta que se arregle el problema. Puede ser que tengas algún problema en un pecho y esté empezando (al poco tú misma te lo notarás), pero tu bebé te avisa: cuando hay una inflamación o infección en un pecho, desde el principio la leche empieza a ser menos abundante y más salada, rechazándola él.

Finalmente, puede ocurrir que ya estuvieseis compenetrados para el amamantamiento y de repente tu bebé no quiere mamar: es el llamado rechazo tardío o huelga de lactancia. Hay que saber que un destete espontáneo del bebé puede ocurrir, pero no suele ser brusco y es muy raro que ocurra antes del año. Si se descartan las enfermedades del párrafo anterior, la causa de este rechazo suele ser de índole psicológica sin poder excluir alguna vez causas gastronómicas, que las madres te cuentan con tal convencimiento y comprobaciones que has de admitir que son ciertas, si bien he podido comprobar que son más frecuentes en los libros que en la realidad: la reaparición de la menstruación, un nuevo embarazo, algún alimento o toma de un medicamento se describen como causa de rechazo por parte del bebé. Personalmente, aun preguntando, han sido raras las ocasiones en que me contaron algo así. Con más frecuencia me han contado verdaderos problemas de tipo psicológico del bebé que afortunadamente con paciencia, mimos, tomas nocturnas y mucho contacto piel con piel, se han solucionado: una separación por vuelta al trabajo o viaje, una conversación o disputa familiar subida de tono, o gritos repentinos, haberle reñido porque te ha mordido cuando ya tiene algún diente, o cambio de domicilio o presencia de extraños y hasta el cambio de perfume o marca de desodorante pueden desconcertar al bebé sobre la actitud o identidad de la madre y a partir de ahí dejar de mamar.

Muchas madres os sentís culpables por tener que separaros a edades tempranas de vuestro bebé, cuando las menos culpables sois vosotras. Tener que ganarse la vida obliga a ello y no debes sentirte culpable por eso si es tu caso y no estás en disposición de hacer de otra manera. Estar disponible al volver, aprovechar la noche haciendo colecho para descansar más y poder aguantar la siguiente jornada de trabajo es algo que comentaremos en el capítulo correspondiente. Pero sobre todo ni te sientas culpable ni creas a quien te pronostique un futuro peor para tu hijo: no hay ningún estudio publicado que relacione el fracaso social o la calidad de vida posterior de una persona con el número de meses que fue amamantado o portado por su madre sin apenas separación.

### No aumenta

El no aumentar o perder peso hay que analizarlo del mismo modo que si se tratase de un niño que tomase fórmula artificial. Ya hemos podido entrever en el párrafo anterior que los bebés de pecho son discriminados por su forma de alimentación. Si no aumentan o pierden o lloran o rechazan, se hace responsable a una posible escasez de leche materna o a su pretendida mala calidad. En cambio, si le ocurre lo mismo tomando una fórmula artificial, se investiga cuál puede ser el problema médico que tiene el niño.

Los recién nacidos normales pierden en 3-4 días parte del peso al nacer debido a que nacen algo hinchados, con excesiva agua en el cuerpo que eliminan por la orina y a la expulsión del meconio, producto de la digestión del líquido amniótico que han ido deglutiendo dentro de sus madres. Para que te hagas una idea, suelen perder cerca del 10 % o décima parte del peso inicial (casi 300 gramos de pérdida para los que pesaron 3 kilogramos). A partir de ahí van cogiendo peso poco a poco (unos 20 gramos al día), de tal manera que la mayoría a los 15 días o antes ya suelen pesar lo mismo que al nacer. ¿Cómo saber si todo va bien? Por más que en la maternidad del hospital te lo hayan pesado todos los días, no es una buena práctica y mucho menos a realizar una vez en el domicilio. Notar tú que tienes la subida de la leche ha demostrado ser el mejor indicador (mejor que costosos análisis y pruebas) de que la lactancia va a ir bien; es una buena señal que las cacas de tu bebé vayan pasando en la primera semana del negro al verde oscuro y de este al verde claro y finalmente al amarillo oro: tu leche le está haciendo hacer buenas digestiones. Hacer varias cacas al día, incluso explosivas es magnífica señal; mojar varios pañales indica que tu leche lo nutre e hidrata bien y que lo que le sobra lo elimina: los lactantes que no toman bastante leche, no orinan o lo hacen en escasa cantidad. Otro signo sutil es que tu bebé esté tranquilo y feliz.

*David, el tercero nuestro, mamaba y mamaba, pero todo el mundo lo veía flacucho.*

*—Tú sabrás que para eso eres su padre y encima pediatra —me decían—, está bonico, pero, digo yo, donde haya un buen biberón...*

*Ana, la señora que nos ayudaba con la casa y con los niños, que había amamantado a sus tres hijos y llevaba mucha vida recorrida, era la única voz sensata y tranquilizadora:*

*—Pero, Cristina, ¿no ve usted lo feliz que es y lo bien que se cría?: si tuviese hambre pediría más.*

*Yo, con la inseguridad de la época en la lactancia, había llegado a pensar mucho y dudar de si lo estábamos haciendo bien. En realidad era larguirucho y flaco o como en la canción: alto y delgado, como su tío el de Francia. O más bien normal, como los niños de pecho.*

Las causas de que el no aumento de peso, real o ficticio, constituya un motivo de angustia y abandono de la lactancia son cuatro: atribuir al peso la categoría máxima y casi exclusiva de la salud, negarse a investigar por qué no aumenta de peso un lactante de pecho, ignorar cómo funciona el pecho y desconocer cómo crecen los niños de pecho.

Pensar que el peso es un signo inequívoco de la salud de una persona ya empieza a no creérselo casi nadie. Cifrar la salud de una persona en su peso contribuye a justificar la epidemia de sobrepeso y obesidad que hay en toda nuestra rica sociedad; nuestros niños tienen sobrepeso y obesidad, que es una grave enfermedad, en proporciones alarmantes. El peso es un signo más de salud o enfermedad, si un bebé se estanca o pierde peso no es un drama, hay que ver lo que pasa y sobre todo averiguar el porqué.

Darle directamente un biberón a un bebé que no aumenta con pecho es ignorar los problemas que puede haber tras ello, tanto en la técnica como en el bebé o la madre (pueden incluso tener una enfermedad). Es como si el lactante de biberón no aumentase y sin encomendarnos a nada ni a nadie le dijésemos: «Pues dele pecho.» Esto es muy típico de la cultura en la que nos encontramos: cultura del biberón, muy bien valorada y de técnica sencilla y bien conocida, mientras que hay una gran inseguridad respecto al pecho forjada en este último siglo a base de olvido y manipulación errónea de su técnica, de enormes intereses económicos y de la misoginia que bien nos caracteriza de hace siglos.

¿Qué de bueno puede salir del pecho de una mujer?

¿Podrá alimentarse bien un lactante tan rollizo con ese líquido tan claro?

¿No será mejor darle un biberón o una papilla?

Ignorar que el pecho funciona a demanda es catastrófico para el seguimiento de una lactancia. La frecuente y buena succión del niño estimula mucho las hormonas que producen leche y al revés: si te pones poco al bebé y le empiezas a dar biberones, el pecho se adapta a ello y fabrica menos leche. Ante un bebé que no aumenta, asumir que es porque la madre no tiene suficiente leche o no es buena (nunca se ha visto leche mala y no hacen falta análisis para cerciorarse de ello) y darle un biberón es anular el único mecanismo que el pecho tiene para aumentar su producción. Hay que ver cuál es el problema, quizá tu bebé toma pocas veces al día, es tranquilón y duerme mucho: espabílalo, revisa que no estés tomando medicación sedante, quizá le estás dando con horarios rígidos y con pausa nocturna: ¿quién te aconsejó tan mal? Quizá se engancha mal y te hace daño: hay que corregir la postura y valorar el frenillo de la lengua, esa membrana que todos tenemos más o menos grande debajo de la lengua en su línea media y que la sujeta poco o mucho al suelo de la boca. Es posible que necesites alguien experto en lactancia y un pediatra que te asegure que tu bebé está bien. Dar un biberón sin justificación a un lactante que toma pecho es ponerle una zancadilla al bebé, a la madre y a la lactancia.

Los bebés sanos, amamantados por madres sanas, tienen un crecimiento de peso, de talla y de cabeza que es el normal, el que constituye la norma: así deberían crecer todos los lactantes del mundo. Los que no crecen como ellos, se apartan de la normalidad: no están más flacos los amamantados, sino que son los no amamantados los que están más gordos. A principios del presente siglo la Organización Mundial de la Salud (OMS), viendo que los lactantes amamantados no seguían bien las curvas de crecimiento habituales, realizadas mayoritariamente en épocas pasadas, con poco número de niños y alimentados a biberón, consiguió, tras más de 5 años de trabajo, elaborar unas nuevas gráficas de crecimiento. Se tomaron medidas a miles de niños de varios países del mundo (Brasil, EE.UU., Ghana, India, Noruega y Omán) que reunían la condición de estar sanos y ser amamantados a lo largo del primer año de vida, de forma exclusiva los primeros 4 meses al menos y parcial 12 o más meses. Sus madres eran mujeres sanas no fumadoras y con buen acceso a servicios sanitarios, de higiene y de apoyo a la lactancia. Las condiciones para poder alcanzar el potencial genético de crecimiento eran las más favorables.

Estas nuevas curvas se consideran de referencia, indican cómo deben crecer todos los niños cuando están en óptimas condiciones de hacerlo y no se les pone trabas para ello. Se ha observado que los niños predominantemente amamantados, respecto a los alimentados con fórmulas artificiales, crecen más de talla a lo largo de todo el primer año de vida, mientras que de peso, crecen igual los primeros 4 o 5 meses y a partir de ahí engordan menos. Así pues, lo que les ocurre a los bebés alimentados con biberón es que al final del primer año están algo más gordos y son ligeramente más bajitos que los amamantados, lo que podría considerarse el germen para la obesidad posterior que estos niños padecen con más frecuencia. Utilizando las gráficas adecuadas dejaremos de ver lactantes amamantados que «no llegan» a la gráfica y que por ese erróneo motivo se les suministran suplementos de biberón o de papillas antes de hora.

Finalmente, si una semana no ha aumentado no hay por qué ponerse nervioso ya que el aumento de los bebés no es lineal, hay semanas que aumentan menos y otras que aumentan por las dos. Si lo pesaste la última vez sin hacer caca y la siguiente habiendo hecho, quizá no haya ganado nada, pues entre caca y pipí, pueden equivaler al aumento semanal. Si el bebé está bien, no hay más que esperar un poco. Y, sobre todo, ¿de veras hay que pesarlos todas las semanas?, ¿tan importante es? Normalmente a un bebé sano, risueño, feliz, no le hace ninguna falta y a su madre tampoco.

## Dolor del pecho

El dolor en los pezones es frecuente al inicio de la lactancia. La sensibilidad del pezón está relacionada con el nivel de estrógenos, de tal manera que, durante el embarazo, la sensibilidad disminuye y, a partir de las 24 horas del parto, al disminuir el nivel de estrógenos con el fin de liberar las hormonas oxitocina y prolactina, la sensibilidad aumenta ostensiblemente. Los primeros días es frecuente que haya molestias no graves debidas a la succión en vacío de los conductos internos de la mama, a la congestión inicial del pecho con más sangre circulante de lo habitual y a la succión brusca del pezón en erección. Si te ocurre esto, que es fácil, te aliviará estimular el pezón un poco antes de cada toma, hasta conseguir unas gotas de leche que alivie la congestión y llene los conductos. También la aplicación de calor local (paños calientes) antes de amamantar hace que salga la leche. Tras dar el pecho, el frío local (bolsa de guisantes del congelador) y medicamentos para el dolor, como el paracetamol o el ibuprofeno, alivian el dolor. Estas molestias iniciales suelen desaparecer en pocos días. Es normal pensar que una piel tan sensible y que nunca ha estado acostumbrada a semejantes mordisqueos y succiones, se irrite y resienta al principio. A pesar de ello, se ha visto que ningún tipo de pretendida preparación del pecho durante el embrazo sirve para nada.

Las más de las veces el dolor es debido a la aparición de grietas, auténticas heridas sangrantes del pezón. Las grietas son siempre consecuencia de una técnica errónea de lactancia, del agarre del pecho. Un mal enganche puede provocar que el niño no abarque la areola en su totalidad y muerda y estire el pezón con sus encías provocando las grietas. Este problema, si no se trata correctamente, puede provocar el abandono de la lactancia por parte de la madre ya que el dolor es de aúpa. Si te ha pasado esto, necesitarás una persona experta en lactancia que pueda ayudarte: hay que examinar la postura, el agarre y corregirlos si están mal (recuerda: mucho trozo de pecho en la boca, labios del bebé hacia fuera...), ver que el bebé no tenga el frenillo corto bajo la lengua u otra causa como el maxilar inferior corto. Hay que ver si no te has estado aplicando cremas o lociones que te han irritado (en principio, no está indicado ponerse nada en el pezón).

Para aliviar el dolor y curar la grieta mientras se corrige la causa, puede venir bien desde no darle de ese pecho si solo es en un lado y, mientras, extraerte con cuidado la leche manualmente o con sacaleches del pecho enfermo, o darle, pero después de haberle dado del lado sano para que se coja luego con menos fuerza y esté menos tiempo, tomar para el dolor ibuprofeno o paracetamol o ponerse crema de lanolina purificada. A veces, si hay mucha irritación el uso juicioso y corto de cremas con corticoides puede ayudar a vencer antes la inflamación.

Las pezoneras son instrumentos a manejar por expertos en lactancia, pues dan una falsa sensación de alivio y solución, cuando lo que suelen lograr es disminuir mucho la cantidad de leche que se produce y desnutrir a los bebés sin que la madre lo advierta, pues cree que su bebé chupa muy bien y a toda hora y ella no se entera (en realidad es su pezón el que no se entera y el reflejo de producción de leche se desencadena poco y mal). Es fácil ponerlas y muy difícil dejar de usarlas porque a ello se suma que el bebé luego no sabe cogerse bien al pezón desnudo. Pero es cierto que bien vigiladas pueden solucionar problemas puntuales.

Otra causa de dolor clásicamente descrito son las infecciones de pezón y mama, sea por hongos del tipo de las cándidas, actualmente en revisión y discusión por expertos de la lactancia, sea por infecciones bacterianas simples (una bacteria, en general el estafilococo dorado) o mixtas (varias bacterias, procedentes de la piel y boca del recién nacido). En la infección del pezón, sea externa o interna, hay un dolor muy agudo e insoportable, mayor conforme el bebé mama, pues está actuando justo en la zona inflamada. Si es externo se verán zonas inflamadas en el pezón, si es interno, de los conductos, puede no verse nada. Si la infección avanza, se considera que hay mastitis, esto es, infección de la mama: una zona más o menos grande de ella estará inflamada, viéndose en la mayoría de casos una zona roja, caliente y dolorosa en el pecho. La mastitis puede ser una complicación de la ingurgitación o de grietas sin tratar y son más frecuentes cuando se provoca una obstrucción a la salida de la leche originada por sujetadores demasiado ajustados. El tratamiento de las mastitis es vaciar la leche y quien mejor lo hace es el bebé. Hay que tomar medicamentos para el dolor que son compatibles con la lactancia (ibuprofeno y paracetamol son los más habituales); la aplicación de frío entre tomas ayuda a mitigar el dolor. Si el bebé produce mucho dolor, se puede emplear el vaciado manual o con sacaleches. Si hay fiebre que no cede en menos de 24 horas o se han tomado muestras de leche en buenas condiciones y se han analizado debidamente y se demuestra la presencia de bacterias en número excesivo u hongos como causa de la mastitis, hay que administrar antibióticos adecuados.

Los buenos médicos no tratan nunca análisis, tratan pacientes con una enfermedad. No está justificado ni es bueno para la salud de madres y bebés el uso indiscriminado, prolongado y repetitivo de tratamientos antibióticos en mujeres sanas nunca: son raras las malas enfermedades infecciosas en personas con las defensas normales que requieran duraciones de tratamientos superiores a un mes. Ya te dije que no soy corporativista y que pienso que la lactancia debe salir del ámbito médico, pero no así el diagnóstico y el tratamiento: si te han diagnosticado una enfermedad (mastitis, por ejemplo) que sea un médico el que te la diagnostique y trate. Si te han diagnosticado una mastitis y ya has tomado un tratamiento más de 15 días y no te cede o te reaparece al dejar de tomarlo, tu médico deberá replantearse el diagnóstico, puede haber otro motivo.

Otra causa de dolor es la producida por un fenómeno llamado de Raynaud, por el médico que lo describió, no precisamente en el pezón, sino en las partes distales del cuerpo, en especial en los dedos, sobre todo de las manos: al exponerlos al frío (invierno, agua fría), las arterias y venas se contraen, dejando de pasar casi por completo la sangre y volviéndose blancas o azules y, sobre todo, al faltar la sangre, falta el oxígeno y el alimento y duelen mucho. La situación empeora con el frío y con los traumatismos. A las mujeres que les ocurre esto en el pezón, notan un dolor agudo al descubrirse el pecho para dar de mamar, mientras dan o al acabar. Si se miran el pezón ven una zona más o menos grande de color blanco cera que al cabo del rato vuelve a la normalidad tornándose rosada. El más mínimo roce con sujetador o camiseta les duele horrores. Como además de con el frío tiene relación con los traumatismos hay que revisar la técnica y enganche, para lo que hace falta de nuevo alguien experto en lactancia. Mejorar el enganche, conseguir posturas no traumáticas y evitar los tirones, dar el pecho en habitaciones caldeadas, descartar que haya frenillo corto en la lengua de los bebés, no fumar nada de nada, ni tomar café, té u otros excitantes que empeoran el Raynaud, pueden mejorar la situación aunque, en general, es bastante rebelde. Si todo lo anterior falla, un medicamento llamado nifedipino suele corregir bien los síntomas.

El daño en el pezón y una mala alimentación del bebé puede provocarlo también un frenillo lingual muy corto. Si no deja moverse bien la lengua del bebé y que se despegue hacia arriba, puede que sea el responsable de todos los males y haya que cortarlo. Hay alrededor de un 5 % de recién nacidos con un frenillo aparente bajo la lengua, pero no todos estos recién nacidos van a tener problemas para alimentarse por culpa del frenillo, unos sí y otros no. No está indicado cortar los frenillos de lactantes que maman bien, solo los que provocan dificultades o causan dolor. Si así fuese, una sencilla operación sin anestesia y que dura menos de un minuto soluciona el problema y si hay que hacerla, cuanto antes, mejor (en la primera semana idealmente).

Actitudes muy vistas en otras madres y en cuadros artísticos, en especial de la Virgen María, hacen que muchas mujeres compriman la parte por encima de la areola con el dedo índice en una esperanza de que sus niños no se asfixien al obstruirse sus naricitas con el pecho (primero, que son muy listos y si se ahogaran se retirarían y segundo, que tenemos las narinas u orificios de la nariz hacia abajo, de modo que podemos seguir respirando aun con un globo contra la cara). Con esta postura llamada «de la pinza» solo se consiguen dos cosas, ninguna buena: el pezón puede bascular un poco hacia arriba y el bebé rozar demasiado la parte baja y hacerle daño, y la madre, con su dedo se obstruye canales de la parte superior del pecho logrando que se le estanque la leche y se formen bultos o quistes (esto también lo pueden ocasionar cintas de sujetadores de lactancia demasiado apretadas).

## Enfermedades y situaciones especiales

La lactancia está contraindicada en alguna enfermedad congénita del bebé como puede ser la galactosemia, rarísima enfermedad en la que no se puede digerir bien el azúcar de la leche materna y se acumula en el organismo. El virus del sida se transmite por la leche. En países desarrollados el contagio a través de la leche es más grave que la suma de riesgos de ser alimentado con una leche artificial. En países en vías de desarrollo es más fácil enfermar y morir por infecciones y desnutrición de resultas de tomar una fórmula artificial que por tomar leche de una madre con sida.

La mayoría de los bebés enfermos o con problemas se benefician de la lactancia materna. A mayor enfermedad o debilidad, más provecho le hace la leche de su madre, de tal manera que si hubiésemos de elegir a quién darle la leche materna, diríamos sin pensarlo al que peor esté, al más desvalido: los prematuros, los más pequeños, los bebés con síndrome de Down o problemas neurológicos. Un lactante enfermo, un lactante incluso hospitalizado, se beneficia de estar con su madre y, si su situación médica no lo impide, de mamar.

Del mismo modo, prácticamente todas las enfermedades maternas, sean agudas o crónicas, permiten de una u otra manera el amamantamiento. Tampoco la menstruación, ni un nuevo embarazo, ni los tratamientos de infertilidad están reñidos con la lactancia.

## Medicación y lactancia

Es cierto que vivimos en una época muy medicalizada y que el que no toma medicamentos tradicionales toma sustancias alternativas, llámense infusiones, fitoterapia, homeopatía o productos que se ponen de moda más o menos pasajera y poco fundamentada en Internet, equivaliendo muchas veces a la antigua charlatanería, pues se anuncian como productos milagro que prometen la cura de casi cualquier afección, alguna inexistente. También nos hacemos exploraciones radiológicas y vivimos rodeados de contaminantes industriales. Al final tenemos miedo de que medicamentos, infusiones, radiaciones o contaminantes pasen por la leche a nuestros hijos.

Solo puedo decirte que, contrariamente a lo que se piensa, el pecho de la mujer, tu pecho, no es un concentrador de tóxicos, ni la manzana de la madrastra de Blancanieves, sino un maravilloso filtro por el que sale lo mejor de ti misma. Casi todo lo que tomas, alimentos, bebidas, medicamentos, tóxicos, etc., acaba pasando a la leche, pero adecuadamente filtrado: la mayoría de los medicamentos y otros productos pasan en cantidades tan ínfimas o nulas, que para nada dañarán a tu lactante.

Si estás tomando un medicamento o producto alternativo no tienes por qué dejar de dar el pecho por este motivo ya que no está fundamentado su peligro real más que en un pequeñísimo número de productos. Pero te llamará la atención y te desconcertará que las indicaciones para la lactancia de la mayoría de los prospectos de medicamentos son muy negativas. Has de saber que no tienen ningún fundamento científico, obedecen a temas legales de los laboratorios, que no quieren ningún problema jurídico de reclamaciones y desprecian olímpicamente los deseos de las madres y los beneficios de la lactancia materna para su salud y la de sus lactantes. Olvidan que suprimir la lactancia sin un motivo importante supone un riesgo innecesario para ambos.

Casi todo lo que se suele prescribir habitualmente es compatible con la lactancia y esta, para la mujer y para el lactante, está por encima de la necesidad de muchos medicamentos o remedios que son perfectamente evitables. Además de los medicamentos anticancerosos y las drogas de abuso, solo unos pocos medicamentos están absolutamente contraindicados durante la lactancia y no son de uso nada corriente, salvo los desinfectantes a base de yodo que puede dañar el tiroides de tu bebé al absorberse por la herida en que te lo pones y pasar a tu leche.

Son compatibles con la lactancia por pasar poco a la leche o no tener efectos secundarios:

- El paracetamol y el ibuprofeno para aliviar el dolor o la fiebre, pues además son de uso corriente en niños incluso de pocos meses.
- Los medicamentos inhalados para las alergias (asma, rinitis, dermatitis) como el salbutamol; también los corticoides y los antihistamínicos modernos.
- La mayoría de los medicamentos para tratar la depresión.
- Todos los antibióticos habituales.
- Casi todas las hormonas, incluidos los corticoides, la insulina y la tiroxina. Solo hay que evitar los estrógenos, pues provocan disminución en la producción de leche.
- Los anticonceptivos mecánicos (preservativo, diafragma, etc.), los dispositivos intrauterinos (DIU), las píldoras o implantes con solo progestágenos (sin estrógenos) y el método de amenorrea de la lactancia (MELA).
- Prácticamente todos los medicamentos antitiroideos, antie-

pilépticos, antiinflamatorios para las enfermedades reumáticas y para las enfermedades inflamatorias intestinales y varios inmunosupresores.

- Todos los procedimientos que te tenga que hacer tu dentista, incluida la anestesia local, el blanqueo de dientes, el empaste y la prescripción de antibióticos y antiinflamatorios.

- Las ecografías, las radiografías, los TAC y las resonancias nucleares magnéticas (RNM), aunque sea con contrastes. Estos rayos o radiaciones te atraviesan de parte a parte, pero ni se quedan en ti, ni en la leche y no la alteran para nada. La mamografía (una radiografía de la mama) puede ser más difícil de interpretar durante la lactancia, en cuyo caso se puede recurrir a la ecografía. Conviene vaciar bien el pecho (dar de mamar) justo antes, para disminuir las molestias de la exploración y facilitar su interpretación.

- En cambio, hay que consultar cuidadosamente cuánto tiempo se debe dejar de amamantar si lo que se va a practicar es una prueba con isótopos radioactivos (gammagrafía); en este caso, durante horas o días eliminas radioactividad debiendo extraerte leche y desecharla esos días, dándole la de reserva que te habrás extraído previamente.

- El consumo moderado de infusiones de plantas habituales es inofensivo durante la lactancia, pero su abuso puede ser perjudicial para el lactante o la madre y hasta puede disminuir la producción de leche. No son aconsejables las mezclas de plantas, como el té de hierbas, ni el agua del Carmen, así como las de composición y efectos mal conocidos. Los productos de homeopatía son inofensivos.

El consumo de drogas psicoactivas de abuso por parte de la madre es perjudicial para la salud de la madre y del lactante. Dificulta el autocuidado de la propia persona que las toma y más el cuidado de un bebé. Estas drogas, desde la marihuana hasta la cocaína, se concentran hasta 8 veces en la leche e interfieren con el desarrollo intelectual y físico del lactante.

Los beneficios de la lactancia materna tienen más peso que el riesgo derivado de bajos niveles de contaminantes ambientales en leche humana, en muchos casos inferiores a los de la leche de vaca u otros alimentos.

Junto a mis compañeros de Pediatría, en 2000 concebí una página web, de sencillo manejo, *www.e-lactancia.org*, que ayuda a madres y profesionales a tomar decisiones fundamentadas sobre más de 1.600 opciones diferentes que pueden implicar a una madre lactante. Si tras consultar esta página o las preguntas frecuentes que ponemos en *http://apilam.org* persisten tus dudas, puedes enviarnos una consulta al correo electrónico de la página, que contestamos gustosos en menos de 24 horas (*consultas@e-lactancia.org*).

## RÉGIMEN DE VIDA DE LA MADRE

El ciclo reproductivo acaba con la lactancia, que ha sido preparada cuidadosamente durante el embarazo, acumulando reservas nutritivas en diversas partes del cuerpo y desarrollando las mamas. Ello explica como mujeres deficientemente alimentadas y hasta desnutridas de países expoliados producen leche de similares características que mujeres bien alimentadas de países ricos: la leche se produce a partir de los excedentes acumulados en el cuerpo. Solo una grave deshidratación o una hambruna terrible con grave desnutrición acaba con las reservas y, por tanto, con la producción de leche.

Las madres producen una media de ¾ de litro de leche al día, pudiendo llegar al doble según el bebé pida mucho o tenga gemelos y su composición no depende demasiado de lo que se coma. Si debes comer «bien» es más por ti misma, por tu salud, que por la lactancia.

En general, es suficiente con una dieta sana, variada, teniendo en cuenta el ejercicio, moderado pero diario (basta caminar entre media y una hora), y el litro a litro y medio de agua diaria (y más en el caso de la madre lactante, que beberá lo que tenga sed, pero no más). Todos los días se debe consumir cereales, a ser posible integrales, verduras, legumbre, frutas y un poco de aceite. Una ración a variar entre pescado, pollo o huevo y queso o derivados.

La carne roja, los embutidos, la mantequilla y pasteles o bollería una vez por semana o menos. Una dieta sana tiene en cuenta las preferencias de la madre: si hay algo que no le gusta, se cambia por otra cosa.

Muchas personas no digieren bien el azúcar de la leche, la lactosa, y si beben leche se sienten mal o incómodas. La leche no es obligatorio beberla, es un alimento cómodo porque tiene de todo, pero nada más. Suele sentar mejor el yogur, la cuajada, el kéfir y más aún el queso, porque todos ellos están compuestos de leche previamente digerida por bacterias. Hay que consumir alimentos con bastante calcio entre los que se encuentran no solo los lácteos, sino también las sardinas, salmón, lenguado, gambas, langostinos, pulpo, sepia, calamar, coliflor, brócoli, canónigos, espinacas y legumbres. Las cantidades tienen que ser las justas para quedarse bien, sin hambre.

No hay que forzarse a beber, no aumenta la cantidad de leche. Las madres lactantes que beben según su sed acaban bebiendo una media de 2 litros al día. Si se les fuerza a beber más, además de estar incómodas por tanto líquido a digerir y orinar, pueden acabar produciendo menos leche. Por otra parte, si beben menos de lo que toca, no fabrican menos leche, sino que pasan sed y orinan menos. Beber leche no altera ni la composición ni la cantidad de leche en tu pecho. Si te gusta la leche y te sienta bien, bébela, y si no, no. La leche no hace leche, al igual que las bebidas gaseosas no provocan burbujitas en tu leche.

Tu bebé amamantado depende de tu leche para cubrir sus necesidades de energía, nutrientes, minerales y vitaminas. En estos momentos, la mayoría de los expertos e instituciones sanitarias, incluida la UNICEF/OMS, consideran que hay dos déficits importantes en la dieta de las personas de casi todo el mundo: el yodo y la vitamina D.

La falta de yodo en la dieta origina problemas de tiroides y disminuye el desarrollo cerebral y el coeficiente intelectual. Los alimentos que contienen más yodo son el mújol (lisa, capitón), la sardina, el arenque, los mariscos, el bacalao y el mero. Fuera del mar hay muy poco yodo: la soja, el ajo, la leche de vaca, las acelgas, espinacas, nueces, remolacha, judías verdes, legumbres, brócoli, zanahorias y la piña son, por ese orden, los más ricos en yodo y es conveniente consumirlos con frecuencia. Cuando los pescados, la leche y las verduras están bien representados en la dieta, y se consume sal yodada, se puede llegar a cubrir las necesidades diarias. Con la disminución del consumo del pescado por la contaminación con mercurio y, en especial, si no se toma sal yodada ni se bebe leche durante el embarazo y la lactancia, es difícil que la mujer llegue a ingerir suficiente yodo para cubrir las necesidades de los dos, por lo que muchas autoridades sanitarias recomiendan tomar un suplemento de 200 microgramos de yodo cada día desde el principio del embarazo hasta que el lactante tome, además de la leche de su madre, otros alimentos ricos naturalmente en yodo o enriquecidos con dicho elemento.

Lo mismo ocurre con la vitamina D, fundamental para que nuestros huesos estén fuertes y para muchas funciones del organismo. La cantidad de vitamina D que tenemos proviene casi toda de la que formamos debajo de la piel cuando nos da el sol y un poquito por la dieta. Debido a la disminución de la capa de ozono por encima de la atmósfera que frena los rayos ultravioletas del sol, cada vez estos penetran más y pueden provocarnos cáncer de piel, por lo que hoy día está indicado protegerse del sol con cremas protectoras o con ropa. Esto y el estilo de vida sedentario hace que no tomemos bastante sol y tengamos un déficit de vitamina D, de tal manera que la leche materna no tiene suficiente para suplir las necesidades de un bebé amamantado. Conviene exponerse, madre e hijo, unos 5 a 10 minutos a la luz solar no fuerte, pero los organismos sanitarios recomiendan suplementar la dieta de la madre con 600 a 1.000 UI (unidades internacionales) y también del lactante amamantado con 400 UI diarias de vitamina D.

El alcohol se elimina por la leche y es perjudicial para el desarrollo del recién nacido. Se puede beber alguna vez de modo moderado teniendo en cuenta lo que tarda en eliminarse: habría que esperar 3 horas a dar el pecho tras haber bebido, lo que es poco práctico si se da el pecho a demanda frecuente, como ocurre casi siempre al principio. Si eres fumadora y no has podido dejarlo de ninguna de las maneras, independientemente de que sigas intentándolo las veces que haga falta y a ser posible de la mano de expertos en deshabituación, no hagas caso de quien te diga que si fumas no puedes dar de mamar, pues es mucho peor para tu hijo que fumes y además no le des pecho. Los perjuicios que provoca el tabaco son fundamentalmente a través de la exposición del humo a las vías respiratorias del fumador y sus allegados; los bebés expuestos al humo de tabaco enferman más de catarros, bronquitis, neumonías, otitis y gastroenteritis, consultan más al médico, toman más medicamentos e ingresan más en hospitales. Todo esto se contrarresta en parte con la lactancia materna, mientras que se agrava, si además de fumar la madre o el padre, el lactante es alimentado a biberón. Así pues, en realidad, no poder dejar de fumar es un motivo más para dar el pecho.

Pero no basta con no fumar nunca delante del bebé dado que el humo no es solo el humo que se ve. El humo son partículas microscópicas de la combustión del tabaco, papel y aditivos que se quedan pegadas a la ropa, las cortinas y las paredes y se mueven y volvemos a aspirarlas al pasar al lado de donde están pegadas. No hay que fumar dentro de casa ni aunque el bebé no esté; si se fuma, hay que hacerlo fuera, en el balcón, con las ventanas cerradas y hasta si es preciso cambiarse de ropa o sacudirla fuera antes de volver a coger al bebé.

Quizá te preocupe el volver a recuperar pronto el peso previo al embarazo. Muchas mujeres lactantes lo hacen antes que las que no amamantan, pues movilizan sus reservas (en abdomen, nalgas, muslos, brazos) hacia la leche para alimentar a su bebé. Algunas dietas pueden ser peligrosas para ti y para tu lactancia y provocar un efecto rebote. En general, si vas a hacer una dieta, se ha comprobado que si no se baja de 1.500 calorías diarias no afecta a la cantidad ni a la calidad de leche producida.

El ejercicio moderado es saludable y perfectamente compatible con la lactancia; no provoca cambios en la composición de la leche ni en la disminución de su producción, que incluso puede aumentar. El ejercicio intenso podría alterar levemente la composición de la leche (disminuye un poco el azúcar de la leche y aumentan las proteínas) y por tanto su sabor, pero esto es bien tolerado por el lactante. El ejercicio intenso continuado solo sería aconsejable en mujeres previamente entrenadas como las deportistas profesionales.

Puede producirse sequedad vaginal por la disminución de estrógenos durante la lactancia. Los lubricantes no hormonales (cremas, geles u óvulos) son preferibles a los estrógenos tópicos, cuyo uso prolongado podría disminuir la producción de leche.

Las relaciones sexuales son perfectamente compatibles con la lactancia. El semen no altera la composición de la leche. Pero si te molesta la eyección de leche provocada por la oxitocina liberada durante la práctica del sexo, puedes dar de mamar o extraerte leche antes.

## CUANDO TODO HA FALLADO O NO SE DESEA. LACTANCIA MIXTA, LACTANCIA ARTIFICIAL

La cultura social de lactancia artificial en la que vivimos, fomentada por el machismo imperante que considera poco segura a la mujer y lo que de ella emane, la mayor autoridad de la Medicina sobre el cuerpo y decisiones de la mujer que supone una alimentación reglada y el poder de la industria de alimentación infantil que se juega pingües beneficios, junto a la pérdida efectiva de la cultura de la lactancia y la idea preconcebida de la absoluta facilidad y naturalidad de la lactancia que algunos imbuyen a las mujeres en sus discursos, hacen que la mujer que ha decidido amamantar pueda encontrar tantos escollos en su camino que acabe dejándola.

Cuando esto ocurre, con agotamiento físico y psicológico al límite de tus fuerzas, solo el pensar en la posibilidad de dejarlo te ocasiona sensaciones controvertidas, mayores cuanto más grande era tu deseo de amamantar y más fuerte tu idea de que no te ibas a encontrar ningún escollo. Para aminorar la culpabilidad deseas que alguien tome la decisión por ti, que te diga que has llegado a donde has llegado y que ya está muy bien. Quizás encuentres en tu entorno familiares y amigos que viéndote sufrir y no sabiendo cómo ayudarte, te indiquen el dejarlo de manera tal que no te sirva, deseando tú una voz más experta, alguien que junto a ti lo ha intentado. Escribirás a foros de lactancia y encontrarás mujeres que aún te dirán que no tires la toalla, que aún puedes hacer esto o lo otro, y salvo algún consejo o idea milagro, tampoco te funcionará y todavía te hará sentir peor.

Sí que es bueno que algún experto te acompañe y apoye, pero con experto o sin experto, si todo ha fallado, si crees que has llegado al límite, si no estás disfrutando de tu lactancia, si lo negativo pesa más que lo positivo y no ves salida, toma la decisión, yo, personalmente te apoyo; entre una semana de lactancia y ninguna, más vale una; un mes y medio es mejor que uno y uno mejor que ninguno. Hasta donde tú decidas estará bien, hasta donde tu bebé pueda será lo mejor.

A veces vale la pena intentar una lactancia parcial, si ya todo te ha fallado, si extrayéndote no logras nada o lo pasas mal. Hay alrededor de una de cada 100 mujeres que tienen realmente insuficiencia de producción de leche, lo que se llama en términos médicos *hipogalactia* verdadera, a veces debida a alguna enfermedad y a veces no se sabe a qué. Si aún puedes y quieres amamantar parcialmente y compaginarlo con la administración de una fórmula adaptada hazlo todo el tiempo que puedas y quieras. En este caso, para mantener la producción aun a bajo ritmo, es mejor ofrecer primero el pecho y después el biberón. No te extrañe que poco a poco cada vez te notes menos leche y acabe por desaparecer: el pecho detecta la menor demanda y se amolda a ella. De hecho, muchas veces no será necesario tomar ningún tipo de medicamento para finalizar la lactancia.

Si has decidido acabar de modo brusco, puedes tener problemas con el acúmulo de leche en el pecho y será necesario, si tienes dolor, aplicar compresas frías localmente y tomar ibuprofeno o paracetamol. Consulta con tu médico por si cree necesario recetarte medicación para suprimir la lactancia.

Por otra parte, hay mujeres que optan de entrada por la lactancia artificial. Los avances obtenidos en las últimas décadas en la composición de fórmulas lácteas para lactantes a partir de modificaciones de la leche de vaca han conseguido productos que, aunque desprovistos de las propiedades defensivas (inmunitarias) de la leche de mujer, se aproximan químicamente a ella y, administrados a lactantes en condiciones culturales, económicas e higiénicas adecuadas, es decir, bien preparados, sirven para nutrirlos de manera aproximada a la conseguida con la leche materna.

A veces me preguntan por una marca de leche, cuál será la mejor en caso de no poder dar el pecho. Todas las fórmulas, que son sucedáneos de leche materna, tienen la composición de sus diversos componentes (proteínas, azúcar, grasa, minerales, vitaminas, etc.) fijada por la ley en límites muy estrictos, para lograr la mayor similitud con la leche de mujer. No hay ninguna marca mejor, son todas iguales y la diferencia está en el precio que se les aplica según la cuota de mercado de cada una de ellas, esto es, de la publicidad que la empresa invierte en ellas.

Durante los seis primeros meses hay que emplear una fórmula adaptada llamada **de inicio** (del número 1), que se puede continuar durante todo el primer año de vida. En Europa se venden leches **de continuación** (del número 2), algo más baratas que las «de inicio»; en otros continentes la fórmula es la misma para todo el primer año de vida. Hay productos en forma líquida ya preparada para servir, pero de momento muy caros. Lo habitual son fórmulas envasadas en forma de polvo que hay que disolver en agua. Los botes del envase pueden ser de 400-450 o de 800-900 gramos. Aunque el formato grande suele resultar más económico, no es conveniente comprarlo hasta que el bebé no es mayorcito y termina bastante deprisa el bote, o tampoco si hace pocas tomas por ser alimentado con lactancia mixta, ya que el bote, una vez abierto, empieza a contaminarse y debería consumirse en menos de 15-20 días; y antes en climas templados y húmedos.

Ni que decir tiene que hay que hacer la preparación sobre una superficie limpia y lavarse bien las manos previamente y no dejar el cacito que viene dentro para coger el polvo en cualquier sitio, ni chuparlo, por supuesto. Tras cada toma hay que lavar con cepillo y jabón, enjuagar biberones y tetinas y dejarlos en lugar cerrado. Los biberones, mejor de cristal, alargados y con la escala de mililitros bien clara; las tetinas, de látex o silicona, son buenas todas las marcas comerciales, posiblemente mejor las de forma anatómica que las cónicas y conviene cambiarlas cada 2 meses o antes si se ven estropeadas.

La fórmula en polvo hay que diluirla en agua. Siempre hay que poner primero el agua bien medida y después los cacitos de polvo enrasados sin apretar. La mayoría de marcas comerciales se diluyen en la proporción de un cacito raso por cada 30 mililitros (ml) de agua: para 60 ml serán 2 cacitos; para 90 ml, 3 cacitos; para 120, 4, etc.

El agua puede ser del grifo, si hay condiciones de potabilidad, o envasada, de la marca que tenga menos sales minerales (a ser posible menos de 20 mg de sodio por litro). La cuestión de hervir o no el agua es controvertida debido a dos factores: la posibilidad de que el agua potable contenga parásitos (las aguas minerales no los contendrían) y la posible presencia de bacterias en la fórmula en polvo. El agua potable no tiene bacterias, debido al cloro añadido, pero puede contener, si no ha sido bien filtrada, parásitos como la *Giardia lamblia* y otros que pueden provocar enfermedades en los lactantes. La leche en polvo contiene con mucha frecuencia bacterias como el *Enterobacter sakazakii*, que además proliferan mucho al reconstituir la leche con agua tibia o caliente, salvo que la temperatura del agua alcance los 70 °C, en cuyo caso mueren.

Hay dos posturas para impedir que el lactante no amamantado esté expuesto a estos riesgos. La Organización Mundial de la Salud (OMS) y otros organismos de seguridad alimentaria abogan por hervir el agua (no más de un par de minutos) y, nada más hervirla, ponerla en el biberón de cristal y añadir enseguida la leche en polvo para asegurarse de que va a estar a más de 70 °C y destruir cualquier rastro de la bacteria *Enterobacter sakazakii*. Posteriormente, se agita el biberón para que se diluya bien el polvo lácteo y se enfría con agua corriente hasta que alcance una temperatura inferior a 40 °C (se prueba echando unas gotas en la cara interna de la muñeca del brazo).

Por el contrario, la postura de la Sociedad Europea de Gastroenterología, Hepatología y Nutrición Pediátricas (ESPGHAN) y la Agencia Francesa de Seguridad Alimentaria piensan que el método de la OMS, además de engorroso, es fuente de accidentes por quemaduras y destruye las vitaminas de la leche en polvo, por lo que, reconociendo la presencia de bacterias en ella, proponen diluir la leche en polvo en agua a temperatura ambiente, a ser posible a menos de 20 °C y administrarla así. La OMS ha probado que la única vitamina que se destruye un poco al calentar es la vitamina C, pero, al estar en exceso en las leches artificiales, acaba quedando más de la necesaria. Por otra parte, recomienda campañas educativas para evitar quemaduras.

En uno y otro método se debe consumir la leche preparada en menos de una hora y no guardar restos sobrantes. Si una vez preparada no se va a consumir, se puede almacenar en la nevera a menos de 5 °C durante un máximo de 24 horas.

Sería urgente que se llegase a un consenso para proteger mejor a los niños y no marear ni a los padres ni a los profesionales. Por otra parte, las autoridades sanitarias y pediátricas de mi país a día de hoy tampoco se han pronunciado sobre este tema, permitiendo que cada cual aconseje lo que mejor crea. Muchas personas, incluso profesionales, desconocen que las fórmulas en polvo para bebés no son estériles, es decir, que contienen bacterias, y no saben qué precauciones tomar o no aconsejan nada. Mientras la polémica siga, la posición que me parece más prudente es la sostenida por la OMS.

Tampoco hay consenso sobre si esterilizar o no biberones y tetinas. Parece prudente hacerlo la primera vez tras adquirirlos y luego periódicamente (lo prudente sería cada una o dos semanas) los primeros 6 meses, justamente para evitar la contaminación por las bacterias que acabo de nombrar en párrafos anteriores.

Al igual que en la lactancia materna, no conviene un horario rígido de alimentación con lactancia artificial, si bien estas fórmulas tardan un poco más en digerirse que la leche de la madre. Un horario a demanda entre las 2 horas y media a las 3 horas y media (unos 7-8 biberones al día) los primeros dos meses estará bien; posteriormente se puede ir espaciando hasta las 4 horas (5 a 6 biberones al día). Para la cantidad diaria normalmente nos podemos guiar por el apetito del bebé. Los primeros días se preparan biberones de 60 ml con 2 cacitos de leche en polvo; cuando llegue el día en que se termina todos los del día, sin haberlo forzado, pasamos a preparar 90 ml con 3 cacitos; siempre sin forzarle, unos se los acabará y otros se dejará algo; de nuevo, el día que veamos que se los termina todos y parece que quiere más pasamos a 120 ml con 4 cacitos y así sucesivamente. No conviene hacer incrementos con medios cacitos, es mejor ir de cacito en cacito y de 30 en 30 ml.

No obstante, conviene calcular de vez en cuando la cantidad diaria que está tomando el bebé: una regla válida que empleamos los pediatras es calcular que un lactante tiene que tomar al día entre 130 y 180 ml de leche por cada kilo que pese (de media 150 ml por kilogramo); así, si el bebé pesa 4.500 gramos, por ejemplo, multiplicamos 4,5 kilogramos por 150 y obtenemos que la cantidad diaria de leche estaría en 675 ml, que dividido entre 7 biberones sale a 96 ml por biberón: lo lógico sería preparar biberones de 90 ml con 3 cacitos y si vemos que se queda con hambre pasar a 120 con 4 cacitos; en este último caso, conviene sobre todo no forzar.

En cualquier caso, al igual que la lactancia materna es más que leche materna, es importante tomar al bebé y ofrecerle un contacto estrecho mientras se le alimenta con la leche del biberón. El contacto físico favorece el vínculo y el desarrollo del bebé y hay que tener en cuenta que la posición tumbada en la cuna para tomar el biberón aumenta la posibilidad de otitis en los lactantes.

## SABER MÁS. REFERENCIAS

Aguayo Maldonado J., *La lactancia materna*, Publicaciones de la Universidad de Sevilla, Sevilla, 2004.

Bartick, M. y Reinhold, A., «The burden of suboptimal breastfeeding in the United States: a pediatric cost analysis», *Pediatrics*, vol. 125, núm. 5, mayo de 2010, e1048-56. Acceso a texto PDF.

Chen, A. y Rogan, W. J., «Breastfeeding and the risk of postneonatal death in the United States», *Pediatrics*, vol. 113, núm. 5, mayo de 2004, e435-9. Acceso a texto PDF.

Comité de Lactancia Materna de la Asociación Española de Pediatría, *Manual de lactancia materna. De la teoría a la práctica*, Panamericana, Madrid, 2008.

*Cómo preparar biberones de alimento para lactantes en casa*, Organización Mundial de la Salud, 2007. *http://www.who.int/foodsafety/publications/micro/PIF_Bottle_sp.pdf*

González, C., *Un regalo para toda la vida. Guía de la lactancia materna*, Temas de Hoy, Madrid, 2006.

Kramer, M. S. y Kakuma, R., «The optimal duration of exclusive breastfeeding: a systematic review», *Advances in Experimental Medicine and Biology*, núm. 554, 2004, pp. 63-77.

Kumar, M. y Kalke, E., «Tongue-tie, breastfeeding difficulties and the role of Frenotomy», *Acta Paediatrica*, vol. 101, núm. 7, julio de 2012, pp. 687-689. Acceso a texto PDF.

Lawrence, R., *La lactancia materna. Una guía para la profesión médica*, Elsevier, Madrid, 2007.

Paricio Talayero, J. M., Lizán-García, M., Otero Puime, A., Benlloch Muncharaz, M. J., Beseler Soto, B., Sánchez-Palomares, M., Santos Serrano, L. y Landa Rivera, L., «Full breastfeeding and hospitalization as a result of infections in the first year of life», *Pediatrics*, vol. 118, núm. 1, julio de 2006. e92-9. Acceso a texto PDF.

Stuart-Macadam, P. y Dettwyler, K. A., *Breastfeeding, Biocultural Perspectives*, Aldine De Gruyter, Nueva York, 1997.

Thirion, M., *La lactancia. Del nacimiento al destete*, Del Vecchi, Barcelona, 2006.

Turck, D., «Safety aspects in preparation and handling of infant food», *Annals of Nutrition and Metabolism*, vol. 60, núm. 3, 2012, pp. 211-214. Acceso a texto PDF.

Wiessinger, D., West, D., Pitman, T., La Liga de la Leche, *El arte femenino de amamantar*, Medici, Barcelona, 2011.

## 4

## Los primeros días. Que no cunda el pánico

*Sobre el año 2000, asistiendo en Madrid a una reunión del Comité de Lactancia, vi en el metro un cartel de una campaña ministerial para promocionar la igualdad de género: «Creciendo en igualdad.» En una afable escena doméstica, un joven administraba tiernamente un biberón a un bebé de muy pocas semanas. En un pequeño recuadro, en la parte inferior del cartel, una joven sonreía desde la mesa de su oficina.*

*Protestamos tanta gente que lo retiraron y ahora es casi imposible encontrar su rastro en Internet.*

Mientras escribo esto todavía andan los gobiernos discutiendo sobre la duración del permiso de paternidad y no teniendo claro para qué sirve.

### EL PADRE, LA PAREJA

La única cosa que no puede hacer nadie de los que te rodean es dar de mamar. Todo lo que podamos hacer los demás, bienvenido sea. Si das de mamar necesitas ayuda física, pues tu tiempo está muy limitado por la demanda del bebé y acabas de realizar una hazaña titánica, apta para mujeres: dar a luz. Y si te han realizado una cesárea, ni te cuento. Si tu pareja está contigo mientras amamantas podrá ayudarte si necesitas algo, pero si está trabajando y estás sola en casa, es mejor que tengas a mano todo lo que te pueda hacer falta mientras das de mamar, pues casi siempre dura más que un poquito; no te olvides de la bebida (agua, zumo, leche...), ya que dar de mamar da mucha sed.

Tu pareja juega un importante papel en el apoyo a tu capacidad de amamantar. Con el embarazo has demostrado de sobra que eres capaz de crear vida. Ahora se trata de una tarea de continuidad: mantener esa vida con la leche de tu pecho y con tu amor. La pareja, habitualmente un padre, hombre al que nuestra sociedad suele malcriar desde pequeño en una cultura de desigualdad, si no ha espabilado contigo, antes, durante y después del embarazo, ahora puede seguir sintiéndose desplazado, en desventaja, inútil y, además, serlo; por eso, conviene que hayáis vivido todo juntos, desde el principio. Afortunadamente, empiezo a ver cada vez más hombres que participan, que viven la gestación y nacimiento de sus hijos, y que realizan su paternidad con responsabilidad, siendo capaces de procurar descanso a sus mujeres conteniendo las visitas, procurando evitar comentarios desafortunados, apoyando su capacidad, realizando el papeleo y burocracia de los primeros días, cambiando los pañales y haciendo, sin ruborizarse demasiado, piel con piel con su bebé contra su pecho velludo o, en los últimos tiempos con frecuencia depilado, aunque a su hijo le da igual uno u otro estado.

¿En qué te puede ayudar? En todo. Apoyándote en tu decisión de lactancia, confortándote cuando estés fastidiada, bañando a vuestro bebé, cambiándole los pañales, acunándolo, paseándolo, tranquilizándolo cuando llore y no sea por hambre, ocupándose de la limpieza de la casa, de la intendencia de las comidas, de vuestros otros hijos si los tenéis. Su papel, ya iniciado en la maternidad de ordenante de las visitas, le habrá dado la experiencia necesaria para seguir desempeñando la tarea con éxito al llegar a casa.

He conocido mujeres que intentaban hacerlo todo ellas, en especial con el bebé, como si fuese su obligación todo, como si pretendiesen demostrarse algo, no sé exactamente qué. Si no permites que tu pareja participe en la crianza de vuestra criatura existe el gran peligro de que se sienta desplazada y acabe por perder apego, primero con el bebé y luego contigo.

Gran parte de la fuerza del apego, de la vinculación es carga hormonal: mediadores bioquímicos que actúan en el cerebro, y que van preparándose durante el embarazo, culminan durante el parto y se refuerzan con la lactancia. Otra parte no menos importante del apego es la voluntad cerebral y la convención social. De lo primero, aunque tenemos bastantes de las mismas hormonas, los hombres carecemos y vamos vinculándonos a través del amor a nuestras parejas, de co-vivir la gestación del retoño común, pero necesita de mucho refuerzo consciente, volitivo y recompensado: por eso es importante que tu pareja participe desde el principio, acudiendo a talleres de preparación al parto, a las visitas del embarazo, al parto y, posteriormente, que sea una parte importante en el mantenimiento de la lactancia y la crianza de vuestro hijo.

Y, al igual que tu pareja debe estar preparada para animarte, para felicitarte por lo bien que estás criando a vuestro bebé, por lo buena que es tu leche y lo bien que le sienta, también tú debes agradecerle la comida que ha preparado o la limpieza de la casa. Afortunadamente para vosotras, cada vez va habiendo más hombres cocinitas; lo de barrer y planchar aún son asignaturas pendientes para demasiados.

Los hombres que excusan su falta de colaboración por el trabajo que tienen y, no siendo aún las bajas paternales ni generalizadas ni de duración adecuada, gozan de una magnífica oportunidad de cambiar el tiempo dedicado a sus ocios y aficiones por tiempo de paternidad, para no perdérsela y apoyar eficazmente a su pareja.


CUANDO NO HAY PAREJA.
LA FAMILIA MONOPARENTAL

No siempre hay pareja para compartir la maternidad. Por circunstancias no deseadas o por elección propia, numerosas mujeres viven su maternidad sin pareja, sea el padre de su hijo o alguien cercano que les acompañe. En España hay algo más de medio millón de familias monoparentales, y en el 90 % de los casos es la mujer la persona de referencia. En este caso, el tipo de ayuda y apoyo que describo como conveniente aquí y en otras partes de este libro se puede buscar y encontrar en otros familiares, amigos o personas contratadas.

## LA VUELTA A CASA

Tras esos días de estancia en el hospital que cada vez se van reduciendo más —antes eran cuatro o cinco, ahora son dos y, en algunos países y clínicas del nuestro, bastan 6 horas si todo ha ido bien—, os volvéis a casa.

Los días de hospital te pueden haber parecido larguísimos, llenos de incomodidades, con muchos ruidos sobrantes, demasiadas actividades programadas de tipo sanitario que no se adaptan al ritmo de vida de las personas, una puerta que permite que entren oleadas de visitas con solo abrirse tras una llamada débil o sin previo aviso y una habitación compartida muchas veces con otra madre, pues aunque la tendencia es empezar a poner habitaciones individuales en los hospitales, aún estamos muy lejos y son pocos los que tienen esto. Lo peor es cuando la insensibilidad de los gestores del hospital permite utilizar la maternidad de comodín para ingresar enfermas y hasta enfermos de medicina interna, cirugía, traumatología y otras especialidades, con enfermedades ajenas al momento mágico de la maternidad. Cada vez que me quejé de esto, mis gestores me tildaron de insolidario.

Posiblemente te fue todo de maravilla y estés deseando irte a casa. El parto salió bien y tú y el bebé estáis adaptándoos a la nueva situación, con pocas dudas y miedos los justos. A veces, aunque no han ido tan bien las cosas, es tal el mareo de visitas, de médicos, de enfermeras, las instrucciones contradictorias de unos y otros, el bombardeo de información, etc., que igualmente deseas irte a casa con tu bebé y tu pareja.

¿Y dónde quieres ir? Muchas quieren ir a su domicilio, con su pareja, solas o solas con sus otros hijos, si ya los tienen. Se encuentran bien físicamente, saben que su pareja se va a hacer cargo y, sobre todo, está disponible: o tiene unos cuantos días de permiso, o se ha cogido vacaciones o está en paro.

Pero asegúrate de que se cumplen las condiciones del párrafo anterior. No te creas Superwoman. No eres peor madre, ni persona, por necesitar, buscar y aceptar ayuda eficaz. Tras el parto o cesárea hay limitaciones físicas más o menos importantes, más cansancio del normal y un bebé te ocupa todo el tiempo del mundo. Es un tiempo encantador, porque lo pasas con tu hijo, pero es «todo-el-tiempo-del-mundo». Si tu pareja está disponible, arriésgate. Ten en cuenta pequeños detalles que, aunque no son inherentes al género, lo parecen a fuerza de repetirse. Uno de ellos es la diferente tolerancia al polvo doméstico y sus rodantes pelusillas entre uno y otro género, que hace que algunos se alarmen solo cuando adquieren el tamaño de las plantas rodadoras que se pasean por los desiertos de las películas del Oeste. Tenéis que consensuar el tamaño máximo permitido de esas pelusillas para evitaros discusiones y sarcasmos posteriores.

Otras mujeres, muy afectadas tras el parto o cesárea, sin pareja o con pareja poco disponible u ocupada sin remedio en el trabajo, buscan apoyo extrafamiliar, teniendo dos posibilidades: irse a vivir a casa de la madre una temporada o traérsela a vivir a casa. Son posibilidades que pueden introducir elementos de fricción en las relaciones de pareja, sobre todo si es el primer bebé y hace poco que os habéis ido de la casa paterna, y aunque no sea así: tener un bebé es la oportunidad de «enterrar» metafóricamente, sentimentalmente, a los propios padres; ya no eres la hija, ahora eres la madre; ya no eres el hijo, ahora eres el padre. Todos tenemos necesidad de cortar un día ese cordón umbilical que nos ata a nuestra madre, a nuestro padre, de autoafirmarnos como seres adultos. Ha llegado el momento, y si no lo entendemos y asumimos bien, volver al hogar materno o paterno, o a compartir espacios, se puede convertir en una pesadilla aunque algunos que lo ven desde fuera piensen que son nimiedades. No lo son.

Por supuesto que depende mucho también de cómo somos cada uno, de cómo son nuestros padres, del grado de tolerancia mutuo, del entender y saber disculpar a una abuela o abuelo, sean los padres o suegros, que ha dicho algo que nos ha sentado como un tiro. Lo más probable es que lo haya dicho con la mejor de las intenciones, pero muy desafortunadamente. O lo que es peor: a veces no, que de todo hay en la viña del Señor.

La última posibilidad es pagar a alguien para que haga las tareas domésticas que tú no debes hacer y que tu pareja, por su trabajo, no puede hacer. Si vuestras posibilidades económicas lo permiten puede ser una buena solución. Si necesitas buscar acompañamiento para tu maternidad, tu lactancia, puedes valorar el contratar a una persona, amiga o *doula* con experiencia.

En cualquier caso no rechaces ayuda a priori, sea de modo continuo, sea discontinuo. En breve comprobarás lo cansada que estás tras el embarazo y el parto, cuántas cosas te duelen, cuántos miedos afrontas y cuánto sueño tienes a todas horas. No cualquier ayuda es buena, pero sí las hay buenas: elígelas con cuidado; tú que conoces tu entorno familiar y de amistades sabes quién te puede ayudar y quién no.

Los que elijas, tienen que tener instrucciones claras sobre cómo ayudar. Ellos, claro, no pueden dar de mamar pero pueden hacer muchas otras cosas. Además, lo más probable es que tu pareja tenga casi tanto sueño como tú, si es él el que cambia a vuestro bebé tras darle el pecho tú o lo pasea cuando llora y no es para comer o te está ayudando con el enganche dificultoso al pecho o dándole tu leche extraída porque ha sido prematurito y aún se coge mal..., lo que sea. Quizá con buena intención os ofrezcan cuidar un rato a vuestro bebé para que descanséis o salgáis un poco u os dé algo el aire a solas, no sé. Es posible que no sea una buena idea, que digáis que sí y antes de 5 minutos estéis ya arrepentidos y con miedo de no verlo, de no tenerlo, de que le pueda pasar algo. Parece mentira lo protectores que os sentís. Hay cosas más prácticas que hacer; seguro que puede haber una pila de cacharros sin fregar de mucho cuidado o una barridita olvidada no vendría mal o pueden haceros una buena comida o dejaros la nevera bien surtida para unos días.

Date tiempo para recuperarte. Tantea la mejor posición para amamantar, que suele estar en la cama o tumbada en un sillón, hasta que no tengas molestias para sentarte. Puedes emplear juiciosamente medicamentos para el dolor como el paracetamol o el ibuprofeno, que no tienen ninguna contraindicación en la lactancia por no alterar la composición ni la cantidad de la leche y no pasar a la misma.

Es normal que sangres un poco de vez en cuando las primeras semanas, y es normal que notes contracciones, a veces molestas, del útero sobre todo al dar de mamar. Recuerda que la oxitocina que se libera con la estimulación del pezón provoca contracciones en el útero que son beneficiosas para que sangres menos y el útero vuelva a su tamaño normal.

En cambio, no es normal si tienes fiebre o dolores agudos en las piernas o el pecho; esto sería motivo para consultar antes de 24 horas a tu médico.

Las relaciones sexuales con penetración tendrán que esperar unas semanas, tú debes marcar la pauta e ir tanteando poco a poco. Si molesta la salida de leche del pecho por la oxitocina liberada durante la práctica del sexo, se puede dar de mamar o extraer antes. No te extrañe tener la libido disminuida.

La lactancia materna ha espaciado los nacimientos a lo largo de la historia de la humanidad, y es verdad que si las pausas entre tetadas no son de más de 2 a 3 horas, tardarás meses, incluso más de doce, en volver a tener la menstruación, pero no debes fiarte de esto como único método anticonceptivo. El método de amenorrea de la lactancia (MELA) debe ser bien explicado por un profesional y solo es seguro los primeros seis meses, si la lactancia es exclusiva y sin pausas mayores de 4 horas de día y 6 horas de noche y si no ha habido ya menstruación.

## Tus fuerzas psíquicas. Tristeza puerperal. Depresión posparto

Los tremendos cambios hormonales, el cansancio del parto, el dormir poco, la nueva situación personal y familiar, la responsabilidad de que una personita tan pequeña dependa de ti y una serie de factores no conocidos, casi todos de naturaleza bioquímica, hacen que muchas mujeres a lo largo de la primera semana tras el parto puedan tener una especial y desagradable sensación de tristeza, de melancolía, de llanto fácil, de verlo todo difícil y problemático, de inseguridad de no llegar a todo, de atrapamiento sin vuelta atrás.

Es importante saber que esta sensación de desánimo es muy frecuente y se ha estudiado mucho (le ocurre casi a tres mujeres de cada cuatro). Lo digo porque es un motivo más por el que puedes sentirte culpable, creerte una mala persona, una «mala madre» por no estar radiantemente feliz como se supone que se espera de ti, como hemos visto en tantas películas, por sentir que no quieres a tu bebé y, así, acabar entrando en un círculo vicioso.

Es imposible que tres de cada cuatro mujeres sean malas personas y, además, tengan la culpa de todo. Es mucho más simple y no tiene que ver ni con tu valía como persona, como mujer y como madre, ni con el amor que sientas por tu criaturita: puedes volver a leer lo escrito hace dos párrafos. Esta situación, conocida como melancolía o **tristeza de la maternidad o puerperal**, *baby blues* en el mundo anglosajón, es transitoria, no suele afectar gravemente al sueño y es raro que dure más allá de los 15 días, desapareciendo poco a poco sin precisar tratamientos ni de psicoterapia ni de medicinas. Aunque a veces se la llama depresión del tercer día, no se considera una verdadera depresión. El que la pareja conozca que esto ocurre y es así, su apoyo y el de la familia, tanto psicológico (que te convenzan de que tú eres la mejor, que vales mucho, que es la verdad) como físico (que puedas dormir, que puedas dedicarte a tu bebé y que todo el resto, lo de la casa, no sea un problema tuyo, ellos te lo resolverán), son muy convenientes para acabar con esta sensación abrumadora de tristeza.

Es importante no callarse estos sentimientos por más que te

avergüencen o den miedo. Tu pareja debe saber que te está pasando esto y entre los dos aprender a reconocerlo o sospechar, si dura o empeora, que se trate de una verdadera depresión. Las reuniones de madres en talleres de embarazo y posparto, los grupos de apoyo a la lactancia o la crianza, son de las mejores terapias de grupo que conozco, pues vas a estar con otras mujeres que están viviendo o han vivido tus mismas o similares sensaciones y te vas a sentir escuchada y reconfortada; solo si tienes una verdadera depresión posparto no serán suficientes para que mejores y deberás buscar ayuda profesional.

Si esa sensación de tristeza y agobio no pasa, si cada vez te sientes más desmotivada y triste, si no logras conciliar el sueño de ninguna de las maneras, si tienes sentimientos de incapacidad para cuidar o incluso de rechazo a tu bebé, si temes quedarte a solas con él, si tienes sensación de pánico y hasta alguna vez de muerte, y todo esto empieza a durar más allá de dos o tres semanas, es muy fácil que tengas una **depresión puerperal**. Se trata de una verdadera depresión con la particularidad de que ocurre en el período de los primeros meses después del parto, hasta dentro del primer año después; puede incluso empezar bruscamente al mes del nacimiento sin haber tenido problemas de tristeza antes, y de hecho, cuando empieza más allá de los 15 días, no es una simple tristeza del parto, sino una verdadera depresión. No lo dudes ni un minuto: consulta a un profesional, díselo a tu médico, a tu ginecólogo y que te remitan a un buen especialista que te trate la depresión.

Esta depresión no tiene que ver ni se debe a sentimientos negativos hacia tu bebé aunque los tengas, ya que estos son producto de la depresión y no al revés. Hay que saber que la depresión posparto ocurre en hasta un 10 % de mujeres y tiene que ver con los cambios hormonales, con factores genéticos, ambientales y sociales. La depresión posparto es más frecuente cuando hay antecedentes personales o familiares de depresión, se es adolescente o muy joven, se es fumadora o consume alcohol o drogas, si no se da el pecho, si el parto ha sido duro o prematuro, cuando hay poco apoyo familiar o de la pareja y si las condiciones socioeconómicas son difíciles. Pero puede ocurrirle a cualquiera y tiene tratamiento.

No conviene minimizar los síntomas («estarás cansada», «espera un poco a ver si se te pasa», etc.); si sospechas lo más mínimo que puedas tener o empezar a tener una depresión posparto no te lo calles, dilo: a tu pareja, a tu médico, y busca ayuda profesional; ten en cuenta que es una situación que, al contrario que la tristeza puerperal, no vas a poder controlar. Puede que te tengan que descartar antes una afectación del tiroides que, a veces, simula una depresión. Hay psicoterapias que han demostrado ser útiles, como la terapia interpersonal y la conductual-cognitiva, pero lo más fácil es que te prescriban antidepresivos que van muy bien y en menos de 6 meses logran controlar el problema; de otra manera puede cronificarse y durar años. Debes saber que la mayoría de medicamentos antidepresivos son totalmente compatibles con la lactancia de tu bebé, pasan en cantidades ínfimas, si no nulas, por la leche y no le van a ocasionar ningún daño. También algunos medicamentos para controlar la ansiedad (ansiolíticos) usados a baja dosis pueden administrarse durante la lactancia (tu médico y tú podéis consultar la página web que coordino *www.e-lactancia.org*).

He conocido madres que además de sufrir por tener depresión y sentirse fatal por ello, se creen malas madres por tener que tomar un medicamento que creen que le va a causar un gran daño a su hijo a través de su leche y prefieren no tomarlo. Muy al contrario, la depresión de madres no tratadas perjudica seriamente a los bebés ya que el estado emocional alterado de la madre afecta mucho a las relaciones con su hijo y llega a resentirse la vinculación y el desarrollo emocional inicial del mismo. La depresión siempre hay que tratarla pero, en el posparto, con más razón.

Finalmente, como nota curiosa, pero a conocer y no desdeñar: las parejas, los padres del bebé, que no han tenido cambios hormonales ni embarazo ni parto, también se pueden deprimir.

## SABER MÁS. REFERENCIAS

La Liga de la Leche Internacional, *Rol del padre en la lactancia*, descargable en *http://www.llli.org/docs/fathers_support07.pdf*

Medline Plus. Biblioteca Nacional de Medicina de EE.UU., *Depresión posparto,* accesible en *http://www.nlm.nih.gov/medlineplus/spa-nish/ency/article/007215.htm*

Sitio de Internet (en inglés y castellano) desarrollado por el Instituto Nacional para la Salud Mental de EE.UU. para educar acerca de la depresión posparto: *http://www.mededppd.org/sp/*

# 5

## Dormir o no dormir. El sueño

Duerme, duerme negrito
Que tu mamá está en el campo, negrito...
Te va a traer muchas cosas para ti...

Canción tradicional.
Zona del Caribe en la frontera
Venezuela-Colombia

¿Por qué no se duerme el niño de la canción rescatada del olvido por el cantor argentino Atahualpa Yupanqui?

Porque no está su madre para dormirlo y, como a muchos otros niños pequeños, le cuesta conciliar por sí solo el sueño. Tienen dificultad para dormirse y, una vez dormidos, se despiertan una o más veces en medio de la noche. Esto constituye una etapa más del desarrollo normal en los primeros años de la vida.

Desde siempre se les ha arrullado con nanas semejantes a la canción con la que comienza este capítulo. Hasta hace bien poco, esas nanas se las cantaba directamente su madre o algún familiar; hoy día, si el bebé tiene la suerte de oírlas, con frecuencia oirá la voz grabada de un cantante con mejor voz que su madre o su padre, sin duda, pero que no será la voz de ellos.

Porque dicen que tiempo no tenéis los padres. O porque os han convencido de que vuestro bebé debe dormir por sí mismo.

Sin molestar a nadie. Debe hacerse independiente y autónomo, como lo será de mayor, dicen. Debe prepararse para la vida. Porque vosotros, sus padres, tenéis derecho a que os deje tranquilos un momento. Porque no debe malcriarse, dicen. Porque si ahora no aprende, no aprenderá nunca. Porque los trastornos del sueño hay que atajarlos de raíz, porque son muy frecuentes y peligrosos: de su buen y pronto control depende la vida emocional y el desarrollo futuro de vuestro hijo. En suma, debe aprender a dormir solito y pronto.

Por si leéis este libro a saltos, todo lo del párrafo anterior son afirmaciones que no se basan en pruebas válidas y publicadas y con las que, sin negar que existen verdaderos problemas del sueño en la infancia, estoy en profundo desacuerdo. Son afirmaciones basadas en opiniones de expertos, expertos en sueño, que no en niños; otras madres y otros padres, incluidos madres y padres que han intentado creer en esos expertos, tienen opiniones diferentes.

He dudado en incluir un capítulo sobre el sueño de los bebés porque creo que sería mejor que ningún profesional escribiese ni una línea más sobre el sueño de los bebés y sus «problemas». Existen en el mercado decenas de libros de ayuda a padres que intentan dar la solución a dichos problemas que son descritos en esos libros para que los padres sepan interpretarlos e incluso sepan que tienen un problema. Toda sociedad de Pediatría nacional que se precie tiene su comité o grupo específico de sueño y su guía de actuación ante los «problemas del sueño» en la infancia. ¿Para qué escribir ni una línea más al respecto, si ya está todo dicho? Pues porque considero, junto con otros médicos y psicólogos de la infancia, y junto con multitud de madres y padres, que esos libros de divulgación y esas guías científicas, en lugar de centrarse en los verdaderos problemas del sueño que pueden existir y que afortunadamente no son tan frecuentes, hacen hincapié en una situación que no es de índole médica, y que a fuerza de exponerla como problema, constituye hoy día un problema para los padres y, a fuerza de describirla como muy frecuente, se han convertido en un reto prácticamente universal para los padres. Es lo que los expertos del sueño llaman «insomnio conductual de la infancia», que consiste básicamente en la resistencia a dormirse solos, sin acompañamiento, sea al inicio del sueño, sea en los despertares nocturnos.

## ¿QUÉ ES EL SUEÑO?

El sueño es un estado normal que ocurre en muchos seres vivos y en el que los humanos invertimos hasta un tercio de nuestras vidas. Otros mamíferos duermen mucho más que nosotros (el oso perezoso el 80 % de su vida y el gato un 60 %, por ejemplo).

Cuando dormimos, nuestros sentidos dejan de estar alerta y apenas percibimos los estímulos del mundo exterior, estamos inconscientes, nuestros músculos se relajan, la temperatura corporal disminuye, el cuerpo descansa y se recompone, se segrega hormona de crecimiento y el cerebro, contrariamente a lo que se cree, no descansa todo el tiempo, sino que, a ratos, realiza una serie de actividades, como repararse y fijar los recuerdos, permitiendo el aprendizaje.

El sueño es, en realidad, un comportamiento biológico absolutamente necesario para vivir, tanto como el comer o beber, pero la comprensión de esa necesidad biológica está fuertemente condicionada por las creencias y valores culturales de la familia y de la sociedad concreta en que vive el niño. En Occidente resulta preocupante constatar que las expectativas respecto a cómo debe ser el sueño de los niños han sido construidas a partir de ideas difundidas por médicos, pediatras y psicólogos que atendieron únicamente las necesidades impuestas a las personas adultas que viven bajo el llamado estilo de vida occidental de las sociedades industrializadas y no tuvieron en cuenta aspectos biológicos y evolutivos de los patrones del sueño en la infancia ni las propias necesidades de las personas niños. En realidad, su definición de sueño normal en el niño es «aquel que no molesta a los adultos cuidadores».

## EVOLUCIÓN DEL PATRÓN DEL SUEÑO

El dormir, al igual que el caminar o el control de esfínteres, es un proceso evolutivo que se va adaptando a las necesidades de cada época de la vida. Los bebés menores de 6 meses, con solo dos fases de sueño de las cuatro que tendrá posteriormente y durante toda su vida de adulto, se despiertan con frecuencia, de día y de noche, porque necesitan comer muchas veces debido al enorme incremento de peso que realizan en esa edad. No pueden hacerlo en gran cantidad cada vez porque su estómago es pequeño, así que no les queda más remedio que comer pequeñas cantidades muchas veces.

Entre los estudiosos del tema hay cada vez más consenso en que esta actitud de despertarse frecuentemente e interactuar con sus padres forma parte del programa de vinculación y desarrollo de la afectividad con el que los bebés vienen al mundo para asegurar su supervivencia y socialización.

Aunque tu bebé de pocos meses dormirá la mayor parte del día y muchas más horas que tú, sus ciclos de sueño son muy cortos y muy diferentes a los tuyos, pudiéndote dar la sensación de que no duerme y, sobre todo, no dejándote dormir como hasta ahora dormías.

Conviene que conozcamos algo sobre la evolución del sueño a lo largo de la vida. Al nacer, y durante todo el primer año de vida, los bebés duermen una media de 14 horas diarias, con variaciones entre los muy dormidores, que lo hacen entre 16 y 20 horas al día, y los poco dormidores, que pueden dormir 10-11 horas al día. A los 3 años, la media de dormir diaria baja a 13 horas con variaciones entre 10 y 15 horas, pero tan normal es el que duerme 10 como el que duerme 15.

Todo esto es mucho más de lo que dormimos los adultos con nuestra media de apenas 8 horas. ¿Cómo es posible, pues, que durmiendo tanto los bebés, se haya armado tanto revuelo con sus problemas del sueño? ¿Por qué tantas madres y padres se quejan de que duermen mal desde que nació su bebé? La respuesta es múltiple, pues tiene que ver con la distinta forma de dormir que tienen los niños de los adultos, con el estilo de vida occidental (incluyendo los hábitos de dormir), con las expectativas que los padres tienen sobre el sueño de sus hijos y con lo que se les recomienda desde el grueso de la Pediatría y Psicología oficial.

Para que te hagas una idea, los primeros 3-4 meses los bebés duermen períodos que pueden durar de una a tres horas interrumpidos por tiempos de vigilia (estar despiertos) de alrededor de una a dos horas y vuelta a dormir. No distinguen para nada el día de la noche, duermen y se despiertan cíclicamente tanto de día como de noche.

De los 4 a los 12 meses, los períodos de sueño pueden durar un poco más, de tres a seis horas; empiezan a distinguir el día de la noche, y algunos son capaces de dormir seis o más horas por la noche y realizar dos o tres siestas diurnas de una a tres horas.

Entre el 1 y los 3 años, de las diez a quince horas diarias que duermen, la mayor parte son nocturnas con una siesta diurna de dos a cuatro horas y presentan con frecuencia despertares nocturnos.

El sueño en los humanos (y en muchos mamíferos que se sepa) se organiza en varios ciclos compuestos cada uno de dos fases principales: una llamada de sueño tranquilo (ST) y otra llamada de sueño activo (SA). Tras cada ciclo hay un pequeño despertar (d) que ni siquiera solemos recordar y vuelta a empezar. Al dormir, los adultos entramos poco a poco en la fase de sueño tranquilo, que viene a durar entre 60 y 70 minutos, tras la cual entramos en la fase de sueño activo durante 20 a 30 minutos, pasados los cuales nos despertamos (d) unos segundos (es ahí donde a lo mejor nos damos la vuelta o nos tapamos con la sábana, sin acordarnos de nada al día siguiente) y, posteriormente, volvemos a entrar en fase de sueño tranquilo y así sucesivamente. En una noche podemos repetir de 4 a 5 ciclos hasta despertarnos de verdad.

TABLA 1: *El sueño en adultos y mayores de 6 meses*

| ST | SA | d | ST | SA | d | ST | SA | d | ST | SA | d | Despertar |
|----|----|---|----|----|---|----|----|---|----|----|---|-----------|
| 1.er ciclo | | | 2.º ciclo | | | 3.er ciclo | | | 4.º ciclo | | | |

ST: Fase de Sueño Tranquilo. SA: Fase de Sueño Activo.
d: Despertar corto.

¿Por qué se llaman sueño tranquilo y sueño activo estas fases del sueño?

En la fase de sueño activo el cerebro está prácticamente despierto, muy alerta y trabajando mucho en sus cosas, reorganizándose y fijando los recuerdos, o sea la memoria, por lo que se cree que esta fase del sueño es fundamental para conseguir el aprendizaje. Curiosamente, en esta fase, el cerebro deja al cuerpo prácticamente paralizado, como si necesitase que nada ni nadie le molestase. En esta parte del dormir, como el cerebro está muy activo, los sentidos están muy alerta y es fácil despertarse al menor estímulo. Es también en esta fase en la que se producen la mayor parte de sueños y pesadillas que recordamos. La cantidad total de tiempo que permanecemos en forma de sueño activo suele ser de la tercera a quinta parte del total de horas dormidas.

En la fase de sueño tranquilo el cerebro va disminuyendo poco a poco su actividad a lo largo de tres etapas de mayor intensidad de sueño hasta estar profundamente dormido y desconectado. Deja que el cuerpo descanse y se recupere, se segrega hormona de crecimiento y se forman proteínas en el organismo; es un sueño reparador del cuerpo.

Los adultos y niños mayores de 6-7 meses empezamos en fase de sueño tranquilo durante una hora y luego entramos en fase de sueño activo en la última media hora del ciclo, nos despertamos unos segundos y volvemos a empezar con otro ciclo y otro y otro hasta que nos despertamos definitivamente.

Hay varias diferencias importantes entre este dormir «adulto» y el sueño durante los primeros tres o cuatro meses de vida:

- **La cantidad de sueño total** supone hasta las tres cuartas partes del tiempo total del día (pueden dormir entre 12 y 20 horas diarias); con la edad va disminuyendo a un tercio del total en la adolescencia (unas 8 horas), y a una cuarta parte o menos en la vejez (6 horas).
- **El orden de las fases del sueño:** hasta los 3 o 4 meses los bebés empiezan a dormir en fase activa de sueño y siguen con la fase tranquila, al revés que en etapas posteriores de la vida.
- **La duración de las fases del sueño:** la cantidad de sueño ac-

tivo en los bebés constituye la mitad o más del total del sueño, lo que hace más fácil que se despierten, mientras que en los adultos puede ser solo la tercera o quinta parte del total. Se piensa que emplean más tiempo en esta fase porque es en ella en la que se fundamenta el aprendizaje.

- **Las etapas de la fase de sueño tranquilo**: mientras en adultos y niños mayores la fase de sueño tranquilo se subdivide en 3 etapas de profundidad de sueño, los bebés menores de 6 meses solo tienen algo parecido a la etapa 3, de sueño profundo. Así pues, los bebés pequeños alternan una fase de sueño activo con una de sueño tranquilo, mientras que los adultos recorremos cada hora y media a dos horas unos 4 períodos: las 3 etapas de la fase de sueño tranquilo seguido de la fase de sueño activo, tras la que nos despertamos momentáneamente para volver a empezar otro ciclo.

TABLA 2: *El sueño en menores de 6 meses*

| SA | ST | d | SA | ST | d | Despertar |
|----|----|---|----|----|---|-----------|
| 1.er ciclo | | | 2.º ciclo | | | |

SA: Fase de Sueño Activo. ST: Fase de Sueño Tranquilo.
d: Despertar corto.

Aunque a partir del segundo semestre de la vida van apareciendo las fases de sueño del adulto, el inicio del sueño, su periodicidad y duración son muy diferentes, con frecuente rechazo a iniciarlo por la angustia de la separación de la figura del cuidador principal (la madre normalmente), por los frecuentes despertares debidos a la adaptación a las nuevas fases de sueño adquiridas, por la menor duración del ciclo completo de sueño (la mitad que en el adulto) y por la ansiedad que pueden provocar los sueños, en directa relación con lo vivido durante el día. Solo a los 5-6 años, la misma época en que se suele alcanzar la plena maduración del esfínter vesical (de la vejiga), con desaparición de la enuresis nocturna (hacerse pipí por la noche), se consigue un patrón de sueño ya muy parecido al de la vida adulta.

¿Para qué nos sirve conocer algo de todos estos tecnicismos sobre el sueño? Pues para comprender lo diferente que es el sueño de los bebés, saber cuándo es más fácil que se despierten y cuándo menos, entender lo importante que es el que duerman bien y se respeten sus ritmos y ver qué estrategias desarrollar para que los adultos, para quienes el sueño es también fundamental, podamos seguir durmiendo. En suma, para ver cómo se te ocurre integrar del modo más armónico posible el sueño de tu bebé y el tuyo y el de tu pareja.

Sirve también todo esto para huir de soluciones efectistas y simplistas con las que se bombardea a los padres occidentales para que aprendan a solucionar los «problemas» del sueño de sus hijos. Conozcamos, pues, también la base de estas propuestas.

## LO QUE NO HACER: TÉCNICAS DE ADIESTRAMIENTO DEL SUEÑO

Orientar a los niños en la adquisición de habilidades para el comer, control de esfínteres y ritmos de sueño, y ayudarles a establecer límites y niveles de responsabilidad en su proceso de socialización, son elementos necesarios para su propia seguridad y para su integración social. Pero todo ello hay que hacerlo desde el conocimiento de cada proceso biológico y desde un profundo respeto hacia el niño como persona.

No se puede negar la mayor: los llamados problemas del sueño de los niños han existido siempre, en toda época y todo lugar; ello viene implícito en la diferente forma de dormir que tienen niños y adultos. Se sabe que los despertares nocturnos ocurren en más de la tercera parte de niños menores de 3 años y otro tanto ocurre con la resistencia a dormirse. Se conocen escritos acerca de los remedios para que los bebés duerman que datan de la época romana, así que no lo neguemos: tenemos un problema. Lo que sí hemos de negar es que el problema lo tengan los niños: son los adultos quienes tienen problemas con el especial sueño de los niños. También sabemos que nunca en la historia de la humanidad ha habido tanta preocupación por el sueño de los niños como en los últimos 100 años en la sociedad occidental.

La cultura nos dice dónde hay que dormir, cuánto, cómo y con quién hay que dormir. Así, una función orgánica, el dormir, se convierte, como la lactancia y otros fenómenos biológicos, en un fenómeno sociocultural.

Es la cultura la que determina si hay problemas en el sueño, de tal manera que un problema del sueño lo tiene aquel sueño que no se adapta a lo que se entiende por sueño «normal» en esa cultura. Lo que en Italia o España se puede considerar normal, por ejemplo la hora tardía de acostar a los niños, no lo es un poco más al norte o en el mundo anglosajón y viceversa. Las costumbres en torno al sueño no son las mismas en EE.UU. que en Japón, en donde el que los niños compartan cama con los padres u otros adultos de la familia está integrado en la cultura.

A lo largo del siglo XX, el modelo que se impone y propaga desde el mundo anglosajón logra sacar a los niños de la cama familiar por primera vez en la historia de forma sistemática y con argumentos extraídos de diversas fuentes: puritanismo, higienismo, psicoanálisis, individualismo, etc. Se sugiere que los malos hábitos del sueño en niños acaban provocando en la etapa adulta problemas de inmadurez emocional. Médicos, pediatras, psicólogos, profesores y otros teóricos difunden técnicas conductistas para enseñar a dormir a los niños, logrando crear un paradigma único y excluyente: «Los niños tienen que aprender a dormir, a dormir solos y eso se puede adiestrar y son los padres los encargados de hacerlo.» Los padres, cuyos niños no duermen como viene descrito en esos métodos, acaban pensando que algo están haciendo mal.

Estas ideas tienen poco que ver con el desarrollo del sueño de los niños, pues pretenden adelantar etapas. Es como si nos empeñamos en que un bebé de 9 meses controle ya el pipí. Además, se basan en una idea falsa: «Los bebés tienen que aprender a dormir.» Todos los bebés sanos saben cómo dormir sin que se lo enseñen; lo que no saben es cómo queremos los adultos que duerman.

Para condicionar algo en un animal o una persona, se puede hacer con dos tipos de estímulos: positivos o de recompensa (cada vez que haces algo bien, como yo quiero, te premio) y negativos o de castigo. Son más efectivos y más agradables para conseguir la conducta que se quiere los estímulos de recompensa que los de castigo.

Como comprenderás el método conductista para lograr que un bebé que no se quiere dormir lo haga, no puede, por lógica, aplicar estímulos positivos («si se duerme le daré teta o biberón después» o «si se duerme le haré una sonrisa que le encantará») por la sencilla razón de que ya se ha dormido y no lo vas a despertar para darle su premio.

El método que se aplica para que los niños «aprendan» a dormirse solos tiene dos versiones, denominadas poco sutilmente «extinción estándar» y «extinción gradual». Las dos versiones tienen en común varias ideas claras: la noche es para dormir, cada uno duerme en su habitación y cada uno, desde luego, en su propia cama o cuna y de tonterías (arrumacos, nanas, etc.) nada de nada.

La extinción estándar, que yo llamaría brusca, es sencilla: cuando el bebé llora porque no se quiere dormir solo, simplemente se le ignora: se cierra la puerta de la habitación y no se abre hasta la mañana siguiente, llore lo que llore. Dicen estos expertos en sus libros que la primera noche pueden llorar media hora, pero a la siguiente solo un cuarto, a la otra cinco minutos y a la otra ya no lloran: han «aprendido» a dormir. Y parecen tener razón.

*Hace años, cuando yo era residente de Pediatría, estaba prohibido que los padres estuviesen en el hospital con sus bebés hospitalizados, incluso a cualquier edad.*

*Los bebés lloraban unas cuantas horas y de modo intermitente, todo el primer día; volvían a llorar en la siguiente visita cuando veían a su madre a través de los cristales, pero ciertamente, llegaba el día en que muchos de ellos no lloraban ya ni al ver a sus madres. Ni cuando les pinchaban las enfermeras para ponerles una medicación.*

*En realidad, estos bebés corrían grave peligro de atrapar una terrible enfermedad depresiva llamada hospitalismo, causada por privación de afecto, en especial, materno.*

Bueno, para padres con corazones menos rudos, otros expertos más sensibles idearon el método de la extinción gradual: el primer día cuando llore porque no quiere dormir solo en su cuna cierras la puerta y te esperas, por ejemplo, 5 minutos. Entonces, entras, sin cogerlo le dices que lo quieres mucho y vuelves a salir en menos de un minuto. Lo dejas llorar el doble de tiempo antes de volver a entrar y el doble de tiempo las siguientes veces hasta que se duerme. La noche siguiente es lo mismo pero con los tiempos incrementados al doble según una tabla de tiempos.

Esto es lo que viene a poner en la mayoría de los libros que se escriben para resolver los problemas del sueño, con honrosas excepciones. Y es que no hay nada como crear expectativas, descubrir a la población que tiene un inmenso problema y ofrecerle una solución aparentemente fácil.

El método, vendido como fácil y rápido, con cierta frecuencia requiere varias semanas de aplicación y refuerzos al pasar el tiempo o ante cambios de ambiente (vacaciones) o situaciones especiales (haber estado malito con un catarro). Además, muchos padres no lo toleran bien, sintiéndose mal al emplearlo.

Aún es peor darse cuenta de que el método se vende, no ya para niños con un problema o enfermedad, sino para todo niño, como un sistema educativo universal: «Todo niño debe aprender a dormir de esa manera y no de otra.» Y peor también el que siendo un método de terapia del comportamiento, en principio destinado a ser supervisado por psicólogos o personal avezado en estas técnicas, en implantarlas y controlar sus efectos, se deja en manos de padres y madres, que más o menos convencidos por los expertos, más o menos culpabilizados al ver las consecuencias inmediatas, las implantan sin controles adecuados.

A infinidad de madres y padres, a muchos pediatras y psicólogos y a mí, estos métodos nos parecen una barbaridad, de una crueldad increíble. Me da igual que lo propongan expertos y sociedades de sueño y que digan que no se han publicado efectos negativos a corto o a largo plazo. Me sobran las explicaciones científicas: dejar llorar a una persona sin atenderla, y nuestros hijos son personas, está mal y creo que no hay que hacerlo, es reprobable.

## LO QUE HACER: CARIÑO, MIMOS, CONOCIMIENTO, RUTINAS, SENTIDO COMÚN, PACIENCIA Y CUIDARSE

Los que no estamos de acuerdo con esas técnicas, lo tenemos muy crudo, porque ante unos padres ojerosos, derrotados porque no duermen, agotados y buscando soluciones eficaces y rápidas, les proponemos el título de este apartado: «cariño, mimos, rutinas, sentido común, paciencia...», nada atractivo vaya, porque cariño ya se lo están dando, mimos también, sentido común no saben ya lo que es, rutinas las han perdido hace días y la paciencia se les ha agotado anteayer. Crudo, de veras, pero vamos a intentar ordenarnos las ideas.

Empecemos con **el cariño y los mimos**. Esto es bueno a toda hora en cualquier edad de tu bebé, sea recién nacido o tenga ya 3 años, y más, por supuesto. Pero es que es lo fundamental los primeros 6 meses de vida. No resulta bueno ni natural dejar a un bebé desconsolado sin cogerlo, hablarle, comprobar si quiere comer, ver si necesita que le cambien el pañal, si tiene frío o está demasiado abrigado y, si todo está bien, simplemente cogerlo, ponerse a su lado, que sepa que estás ahí y que, aunque no entiendes qué le pasa, estás con él. Muchas veces no es posible saber qué quiere o por qué llora. Si no descubres la causa y sigue llorando, no te desesperes ni te culpabilices por no saber qué pasa; si crees que está bien y no le pasa nada malo, quédate con tu bebé hasta que se calme. Te aseguro que los pediatras y también los expertos en sueño, la mayoría de veces no sabemos por qué lloran los niños. El mismo cólico del lactante de los primeros meses no se sabe muy bien lo que es. Convéncete de que no es culpa tuya, acompáñale en su llanto para que no sienta el desamparo y te sentirás mucho mejor; hasta es posible que perciba tu tranquilidad y se calme antes.

Por supuesto, si llora de modo demasiado agudo y prolongado, o, si no siendo un bebé muy llorón, comienza de repente a llorar de modo inesperado, puede ser conveniente descartar una enfermedad: comprueba que no tenga fiebre y valora hacer una consulta médica.

Hay expertos que piensan que el llorar es necesario incluso en lactantes muy pequeños para aliviar el estrés, las tensiones del día; no sé qué pensar de esto, pero es posible que así sea y si suele ser una tontería el decirle a una persona adulta que no llore cuando tiene una gran pena, puede que sea lo mismo para un bebé, pero eso sí, lo que nunca es una tontería es el quedarse con la persona que llora, acompañarla.

Así pues, primer pilar de la solución: acompañamiento, con cariño y con mimos; háblale despacio, calmadamente, si le cantabas alguna canción antes de nacer, cántasela mientras llora. Acarícialo despacito. Prueba si quiere comer de tu pecho o de un biberón, pero si ves que no quiere, o estás segura de que ha comido suficiente, tampoco es conveniente calmarle el sofoco poniéndole el pezón o la tetina en la boca como para que se calle. Puedes intentar acunarlo, mecerlo, pero les va mejor lentamente, no con movimientos bruscos y repetidos sino pausados.

Todo lo que sea aumentar el tiempo y calidad del contacto mejorará la situación. Venimos de un útero que nos rodeaba y tocaba casi enteramente, así que cuanto más pequeños son más les calma un contacto similar realizado al acunarlos.

Sigamos con el **conocimiento y el sentido común**. He visto muchos niños, he hablado con muchas madres y padres y el conjunto de lo que me han contado no es muy diferente de lo que dicen los expertos del sueño: a muchos bebés y niños pequeños les cuesta dormirse solos y se despiertan varias veces en la noche. Lo que sigue son datos que debéis conocer antes de pensar que vuestro bebé tiene un problema con el sueño:

- Los bebés y niños pequeños, en especial menores de 3 años, duermen de manera diferente a los adultos y es normal que así lo hagan: es necesario para su desarrollo cerebral y emocional.
- La mayoría de los bebés menores de año y medio se despiertan muchas veces. Si duermen con la madre se despiertan una media de 6 veces por noche frente a 3 veces por noche los que duermen solos; pero el tiempo total de estos despertares es el mismo en ambos grupos.

- Los despertares nocturnos en niños siguen ocurriendo con relativa frecuencia hasta los 4-5 años.
- El sueño en la infancia es un proceso evolutivo y va madurando, hasta parecerse mucho al del adulto a los 5-6 años, justo cuando se alcanza también el control del esfínter vesical (de la vejiga de la orina) y dejan de mojar la cama de noche.

Tanta frecuencia en una conducta en niños, por lo demás sanos, hace pensar que no puede haber tanto niño con problemas, sino más bien que los niños son así. Hay que desarrollar estrategias para amoldarse lo máximo posible dependiendo de vuestros horarios, de vuestros trabajos y de la edad de vuestro hijo.

Es preciso asegurarse de cuántas horas duerme tu bebé y ver si entra dentro de los límites que hemos hablado un poco antes. Si crees de veras que duerme muy poco, apunta durante dos o tres días el horario de lo que duerme por día para asegurarte; muchas veces estamos tan nerviosos y cansados que creemos que duermen mucho menos de lo que en realidad hacen. Si realmente compruebas que duerme sistemáticamente menos de lo que se considera normal (en general, menos de 9 horas diarias antes de los 3 años), es el momento de consultar al pediatra.

Los primeros seis meses, se despierta tantas veces y tan diferentemente a los adultos, que la principal arma que tenéis para mejorar vuestra calidad de vida y no sentiros hechos añicos es **aprender a dormir con vuestro bebé**. Y para ello lo más práctico resulta lo contrario de lo que algunos piensan y propugnan: instaladlo lo más cerca posible de donde dormís vosotros. En efecto, comen tantas veces al día que si lo ponéis en otra habitación vais a tener que caminar mucho y despertaros más, en especial si le das el pecho, en cuyo caso muchas madres prefieren tenerlo al lado de ellas en la cama o en una cuna adosada a la misma (consultad el apartado sobre el «colecho» en este mismo capítulo). Incluso en el caso de que le des biberón suele ser más práctico y seguro el tenerlo en la misma habitación, pues conforme crecen y comen menos frecuentemente, a veces basta una caricia o unas palabras para que se vuelvan a dormir y no hace falta más.

Una tentación que puedes tener es aprovechar que el bebé se ha dormido para hacer algo pendiente: piénsatelo bien, es más práctico aprovechar para dormir, cada hora cuenta; mira a ver si realmente lo que tienes que hacer no lo puedes hacer más que tú o si alguien puede hacerlo por ti, en cuyo caso no lo dudes, en especial si estás dando el pecho.

Personalmente, no estoy en contra de que los bebés duerman en cunas y no en la cama de los padres, siempre que sea el deseo de los padres y los bebés lo toleren. No se ha probado ningún efecto psicológico negativo a la larga. Si preferís que no duerma en la misma cama, hay que recordar que en cualquier edad de vuestro bebé la primera media hora tiene el sueño muy ligero, sea porque los primeros tres a cuatro meses empiezan a dormir en la fase de sueño activo en la que el cerebro está prácticamente despierto, sea después por empezar en la fase de sueño tranquilo, cuya primera media hora es de adormecimiento, con sueño ligero, fácil de despertar. Si lo habéis dormido en brazos acunándolo probablemente menos de media hora, no habrá quedado suficientemente dormido como para que lo dejéis en la cuna; probad a ponerlo directamente o, si no lo tolera, esperad a pasarlo de los brazos a la cuna una media hora. Si aun así no hay manera y se despierta (hay bebés que parece que la cuna les pinche), acabaréis antes acostándolos en vuestra cama (consultad el apartado sobre el «colecho» en este mismo capítulo).

Aunque muchos bebés, especialmente muy pequeños, son capaces de dormir en medio de un concierto de rock, es de sentido común a la hora de dormir **disminuir todos los estímulos** que puedan despertar a vuestros hijos, cuidando que el ambiente en el que duermen esté tranquilo, sin luz o con la menor posible (algunos niños mayores de 1 año concilian mejor el sueño si hay una lucecita tenue encendida en la habitación), sin ruidos, y que no haga ni calor ni frío.

Algunas cosas que pueden resultar útiles y se pueden emplear, en especial si no se comparte cama familiar:

- Crear referentes para sincronizar los ritmos del bebé y niño con el día y la noche. La luz, los ruidos y la actividad se asocian al despertar y lo contrario al dormir. Conviene y no es difícil, porque así ocurre normalmente, intentar reproducir esto, tanto al dormir como al despertar, en especial a partir de los 6 meses de edad. También resulta útil el acostarlo y levantarlo a horarios regulares, a una hora similar todos los días.

- Si ya no duerme en la cama de los padres, pasar un rato en la cama del hijo, contarle un cuento o cantarle una canción que le guste y conozca.

- Ver que el pañal esté limpio, no taparlo mucho en la cama ni tener la habitación a temperatura superior a 20 °C para que no tenga demasiado calor.

- Se puede aminorar el rechazo a acostarse por la noche en niños mayorcitos de un año controlando la siesta de la tarde sin dejar que sea muy larga ni demasiado tarde, no dando demasiada comida o bebida por la noche, no practicando juegos demasiado emocionantes para el niño a la hora de acostarlo y no viendo la tele tampoco a esas horas (véase el apartado sobre televisión y «horas de pantalla» en el capítulo 8).

- Si veis que vuestro niño tiende a dormirse habitualmente media o una hora después de la que creéis que es su hora de dormir, puede que tenga algo parecido a lo que los expertos llaman un «retraso de fase», que ocurre, pero más grave, en los adolescentes: lo estáis acostando antes de que tenga sueño. Basta en estos casos atrasar esa media o una hora, esperar a que aparezcan signos de sueño para ponerlos a dormir y solucionar bastante el problema.

- A partir de los 2 años la mayoría de los bebés comienzan una fase del desarrollo que se caracteriza por la autoafirmación y, por tanto, el negativismo de lo que les viene de fuera: basta que les digan algo para decir o hacer lo contrario, su palabra preferida es «no». La solución es ir tanteándoles para que ellos mismos decidan ir a dormirse, a veces funciona hacerles creer que es algo muy divertido, pero no siempre, que saben mucho.

- Por supuesto, no hay que despreciar ni burlarse de sus temores a quedarse solo; puede que convenga dejar que tenga una lucecita encendida o la puerta de la habitación un poco abierta.

- Como entre el 1 y los 5 años desarrollan estrategias para no quedarse solos, suelen alargar las rutinas del acostarse, pidiendo otro cuento u otro vaso de agua... Todo va a depender de la paciencia de cada cual y del tiempo que tengamos y lo cansados que estemos; en algún momento se le puede explicar que ya es tarde y ponerse firmes sin dejar de ser cariñosos.

- Al ir creciendo muchos niños prefieren seguir durmiendo con los padres hasta los 4 o más años y, aunque toleran dormir en sus camas, cuando se despiertan por la noche van a dormir a la cama de sus padres. Lo más práctico para acabar antes y seguir durmiendo es hacerles un hueco y ya está. A veces, si os impiden dormir y hay que trabajar al día siguiente se les puede devolver a su cama explicándoles que hay que descansar; unas veces funciona y otras no, pero tranquilos, que siempre llega el día en que cada cual acaba durmiendo en su cama.

## *Cuidar al cuidador: aprender a dormir los padres*

Cerca de la mitad de los nuevos padres aquejáis problemas de sueño, de vuestro sueño, que os ocasionan un gran cansancio y, si no se pone remedio, puede facilitar una verdadera depresión. Esta situación es mucho más acuciante durante los tres o cuatro primeros meses tras el nacimiento, en los que las demandas de vuestro bebé son casi constantes y ponen a prueba al más pintado. Hay que diseñar estrategias entre tú y tu pareja para repartiros la faena dependiendo de vuestras circunstancias concretas: amamantar o no, trabajar uno o los dos o estar en el paro, tipo y número de horas de trabajo, tener familia extensa disponible o no, etc. Puede valer la pena tener reuniones periódicas formales de pareja para conversar sobre esto, sobre quién va a hacer qué.

El ritmo de amamantamiento inicial suele ser intenso. Alguien tiene que encargarse del resto, de todo lo demás, para que además comas, duermas y descanses, aunque sea a trompicones, todo lo que puedas y debas. Aunque tu pareja trabaje fuera de casa 8 horas, tú trabajas 24 horas al día, luego la intendencia de la casa debe ser cosa suya. El cambio de pañales, mecimientos y contacto piel con piel extras y arrullos y cantos de canciones, también debería serlo, siendo bueno además para la vinculación con vuestro bebé así como una forma de sentirse partícipe en la crianza, muy monopolizada lógicamente por el amamantamiento, que puede resultar para algunos padres o parejas excluyente. En caso de lactancia artificial, podéis hacer un plan para turnaros, en especial por las noches, y así poder descansar y dormir adecuadamente los dos.

No os apure ni incomode pedir ayuda externa, dentro de las posibilidades que tengáis: no vais a ser mejores padres por hacerlo todo vosotros. En función de vuestra situación laboral y de la disponibilidad de vuestros padres, los abuelos, y otros miembros de vuestra familia y hasta amigos de confianza, mirad a ver qué es lo que os conviene. Este período inicial desencadena sentimientos protectores hacia vuestro bebé muy fuertes, que son comunes en prácticamente todas las especies de mamíferos, en especial en la madre; estos sentimientos pueden hacer que sientas miedo o preocupación por quién y cómo cuida a tu bebé si no lo haces tú misma y, si te descuidas, puedes tener tendencia a ser excluyente en el acercamiento de los otros a tu bebé; eso no es malo pero racionalízalo un poco y déjate ayudar. Probablemente aceptarás mejor que te ayuden tus padres o suegros en temas domésticos, una barridita o fregada, por ejemplo, que en el cuidado directo de tu bebé, pero es bueno que les dejes participar también en ello, baño o cambio de pañales por ejemplo. Implica contacto directo y vinculación y viene muy bien para todos, pues es un inicio de la socialización inevitable que debe ir realizando tu hijo.

Los buenos amigos pueden ayudar mucho, pueden hacer una hora de guardia para que duermas, o hacer una compra o aquello en lo que sean hábiles. Es bueno para ellos y de nuevo forma parte del proceso de inmersión social de vuestro bebé, pues llegará el día en que no solo será vuestro. Ni que decir tiene que si vuestra situación económica es holgada y podéis permitíroslo, contratar a una persona para las tareas domésticas es una buena opción.

## ¿CÓMO Y DÓNDE PONERLOS A DORMIR Y HASTA CUÁNDO?

El lugar más seguro para dormir durante todo el primer año de vida es el propio dormitorio de los padres y la postura para hacerlo es la llamada decúbito supino, que es un tecnicismo que quiere decir boca arriba. En efecto, en los últimos 20 años se ha logrado establecer que hay una relación clara entre estas dos situaciones (postura y lugar donde dormir) y la muerte súbita del lactante.

La muerte súbita del lactante, también llamada muerte en la cuna, es una trágica situación en la que un bebé sano, de entre 1 y 12 meses, sin ninguna enfermedad previa, aparece muerto mientras dormía, sin que se descubra ninguna causa, como si se le hubiese olvidado respirar. Ya sé que da escalofríos y mucho miedo solo pensarlo, pero es una situación que le puede suceder a 1 de cada 2.000 bebés. Se sabe muy poco del porqué, pero sí que se sabe bastante de cuáles son los factores que influyen. Sabemos que la frecuencia de muerte súbita es mayor si los bebés duermen boca abajo o de lado, si los padres son fumadores, si toman lactancia artificial, si duermen en habitación separada de los padres y si están demasiado arropados. Por tanto, todo lo contrario se ha visto que previene y hace disminuir la posibilidad de muerte súbita en el lactante: ponerlos a dormir boca arriba, dejar de fumar, amamantar y que duerman en la misma habitación que vosotros. Desde que, desde hace unos 20 años, se van aplicando todas estas recomendaciones, en los países en los que se ha hecho, la frecuencia de muerte súbita del lactante ha bajado a algo más de la mitad.

Ponerlos a dormir boca arriba, contrariamente a lo que se pensaba antes, no favorece el que se puedan atragantar si vomitan. Esta postura, si se sigue erróneamente a rajatabla, de día y de noche, incluso cuando están despiertos y vigilados, acaba aumentando la posibilidad de deformaciones de la parte de detrás de la cabeza que se aplana de forma más o menos simétrica; esto es llamado por los pediatras plagiocefalia y ocurre debido a que los huesos de la cabeza son blanditos y se deforman, se aplanan al estar siempre presionados por el mismo sitio. Se puede prevenir poniéndolos boca abajo con frecuencia cuando están despiertos y vigilados, permitiéndoles que rueden cuando ya saben hacerlo, portándolos en mochilas o similares y sentándolos en hamaquitas, para que los huesos de la parte de detrás de la cabeza descansen de la presión constante. Es bueno recordar que la postura que protege de la muerte súbita es boca arriba, no de lado.

Si no se deja de fumar, la manera de minimizar el riesgo para nuestros bebés es no hacerlo nunca dentro de casa, sacudirse la ropa y el pelo tras haber fumado antes de acercarse al bebé y no dormir con ellos.

Así pues, al menos el primer año de vida, es más prudente para el bebé y más práctico para los padres que duerma en la habitación de ellos. A partir de ahí no soy quién para decir dónde «deben» dormir los bebés. Puedo contaros lo que sé por mí mismo y lo que me han contado otras madres. En general, la mitad de los niños menores de 5-6 años no aceptan bien el dormir separados de los padres, y la otra mitad sí. Unos y otros desarrollan estrategias para alargar lo máximo posible la separación a la hora de ir a dormir y casi la mitad se despiertan por la noche y, si ya duermen en una cama de la que pueden salir, se van a dormir a la de los padres. Tienen miedo, miedo ancestral a la oscuridad, y sus posibles peligros, y a la soledad. Si habéis optado por habitación aparte y os ocurre esto, son situaciones normales que hay que ir superando poco a poco con dulzura, contando los cuentos que tengáis que contar y poniendo con inteligencia y cariño las lucecitas y límites que estiméis conveniente, pues no es práctico ni bueno alargar de modo incómodo los rituales de sueño.

## TRASTORNOS DEL SUEÑO EN LOS PRIMEROS 3 AÑOS

Hemos estado hablando todo el tiempo de las dificultades para conciliar el sueño, de los despertares nocturnos frecuentes y del rechazo a dormir solos, todas ellas situaciones que son muy frecuentes y nunca deberían haber sido consideradas enfermedades o problemas a los que poner tratamiento. Además de esto, hay una serie de situaciones que se dan durante el sueño en la infancia, muchas de ellas también normales y otras que constituyen verdaderas enfermedades.

A partir de los 9 meses algunos bebés, hasta 5 de cada 100, realizan una serie de **movimientos rítmicos**, repetitivos con la cabeza *(jactatio capitis)* o con todo el cuerpo a la hora de dormirse; pueden estar mucho rato moviendo la cabeza o balanceando todo el cuerpo, dándose golpes contra la cama, emitir palabras o sonidos repetidos, como un sonsonete, e incluso rechinar los dientes hasta dormirse del todo. Todo esto lo pueden hacer tumbados o puestos a gatas sobre la cama. Bueno, pues también es normal, no se ha asociado a ninguna enfermedad o problema psicológico que se sepa y suele desaparecer espontáneamente antes de los 3 años de edad. Hay que procurar que no se hagan daño en sus balanceos. Es bueno consultar si les impiden dormir o persisten más allá de los 4 o 5 años.

A partir de los 2 años pueden aparecer con mucha frecuencia (hasta en uno de cada tres niños) las **pesadillas**, que son malos sueños que despiertan al niño y se recuerdan perfectamente. La pesadilla les da miedo, tiene que ver con sustos o situaciones de ansiedad vividas en el día o días antes, de modo real (conflicto familiar) o más frecuentemente irreales (películas en la televisión). Como se acuerdan, tienen miedo y no quieren volver a dormirse, al menos solos, al no distinguir entre sueño y realidad. Hay que calmar al niño, hablar con él, asegurarle que todo va bien, prevenir que no vea la televisión, que el ambiente previo a dormir sea tranquilo, etc. Aunque ceden espontáneamente, muchas personas tienen pesadillas de vez en cuando a lo largo de la vida.

Los **terrores nocturnos** también pueden aparecer a partir de los 2 años, pero son mucho menos frecuentes: apenas 5 de cada 100 niños los padecen. Ocurren al final de la fase de sueño tranquilo, que es la etapa de mayor profundidad de sueño. Se produce un aparente despertar brusco, sentándose en la cama, con sensación de terror y llamada de socorro a los padres. El pequeño está francamente asustado aunque, en realidad, está dormido y no reconoce a nadie. Es preciso tranquilizarlo, pero sin despertarlo, procurar que no se caiga de la cama, permaneciendo a su lado hasta que en unos 10 minutos se vuelva a dormir, generalmente de golpe. Como esta situación ocurre en la fase de sueño más profundo, al día siguiente no va a recordar nada. Suelen desaparecer espontáneamente antes de la adolescencia y, si son muy frecuentes o largos, es mejor consultar.

Un **insomnio agudo** en un bebé que duerme habitualmente bien debe hacernos sospechar la presencia de una enfermedad que causa dolor o molestias: un catarro y su obstrucción de la nariz, una inflamación de los oídos —otitis—, picor en el culito por parásitos que justo salen alrededor del año por la noche, una diarrea que le produzca dolor abdominal, etc.

Uno o dos de cada cien niños pueden presentar pausas en la respiración mientras duermen: es el llamado **síndrome de apnea obstructiva del sueño**; ocurre a partir del año y es debido al aumento de tamaño de las vegetaciones de la nariz y de las anginas, que impiden respirar bien. También es más frecuente en niños obesos. Estos niños roncan siempre, pero no todos los niños que roncan hacen pausas en la respiración. Si ves que tu bebé ronca y parece que para de respirar a ratitos, hay que consultar al pediatra. El tratamiento consiste en la extirpación de amígdalas (anginas) y adenoides (vegetaciones).

Otros trastornos del sueño, algunos graves, aparecen en épocas posteriores de la vida, incluso en la adolescencia; así, el sonambulismo (caminar o hablar mientras se duerme) es raro antes de los 5 o 6 años, y la narcolepsia (sueño irresistible diurno), el retraso de fase (dormirse y despertarse dos o más horas más tarde de lo habitual) y el síndrome de las piernas inquietas (molestias en las piernas que se alivian moviéndolas) se suelen manifestar a partir de la adolescencia.

# EL COLECHO: ¿TÉCNICA O ESTILO DE VIDA?

> Se revolvía en la yacija, sin conseguir conciliar el sueño, cuando oyó detrás del tabique de madera pegado a su cabeza unos débiles sollozos como de un niño que llora. [...]
>
> Era la niña que, acostumbrada a dormir siempre con su madre, tenía miedo en aquel exiguo camaranchón. [...]
>
> Se la trajo a su cama calentita, la abrazó estrechándola contra su pecho, le hizo mimitos, la arropó en su exagerada ternura y luego, tranquila también ella, se durmió.
>
> GUY DE MAUPASSANT (1850-1893),
> *La casa Tellier* (París, 1881)

La niña que cuenta Maupassant en su relato es una niña mayor; tanto, que al día siguiente va a tomar la primera comunión. Duerme habitualmente con su madre y a nadie le extraña esto en la Francia, al menos rural, de finales del siglo XIX. ¡Cuánto han cambiado las cosas en apenas 100 años! Hoy día la Sociedad Francesa de Pediatría desaconseja formalmente el dormir en la cama de los padres.

## Definición de colecho

El término «colecho» no existe en castellano; es un neologismo que significa compartir cama. Es la práctica de dormir los niños con un adulto, generalmente la madre, con frecuencia y bastantes horas. Puede consistir en compartir superficies distintas de la cama (sofás, sillones, etc.) y también con otros adultos (padre y madre, por ejemplo) e incluso con hermanos. No hay una práctica estándar de colecho, lo que dificulta los estudios sobre sus implicaciones.

El colecho es una práctica ancestral muy extendida en los humanos, con cifras, según los países, entre el 5 y el 100 %, dándose las cifras más bajas en Occidente desde los últimos 200 años.

El colecho tiene que ver con el estilo de crianza, con la lactancia materna y con el riesgo de muerte súbita infantil. Hay una tendencia a adoptar posturas extremas, tanto a favor, predominantemente entre madres y grupos pro lactancia materna, como en contra, sobre todo entre personal sanitario, médicos, pediatras, psiquiatras y psicólogos y, en especial, en Occidente.

### Argumentos a favor del colecho

En zonas en las que el colecho está muy extendido (Japón, Hong-Kong), la muerte súbita del lactante tiene muy escasa incidencia.

Hay trabajos publicados que indican que el colecho aumenta la independencia y mejora el desarrollo psicológico de los niños y no da ningún problema conductual o de personalidad. Tampoco tiene nada que ver con el incesto.

Compartir cama facilita la lactancia materna y la producción de leche, y aumenta las horas de sueño de las madres que amamantan, pues aunque los bebés en colecho se despiertan el doble de veces que los que duermen en su cuna, los despertares son más breves y las madres, sin tener que levantarse de la cama, vuelven a conciliar el sueño antes.

### Prácticas comprobadas de colecho arriesgado («colecho mal hecho»)

> Vinieron por entonces al rey dos prostitutas y se presentaron ante él. [...]
> «El hijo de esa mujer murió anoche porque ella se acostó sobre él. Se levantó ella durante la noche y tomó a mi hijo de mi lado mientras tu sierva dormía y lo acostó en su regazo, y a su hijo muerto lo acostó en mi regazo. Cuando me levanté de madrugada para dar de mamar a mi hijo, lo hallé muerto.»
>
> Juicio de Salomón
> 1 Reyes, 3: 16-20 (mediados del siglo VI a. C.)

Históricamente, la idea de que la causa de muerte de lactantes aparecidos muertos mientras duermen es la asfixia por aplastamiento inadvertido de sus padres dura desde los tiempos bíblicos de Salomón hasta la década de 1950, en que se empiezan a investigar los factores posiblemente relacionados. No se han publicado trabajos que demuestren que el colecho, por sí solo, sea un factor que aumente el riesgo de muerte súbita del lactante, pero sí, cuando se asocia a otros factores, que serán los que habrá que evitar si el deseo de los padres es dormir con su bebé:

- Con madre o padre fumadores.
- Con padres que han tomado alcohol, sedantes o drogas.
- Con hermanos.
- En sofá, cama blanda o de superficie deformable, con almohadas, cobertores o excesivo arropamiento.
- Con padres cansados.
- En condiciones de hacinamiento en la vivienda.
- Con el bebé boca abajo o de lado.

Como alternativa, si en vuestro caso se da alguna de estas circunstancias de riesgo, podéis practicar cohabitación con la cuna del bebé cercana a vuestra cama, pero si lo que deseáis es compartir la cama, una opción que permite ganar espacio y comodidad es una cuna sujeta a la cama, tipo sidecar (hay modelos comercializados y también se puede preparar; ojo a no dejar ningún espacio entre ambos colchones), que permite al bebé dormir sobre el colchón de su cuna al mismo nivel de vuestra cama, sin que baranda alguna os separe y tener acceso fácil tú a tu bebé y él a tu pecho.

## CONCLUSIONES

Pretender adiestramientos del sueño que ignoren su natural desarrollo y difundir falsas expectativas entre los padres acerca del dormir de los niños, no parece la mejor manera de resolver conflictos, sino de crearlos, máxime cuando estos métodos suelen obviar e impedir los mecanismos de vinculación, debido a que emplean una metodología conductista con estímulos negativos (dejarlos llorar) que aumentan el nivel de estrés, produciendo hormonas (cortisol, adrenalina) que inhiben la producción de oxitocina.

En los últimos 50 años, en las sociedades occidentales y de forma masiva se han difundido prácticas de adiestramiento del sueño de los niños que levantan controversia.

Hay estudios que demuestran el riesgo emocional derivado de las situaciones de estrés pero, independientemente de las consecuencias físicas y psicológicas a corto y largo plazo que pueda tener la aplicación de este método de adiestramiento, a muchos nos resulta difícil distinguir entre la aplicación sistemática de estímulos de tipo castigo a niños y el maltrato infantil.

Frente a teorías de índole conductista, existen otras tendencias basadas en la creencia de que los niños, incluso muy pequeños, pueden entenderlo todo si se les explica adecuadamente, especialmente si se les demuestra amor, tratándolos con ternura al hacerlo.

Los tratamientos conductistas pueden resultar adecuados en casos diagnosticados y comprobados de auténtica disfunción patológica del sueño o de otra función, pero no hay razones para utilizarlos universal y rutinariamente como estilo educativo en niños sanos. En cualquier caso, y para lo que nos compete en este foro, nunca deben interferir con técnicas adecuadas de lactancia, ni con el afecto y respeto debido al colectivo más entrañable de seres humanos: las niñas y niños de corta edad.

El «colecho» es una práctica ancestral de la humanidad, prácticamente universal mientras la vivienda fue de reducidas dimensiones y muy extendida aún en nuestra sociedad. Aunque es evidente que aporta seguridad y calor a los niños y comodidad a la madre lactante, no está demostrado que sea de obligatoria necesidad para un correcto desarrollo emocional de los humanos y tampoco para mantener una lactancia materna prolongada.

El «colecho» es una opción no médica que facilita la lactancia, pudiendo resultar cómoda o no a la madre y a su pareja, por lo que se debe valorar y asumirlo o no en cada familia. Tan prejuicio es negarlo drásticamente como recomendarlo universalmente, como si de cualquiera de las dos posturas dependiese el futuro psíquico de nuestros hijos. Ambas posiciones son extremas y pueden ocasionar problemas.

## SABER MÁS. REFERENCIAS

AA.VV., «Cultural Issues and Children's Sleep: International Perspectives», *Pediatrics.* núm. 115, supl. 1, enero de 2003, pp. 201-271.

Academy of Breastfeeding Medicine Protocol Committee. ABM clinical protocol #6: *Guideline on co-sleeping and breastfeeding*, revisión, marzo de 2008. *Breastfeed Medicine,* vol. 3, núm. 1, marzo de 2008, pp. 38-43.

Demirci, J. R., Braxter, B. J. y Chasens, E. R., «Breastfeeding and short sleep duration in mothers and 6-11-month-old infants,» *Infant Behavior and Development,* vol. 35, núm. 4, 22 de septiembre de 2012, pp. 884-886.

Frank, M. G., «Erasing synapses in sleep: is it time to be SHY?», *Neural Plasticity,* vol. 2012, 2012, art. 264378.

Gómez Papí, A., *El poder de las caricias. Crecer sin lágrimas*, Espasa Libros, Madrid, 2010.

Gordon, M. D. y Hill, S. L., «Parenting advice about sleep: Where have we been? Where are we going?», documento presentado ante la Society for Research in Child Development Biennial Conference, Denver, Colorado, 1-4 de abril de 2009.

Grupo de trabajo de la Guía de Práctica Clínica sobre Trastornos del Sueño en la Infancia y Adolescencia en Atención Primaria. Guía de Práctica Clínica sobre Trastornos del Sueño en la Infancia y Adolescencia en Atención Primaria. Plan de Calidad para el Sistema Nacional de Salud del Ministerio de Sanidad, Política Social e Igualdad. Unidad de Evaluación de Tecnologías Sanitarias de la Agencia Laín Entralgo, 2011. Guías de Práctica Clínica en el SNS: UETS N.º 2009/8.

Iglowstein, I., Jenni, O. G., Molinari, L. y Largo, R. H., «Sleep duration from infancy to adolescence: reference values and generational trends», *Pediatrics,* vol. 111, núm. 2, febrero de 2003, pp. 302-307.

Jenni, O. G. y O'Connor, B. B., «Children's Sleep: An Interplay Between Culture and Biology» *Pediatrics*, núm. 115, 2005, pp. 204-216.

Jove, R., *Dormir sin lágrimas. Dejarle llorar no es la solución*, La Esfera de los Libros, Madrid, 2007.

Landa Rivera, L., Díaz-Gómez, M., Gómez Papi, A., Paricio Talayero, J. M., Pallás Alonso, C. R., Hernández Aguilar, M. T. y cols., «El colecho favorece la práctica de la lactancia materna y no aumenta el riesgo de muerte súbita del lactante. Dormir con los padres», *Revista Pediatría de Atención Primaria*, núm. 14, 2012, pp. 53-60. Descargable en *http://pap.es/files/1116-1449-pdf/pap53_10.pdf*

Mao, A; Burnham, M. M., Goodlin-Jones, B. L., Gaylor, E. E. y Anders, T. F., «A comparison of the sleep-wake patterns of cosleeping and solitary-sleeping infants», Child Psychiatry Hum Dev, vol. 35, núm. 2, invierno de 2004, pp. 95-105.

McKenna, J. J., Ball, H. L. y Gettler, L. T., «Mother-infant cosleeping, breastfeeding and sudden infant death syndrome: what biological anthropology has discovered about normal infant sleep and pediatric sleep medicine», *American Journal of Physical Anthropology*, supl. 45, 2007, pp. 133-161.

Medline Plus. Biblioteca Nacional de Medicina de EE.UU., *Depresión posparto.* Accesible en *http://www.nlm.nih.gov/medlineplus/spanish/ency/article/007215.htm*

Sadurní, M., Rostán, C., y Serrat, E., *El desarrollo de los niños paso a paso*, UOC, Barcelona, 2002.

Solter, A. J., *Mi bebé lo entiende todo*, Medici, Barcelona, 2002.

Tononi, G. y Cirelli, C., «Time to be SHY? Some comments on sleep and synaptic homeostasis», *Neural Plasticity*, vol. 2012, 2012, art. 415250.

UNICEF (RU), *Compartiendo la cama con tu bebé. Una guía para madres que amamantan*, Londres, 2006. Descargable en *http://www.ihan.es/publicaciones/libros_manuales/sharingbed_spanish.pdf*

Atahualpa Yupanqui, *Duerme negrito*, en *http://www.youtube.com/watch?v=0Jo5mBZZGqU*

# 6

## La siguiente comida

Nada diré sin embargo de cómo en sus comidas se chupaba la leche de cuatro mil seiscientas vacas; ni de cómo para hacerle un caldero donde cocer su papilla hubieron de emplearse todos los calderos de Saumur de Anjou, de Villedieu de Normandía y de Bramont de Lorena, dándole de comer la papilla susodicha en un pilón enorme que aún se ve hoy en Bourges, muy cerca del palacio.

FRANÇOIS RABELAIS, 1483-1553,
*Pantagruel* (1532). Capítulo IV.
De la infancia de Pantagruel

### EL PROBLEMA

Menos mal que nuestros bebés no comen como el lactante Pantagruel, que al poco de nacer ya comía todo eso y más. Para los que no lo sepan, hay que decir que Pantagruel sí que comía mucho: era un gigante.

Sé que algunas madres no están para estas bromas y me dicen: «Ni tanto ni tan poco; el mío no come nada.» Frases como esta, o como «No come desde que nació», «no quiere nada», «apenas come», «antes comía, pero ahora...», «me tiene desesperada», «no me come», «mientras le di pecho, muy bien, pero luego cerró la boca», «solo quiere leche»..., y así una letanía monótona que los pediatras oímos numerosas veces, tantas, y de madres tan desesperadas, que hay que tomarlas en la consideración que se merecen.

No es trivial que empiece este capítulo contándoos cómo comía Pantagruel, pues tal parece que, pese a la queja de las madres acerca de lo poco o nada que comen sus hijos, estos, en realidad, están comiendo más de lo que deben. Uno de los males de la infancia de las sociedades occidentales no es la desnutrición ni mucho menos, sino el sobrepeso y la obesidad, que como una plaga se abaten sobre nuestras criaturas y nosotros mismos. Casi la mitad de los niños de muchas de nuestras prósperas sociedades padecen esta enfermedad de terribles consecuencias físicas y psicológicas, que llega a acortar hasta una década la vida de las personas que la padecen y que es mucho más difícil de curar que la desnutrición por estos lares en los que hay comida de sobra que la impide.

¿Cómo se puede llegar a una situación semejante? Creo que de nuevo estamos ante un mal del siglo XX en la sociedad postindustrial de Occidente. Junto con la destrucción de la cultura de la lactancia y el cambio de hábitos en el dormir de niños y adultos que hemos visto en capítulos precedentes, desde 1900 se han creado unas expectativas en el comer, unos hábitos rígidos, unas presiones económico-industriales y una alteración de las costumbres familiares y sociales que, al igual que con la lactancia y el sueño, acaban transformando el que debería ser el tranquilo acto de comer en familia y perjudicando a sus actores, niños y padres, saliendo peor parados los primeros, que son los que menos comprenden.

El comer, al igual que la lactancia y el sueño, constituye un acto humano, mediatizado por la cultura, siendo pues también un fenómeno biocultural, mezcla de hecho biológico y social: comemos para vivir, pero comemos según la cultura en la que crecemos, en estipulados postura y modales, a horarios fijados, más o menos acompañados, ingerimos determinados manjares y en orden y cantidades que pueden o no tener que ver con nuestro apetito natural y concreto. En efecto, podemos comer y se ha comido, según civilizaciones y ocasiones, tumbados, sentados, de pie, en sillas, en el suelo, con mesa o sin ella, con cubiertos o con las manos... Hasta la cantidad, que, según el sentido común, debería ser fijada por el hambre o apetito del momento, está condicionada sociológicamente: en las fiestas y celebraciones podemos comer sin hambre.

La mayor parte de las veces que un niño «no come suficiente» o «no come nada» se trata de un error de apreciación, un desequilibrio entre lo que esperamos que coma y lo que realmente es capaz de comer y probablemente está comiendo, muchas veces agravado por la interpretación que hace el niño de lo que queremos de él. No quiere ello decir que esté comiendo bien, pero es fácil que al cabo del día esté comiendo lo suficiente para conseguir las calorías necesarias para moverse y crecer.

La comida para nosotros es como la gasolina para un coche: es necesaria para obtener energía para movernos y hacer todas nuestras funciones, incluida la de pensar, que es la que más consumo hace. Pero, además, los adultos vamos regenerando nuestro cuerpo en mayor o menor medida, para lo cual es precisa la comida, que acaba reconvertida en parte de nosotros. Los niños aún hacen algo más: crecen, a temporadas a ritmos vertiginosos, como todo el primer año de vida, en el que aumentan mucho y por eso necesitan comer proporcionalmente a su tamaño cantidades que luego jamás en la vida repetimos. En el primer año de vida aumentan entre 5 y 7 kilogramos de peso y crecen alrededor de 25 centímetros. En su segundo año de 2 a 3 kilogramos y unos 12 centímetros y al tercer año 2 kilogramos y 9 centímetros respectivamente. Hay que comer mucho para lograr eso. Es lógico pensar que necesiten hacerlo proporcionalmente a estos crecimientos. Si desconoces esto, puedes pensar que tu bebé de 18 meses come casi menos ahora que cuando tenía 8 meses y aproximadamente así es, pero le sobra y basta para lo que ahora está creciendo, que es la mitad que el año anterior. ¿Cómo saber cuánta cantidad debe comer tu bebé? En circunstancias normales, de un bebé sano como la inmensa mayoría, ni siquiera vale la pena saberlo: los bebés sanos a los que no se les fuerza a comer y se les presenta comida variada comen lo que necesitan para crecer y moverse, ni más ni menos.

Vamos a recuperar un poco de historia para ver de entender qué nos ha pasado en un país en que la comida sobra y dicen que los niños no quieren comérsela.

## CUÁNDO Y POR QUÉ INTRODUCIR LA ALIMENTACIÓN COMPLEMENTARIA

Buenas preguntas que deberíamos plantearnos los profesionales de Salud antes de repartir a piñón fijo hojas con pautas, generalmente estrictas, fotocopiadas desde hace tiempo. En los años setenta y ochenta del siglo XX, mi generación crio a nuestros retoños con normas de los manuales de puericultura de la época; allí se nos indicaba que, a lo más tardar los tres meses, debíamos comenzar con las papillas, sustituyendo con ellas poco a poco las tomas de pecho. Había una precipitación por adelantar el momento de introducción de las mismas, como si en ello nos fuese la honra y el poder presumir de lo bien preparados que estaban nuestros hijos para digerir de todo.

> *Recuerdo un compañero de promoción en la residencia de Pediatría que un día todo orgulloso nos dijo que su niña se había comido sin parpadear una papilla de pescado... ¡con un mes de vida!*
> *Lo del pescado imagino que es porque era gallego.*

Los datos que obtenemos de la Historia son tan variables, que puede ser iluso el dar fechas exactas para comenzar a introducir otros alimentos, además de la leche materna, si no disponemos de razones de peso para ello.

Aunque hasta el siglo XVI hay muy poco escrito sobre alimentación infantil, sabemos que el filósofo Plotino (205-207 d. C.), a los 8 años, pasaba el día entre las enseñanzas de su tutor y los pechos de su nodriza.

En 1609 el médico, cirujano y obstetra francés Jacques Guillemeau recomienda el amamantamiento por la propia madre y no por nodriza e indica que las primeras papillas se empiecen a dar cuando hayan erupcionado los incisivos de abajo y de arriba, es decir, a los 8-10 meses, comenzando con sopas, pan y gachas. A los 15 meses pollo picado y a partir de los 2 años, carne.

Médicos británicos a lo largo de los siglos XVIII y XIX preconizan duraciones de la lactancia en torno al año con variaciones en la edad de introducción de alimentos complementarios: a partir de los 3 meses según William Cadogan (1748) y a los 6 meses según el doctor George Armstrong (1768). Thomas Bull, hacia 1840, piensa que la lactancia materna exclusiva debe continuar hasta la erupción de los dientes.

La Pediatría francesa de principios del siglo XX (Marfan, Budin, Pinard) no recomienda introducir otros alimentos distintos de la leche materna hasta los 9-12 meses de edad. A partir de 1920, la edad recomendada de introducción de papillas fue descendiendo hasta llegar, en los años setenta, a los 2-3 meses de edad.

> Solo tardíamente en mi vida, cuando en los años noventa empecé a dar charlas de lactancia para cursos de capacitación de profesionales, me entró la curiosidad y pregunté a mi madre cuánto tiempo me había amamantado.
> —Huy, poco, hijo, poco tiempo.
> Casi palideciendo por aquel poco de mi madre, le insistí:
> —Pero ¿cuánto es poco para ti, mamá?
> —Pues seis meses, hijo. —Lo que me dejó inexplicablemente muy aliviado, como si me fuesen a poner nota en el curso por eso.

Mi madre, inmigrante aragonesa en Valencia, me crio con las enseñanzas del *Catecismo de Puericultura* del profesor de la Facultad de Medicina y de la Escuela de Puericultura de Valencia, doctor Bosch Marín. En el libro de 1948, que conservo, recomienda leche materna exclusiva hasta los 6 meses, lo que quizá le pareció poco a ella, acostumbrada a lo que había visto en mujeres de su Aragón natal y en su propia madre con sus hermanas pequeñas. En las ediciones posteriores a 1950, el zumo de frutas se recomienda al tercer mes y las papillas a partir de los cuatro meses.

La edad de introducción de otros alimentos ha seguido más los dictados de ocurrencias e intereses de diversos autores que la experiencia y el conocimiento científico. La edad recomendada para introducir alimentos distintos a la leche materna va descendiendo progresivamente a lo largo del siglo XX, pese al aumento del número de enfermedades y de la mortalidad que se constata debido a estas prácticas. La enorme inversión económica y publicitaria desarrollada por las multinacionales de la alimentación infantil, amparada por la mejora progresiva de la calidad de sus productos, les permite comprar voluntades profesionales, modular la investigación y publicación científicas y cambiar las costumbres y preferencias de alimentación de las familias para con sus hijos. Sus fórmulas artificiales son presentadas tan buenas como la leche materna, sus papillas y potitos envasados los pretenden tan nutritivos y sanos como la comida familiar y la edad de introducción de los mismos es cuanto antes, mejor.

Hoy día, cada vez más organismos científicos constatan la insensatez de esta espiral de adelantamientos y premuras y, si era disculpable la ignorancia de los siglos XVI a XIX, lo es menos el haber seguido insistiendo en el siglo XX tras confirmarse la mayor frecuencia de enfermedades y muerte que acarreaban estas recomendaciones.

Actualmente existen bastantes pruebas de la certeza de lo siguiente:

- El intestino de la inmensa mayoría de los lactantes empieza a estar maduro para digerir otros alimentos distintos de la leche materna a partir de los 6 meses, mes arriba, mes abajo. Antes de esta edad hay mayor riesgo de que, con determinados alimentos, sufra, se inflame y deje pasar a la sangre comida sin digerir enteramente, provocando alergias u otras enfermedades.

- La leche materna tiene suficientes calorías y nutrientes para subvenir prácticamente todas las necesidades de crecimiento y energía de los bebés hasta los 6 o más meses. Además, no hay certeza de hasta qué edad la leche materna sería insuficiente para ello; posiblemente esa edad es distinta en cada niño y cada madre, pero probablemente esté en torno a los 9 meses.

- Para que un bebé llegue a comer satisfactoriamente, sin encontrar extraño tomar alimentos con una textura más sólida que la leche, tiene que haber alcanzado un determinado desarrollo neurológico, sensorial y motor que afecte a tres partes de su anatomía:

- ○ Debe ser capaz de mantener erguidos cabeza y tronco para poder sentarse.
- ○ Debe poseer habilidades motrices suficientes para ir cogiendo más o menos hábilmente con sus manos la comida para llevársela a la boca.
- ○ Debe haber aparecido una coordinación entre mandíbulas, labios y lengua para introducir los alimentos en la boca y hasta medio masticarlos sin empujarlos hacia fuera con la lengua. No viene mal que ya haya aparecido algún diente.

- El bebé sano sabe lo que necesita, eligiendo y modulando perfectamente su dieta, tanto en cantidad como en variedad, a condición de que se le presenten opciones alimenticias sanas y no se le fuerce ni se elija por él.
- Cuanto antes se introduce la alimentación complementaria, mayor es el riesgo de aparición de obesidad en la infancia, que puede ocurrir incluso a edad tan temprana como los 3 años.

Es decir, que la leche, sea tu leche o una leche artificial que se le asemeje, es más que suficiente para, al menos, los 6 primeros meses. No es preciso sofocarse por dar nada más antes de esta edad. La leche tiene de todo: proteínas, grasas, azúcares, vitaminas, minerales. Si es además tu leche, tiene defensas frente a infecciones, moduladores de la inflamación, ácidos grasos especiales para la formación del sistema nervioso, etc. Cualquier papilla o alimento que le prepares y que su intestino esté dispuesto para digerir va a tener menos variedad de nutrientes (proteínas, grasas, azúcares, minerales, vitaminas, etc.) y menos calorías que la leche, tuya o artificial; solo alimentos grasos como una tajada de tocino tienen más calorías que la leche, pero no se le puede dar a un bebé tocino sin que se ponga malo. Por eso no es verdad lo de «con una buena papilla por la noche, como tiene muchas calorías, dormirá mejor».

La leche materna o la artificial que la imita es la base de la alimentación en el primer año de vida y un pilar fundamental en el segundo, de tal manera que la obtención de nutrientes y calorías ha de ser preferentemente de la leche durante el primer año y a medias en el segundo. Durante el primer año está indicado darles antes de las comidas el pecho y, a partir de ahí, mejor hacerlo como postre. Por encima de los 2 años, si sigues amamantando, es un complemento que tiene muchas calorías, muchas defensas y mucho cariño y consuelo.

Si no estás dando el pecho, a lo largo del segundo semestre, una leche del número dos o del número uno en cantidad de unos 500 a 600 ml diarios, repartidos en dos o tres tomas al día, serán suficientes. A partir de los 12 meses puede tomar la leche que bebéis en casa.

Algo más de la mitad de los adultos no toleramos la leche por no poder digerir la lactosa, el azúcar de la leche, pero suele digerirse muy bien hasta los 3 o 4 años de edad. Aprovecho para decir que al que le guste y la tolere, no hay ningún inconveniente en tomarla, es un alimento con alto contenido y variedad de nutrientes.

La leche de vaca, contrariamente a afirmaciones sin fundamento difundidas por personas y profesionales no médicos ni nutricionistas de solvencia, no causa molestias extrañas, como fabricar mocos u otras dolencias. Si no se tiene alergia a sus proteínas, lo que es infrecuente, y se digiere su azúcar, la lactosa, se puede tomar sin problemas. Es preciso vigilar a niños pequeños a partir de 3 años que pueden quejarse de dolores abdominales; si en la familia, el padre o madre no beben leche porque les sienta mal, es fácil que sea mejor suspenderla por posible intolerancia a la lactosa. En cambio, los productos lácteos (yogur, queso), ya digeridos por bacterias y sin casi o nada de lactosa son perfectamente sanos y muy útiles desde el punto de vista nutricional.

Solo el exceso de leche de vaca es perjudicial por dos motivos: uno, que se toman muchas calorías (un litro de leche tiene casi 700 calorías), con lo que se pierde el apetito para comer otros alimentos; otro, que el intestino tiene que trabajar bastante para digerir y absorber los diversos componentes de la leche y, cuando se toma en exceso, puede haber una pequeña inflamación crónica del intestino que hace que se pierda sangre a través del mismo en proporciones pequeñas pero constantes, acabando por producirse anemia.

Es tremendo ver cómo ahora hay que presentar pruebas fidedignas de que amamantar seis meses es mejor que solo cuatro. Así lo tuvo que hacer la misma Organización Mundial de la Salud (OMS) para cambiar su recomendación de finales del siglo XX de **lactancia materna exclusiva 4 meses** por **ídem 6 meses,** realizando una serie de trabajos costosísimos a nivel internacional que demostraron que los amamantados en exclusiva 6 meses estaban más sanos y tenían menos enfermedades que los que tomaban otros alimentos aparte de leche materna desde los 4 meses, incluso en países ricos. Nadie pidió ningún estudio en su día para disminuir la edad recomendada de introducción de papillas.

He conocido padres o parejas que, algo celosos del pecho de su mujer, y de sentir mermada su participación en los cuidados de su hijo, desean el inicio de la alimentación complementaria a toda costa; bueno, es un tema a resolver entre ambos, pero no hay que adelantar lo que no se puede o debe.


## HASTA CUÁNDO SEGUIR AMAMANTANDO

Hijo [...], te llevé en el seno por nueve meses, te amamanté por tres años y te crie y eduqué hasta la edad que tienes.

La Biblia, Segundo libro de los Macabeos, 7: 27.
(124 años a. C.)


No voy a ser yo el que te lo diga; es una cuestión entre tu hijo y tú: si a ti te apetece y a tu bebé también, adelante; si tú ya prefieres dejarlo porque te agobia o por lo que sea, o tienes que dejarlo por trabajo u otro motivo, se lo explicas y lo mejor es hacerlo poco a poco marcándoos fechas. He conocido madres que han pactado un cumpleaños para acabar, que han negociado con sus hijos el número de veces al día, o si por el día no y por la noche sí, o solo para dormir...

También conozco madres emocionadas con su lactancia a las que su hijo deja como tiradas de un día para otro: se desteta sin casi previo aviso. Y no estoy hablando de la «huelga de lactancia» descrita en el capítulo 3, sino de un destete espontáneo. Son los menos, pero existen. Si te ha pasado y no era tu deseo, ya te puedo anticipar que llevas las de perder; quizá por la noche en la cama y piel con piel logres algo, según me han dicho. El destete espontáneo, realizado por el propio niño, es raro que ocurra antes de los 12 meses de vida.

—Pero ¿de verdad no me puedes decir hasta cuándo es normal dar pecho?

—Sí: es normal hasta que a ambos os venga bien.

Sabemos por múltiples testimonios históricos que han sido frecuentes períodos de amamantamiento de 3 años y estudios de etología comparada (las costumbres de otros animales, mamíferos, respecto a nosotros) nos indican que la edad media y más frecuente del destete se situaría entre los 3 y 4 años, oscilando entre el año y los 7 años. En sociedades tradicionales no influidas por la cultura occidental, la introducción de otros alimentos muchas veces se hace coincidiendo con la erupción de los primeros dientes de leche (6 a 10 meses) y el destete definitivo al brotar los primeros molares permanentes (6 a 7 años).

*En los años cincuenta del siglo pasado, cuando estábamos jugando los muchichos en la calle del pueblo aragonés de mis padres, recuerdo que mi primo hermano de mi misma edad, y tendríamos casi 5 años, cuando su madre salía a ratos a la puerta a vigilar, él no podía evitarlo y se iba corriendo hacia ella y le decía: «Madre, vamos dentro para una mamadica», porque le daba vergüenza que lo viésemos mamar.*

Por cierto, muchicho, que así es como se decía en esa zona de Teruel, viene de muchacho, una de cuyas acepciones en nuestra lengua es niño de pecho. Hoy vuelve a haber algunas mujeres que amamantan durante años, llegando algunas a los 6 u 8 años y no se ocultan (blogs, páginas web...), y hay de todo, desde profesionales superespecializadas hasta mujeres sin estudios superiores.

Pero está claro que existe una presión social ante la lactancia de niños ya mayorcitos que acaba en un destete obligado o confinado a la intimidad; algunas madres me cuentan que se sienten incómodas de hacerlo en público y otras que es el propio hijo el que prefiere mamar en el ámbito doméstico sin presencia de extraños; otras veces se convierte en algo testimonial para ir a dormir. La edad más frecuente de destete espontáneo es entre los 3 y 4 años. Muchos se destetan a mitad de un nuevo embarazo por disminuir la producción de leche, mientras que a otros no parece incomodarles y acaban mamando a la vez que su hermano pequeño (la llamada lactancia en tándem); en este último caso hay que saber que no es malo para el hermano pequeño, que durante unos días se vuelve a producir calostro, que algunas madres se sienten agobiadas y tienen que regular las demandas del mayor y que la prioridad a la hora de amamantar es del más pequeño.

## CÓMO, QUÉ Y EN QUÉ ORDEN INTRODUCIR LA ALIMENTACIÓN COMPLEMENTARIA

Hoy día tiene poco sentido ofrecer comida tremendamente triturada a bebés más maduros desde el punto de vista motor y sensorial como son los de 6 a 7 meses, edad a la que se aconseja ahora introducir la alimentación complementaria, respecto a los de 3 o 4 meses, que se aconsejaba antes.

Cuando la industria de la alimentación y médicos y nutricionistas modificaron los hábitos tradicionales de alimentación de la población occidental hasta lograr que se asumiese como normal el añadir otros alimentos a la leche, materna o no, antes de los 4 meses de edad, fue preciso desarrollar técnicas de triturado fino para evitar problemas de atragantamiento. Se llegó a dar los diversos sólidos (frutas, cereales y verduras-carne) incluso a través de tetinas de biberón convenientemente agrandados sus agujeros, pues la inmadurez del lactante es tal a los 3 meses que el riesgo de atragantamiento al ofertar comida a cucharadas, aun triturada, es grande.

He comprobado cómo las madres que introducen otros alimentos distintos de la leche cuando su bebé los reclama, cuando ven que muestra interés por ellos y son capaces de agarrarlos con sus manitas, logran resultados buenos, espectacularmente tranquilos: sus bebés acaban comiendo por sí mismos y encantados de la vida. Esto suele ocurrir entre los 6 y 9 meses, en especial si lo sentáis a vuestra mesa, sea en una sillita alta o trona adherida a la mesa, sea sentado en vuestro regazo. Se va a entretener mirando vuestra comida y si veis que le interesa, podéis poner a su alcance trocitos blandos y pequeños de comida, como pan, patata o verduras blandas hervidas, de lo que hayáis hecho para vosotros.

Se ha visto que administrar la comida sin triturar mejora la capacidad de elegir comida sana por los bebés, hace que acepten de muy buen grado gran diversidad de alimentos, y disminuye la ansiedad de los padres hacia lo que comen en cantidad y calidad. Es la llamada alimentación complementaria dirigida por el bebé (*baby led weaning* en inglés), que lleva una década al menos bien experimentada en el mundo anglosajón con muy buenas referencias y que, posiblemente, ha ocurrido habitualmente desde la antigüedad.

Algunos piensan que con comida sin triturar es más fácil que los bebés se atraganten, pero no es cierto: pueden producirse algunas arcadas al principio, y hasta es más probable que ocurran con el método tradicional de papillas trituradas, especialmente si se les da de comer poco incorporados. Mientras son jovencitos no tienen capacidad de llevarse trozos grandes de comida a la parte de atrás de la boca y les suelen caer por fuera; conforme adquieren habilidad desperdician menos comida. Es mejor no empezar antes de los 6 o 7 meses, cuando el bebé está maduro; se debe poner siempre en posición sentada erguido con la espalda en posición vertical. Es mejor, asimismo, ponerles trozos grandes, no pequeños, del tamaño de la palma de su mano más o menos para que los vayan chupando y deshaciendo.

Es preferible que se coma con ellos y se les ofrezca lo que vamos comiendo los adultos, que se supone que será comida sana (patata, arroz, verduras y carne o pescado hervidos sin pasarse para que tengan consistencia, y pan, tortitas de cereales, tomate crudo, frutas diversas, etc.). Hay que tener cuidado de separar lo del bebé antes de añadir sal. No hay razón válida para evitar ningún alimento sano en especial, salvo los que llevan añadidos azúcar o sal y embutidos, bollería industrial o alimentos muy grasos. Pese al nombre de esta técnica en realidad pienso que los padres dirigen, presentándole al bebé una serie de alimentos sanos (cereales, pan, verduras, frutas, carne, pescado, gambas, etc.) entre los que él elige, a la vez que prospera en su desarrollo psicomotor explorando la textura, los colores y los olores de los diversos alimentos.

Parecería al ver bebés comiendo de esta manera (en Internet hay muchos vídeos al respecto) que se pierde mucho tiempo con esta técnica, pero comiendo con mi nieta Elsa y sus padres, he comprobado que no, que la niña come mientras comemos los demás; eso sí, al acabar hay que limpiarla a ella, la silla, la mesa y el suelo porque se suele poner todo de miedo... Es bueno equiparlos con un buen babero, que la trona o sillita sea de plástico o material lavable y se puede poner un plástico en el suelo bajo el bebé para poder recoger mejor los restos después.

El truco para que todo vaya bien: no forzar lo más mínimo y no empezar antes de los 6 meses a no ser que el bebé esté tan preparado que os quite la comida de la boca. Conviene, sobre los 6 meses, ir sentándolos en vuestra mesa mientras coméis para ver si están interesados y actuar en consecuencia. En los bebés prematuros habrá que «corregirles» la edad, es decir, si nacieron con un mes de adelanto, por ejemplo, será mejor empezar un mes más tarde, según su madurez. Es mejor también ponerles poca comida delante: se agobian menos, ensucian menos y desperdician menos comida; conforme veas que quiere más se van añadiendo trocitos. No es preciso llevar un orden preciso de introducción de alimentos, ni marcarse fechas concretas para empezar: cada bebé tiene su ritmo y no se va a desnutrir por empezar a los 6 o a los 7, 8 o 9 meses.

Es bueno ofertar agua en un vaso durante la comida. Los bebés de pecho generalmente prefieren el pecho al agua, al menos inicialmente.

No esperéis que coman enseguida de todo, al principio solo exploran la comida como una cosa o juguete más y se la llevan a la boca, y luego, al ver que sabe bien, se la van comiendo. Comen pequeñas cantidades porque la base de su alimentación todavía es la leche, materna o no. No lo dejéis solo comiendo sin vigilancia, no le metáis prisa ni elijáis por él, no le introduzcáis trozos de comida en la boca ni permitáis que un hermanito o hermanita mayor lo haga y no le deis comida dura y pequeña como frutos secos (de hecho, es mejor evitarlos por riesgo de atragantamiento grave y aspiración al pulmón los primeros 4 o 5 años de vida). Finalmente, si queremos que adquieran buenos hábitos, no hay que ofertarles comida rápida, bollería industrial, bebidas gaseosas azucaradas, zumos comerciales ni alimentos con azúcar ni sal añadidos.

Tampoco hay que hacerle ascos a los triturados (todos comemos también purés y sopas). Conviene que vaya acostumbrándose a comer con cuchara y acertar. Puede venir bien hacerlo el día que tienes más prisa o menos ganas de limpiar tantas cosas después de la comida. Desde luego que si tienes prisa es mejor darles de comer, pues los peores desastres ocurren cuando comen por sí mismos con cuchara. Tiene poco sentido utilizar potitos para alimentar a un bebé: no está claro que sea más rápido comprar un potito que hacer un puré en casa, esto último es más barato y seguro que con menos conservantes y otros productos artificiales.

De todas maneras, si has empezado con papillas, se puede ir diversificando y poniéndole trocitos de comida de vez en cuando, generalmente después de los 6-7 meses de edad. Cuanto más se tarda en ofrecer comida a trocitos, más problemas puede haber después del año para que acepten comer menos triturado. Lo mismo pasa con darles de comer: cuanto antes dejes que coma por sí mismo, que experimente aunque lo ponga todo perdido, antes comerá solo. Es posible que, aun así, pida de vez en cuando que le des de comer, por estar malito o con celos o cansado: no pasa nada por darle.

Acerca del orden y el ritmo de introducción de diversos alimentos no hay pruebas que demuestren que es mejor introducir unos antes que otros, ni si hacer o no pausas entre unos y otros. Mientras sean alimentos sanos, es decir, frescos, elaborados en casa, sin sal o azúcar añadidos, etc., poco importa lo demás. La prudencia, pero no la ciencia, parece querer decir que mejor introducirlos de uno en uno y esperar al menos de un día para otro antes de dar un nuevo alimento por, si le sentase mal el anterior, poder distinguir cuál es el causante del problema. Es poco útil esperarse una semana, como a veces leemos, entre la introducción de uno y otro alimento, pues las alergias suelen desencadenarse en cuestión de horas y las posibles diarreas en alrededor de un día. Es más, la comida sana, sobre todo en ausencia de enfermedades alérgicas en la familia, rara vez nos va a causar problemas. Si hay muchos antecedentes familiares de alergias, quizá sea prudente tardar un poco más en introducir alimentos con mayor riesgo de originar alergias, como pescados, huevo, gambas, fresas o melocotón, posiblemente hacia los 9-10 meses, o hacerlo en pequeñas cantidades observando con cuidado.

El gluten es una proteína que existe en la mayoría de cereales de consumo común (trigo, avena, centeno, cebada y espelta). Los cereales que no tienen gluten son el arroz, el maíz, el mijo y el sorgo. Otras semillas semejantes a cereales sin serlos y que tampoco contienen gluten son el alforfón o trigo sarraceno y los andinos quinua y amaranto o kiwicha. La enfermedad celíaca, celiaquía o intolerancia al gluten es una enfermedad crónica y frecuente (una de cada 100 a 300 personas) en la que el gluten inflama el intestino delgado y origina diarrea, mala absorción de alimentos, anemia y desnutrición crónicas y cuya única solución es no tomar gluten de por vida. Se sabe hoy que es mucho menos frecuente con lactancia materna y, cuanto más prolongada, menor es el riesgo de padecerla. Se ha visto también que disminuye un poco más el riesgo si se retrasa la introducción del gluten, se hace muy poco a poco y cuando aún se está dando el pecho. Puede ser interesante, sobre todo en caso de antecedentes familiares, introducir el gluten entre los 6 y 7 meses mientras aún se da la leche materna.

## Qué no hacer

No formarse expectativas irreales sobre lo que debe comer un niño, ni en la cantidad, ni en el tipo de comida. Un bebé sano come la cantidad de comida que tiene que comer y cuando no puede más es tontería forzarle. Cada niño come una cantidad diferente que depende de su edad, de su peso y talla, del ejercicio que ha hecho ese día, del hambre que tiene y de las ganas que tiene de jugar con la comida. Un bebé sano va a elegir entre lo que le ofertemos: si le ofertamos comida sana —pan, zanahoria hervida y pollo—, elegirá entre alimentos sanos; si ofertamos comida basura —bollo industrial, gusanitos y papas fritas—, elegirá entre ellos. La diferencia es que la segunda opción no es buena para el organismo ni para crear hábitos alimenticios sanos. La solución está en el momento de la compra: si no se compran estos alimentos, jamás llegarán a casa y jamás serán comidos por ningún miembro de la familia. Esto hay que aplicarlo también a las bebidas gaseosas azucaradas o no y a los zumos de frutas comerciales: es mejor no comprarlos, el agua es lo más sano para beber en las comidas.

Distraer para que alguien coma es muy empleado con los niños pero no con los adultos. Es una burda técnica que va contra natura, se come por hambre, no por distracción. Lo peor es cuando en las comidas se pone la televisión. Aparte de que se ha demostrado, como veremos en el capítulo 8, que cuanta más televisión ven los niños, más obesidad padecen y peores resultados escolares tienen, la televisión a la hora de comer altera por completo la convivencia familiar y el intercambio de mensajes. Muy buenos estudios publicados acaban recomendando que antes de los 3 años, no se debería ver la televisión. Se ha comprobado que comer en familia, además de contribuir al desarrollo de buenos hábitos alimentarios, mejora las habilidades de comunicación de los niños pequeños: el tiempo de conversación mientras se come influye directamente en su riqueza de vocabulario.

No considerar la comida objeto ni de castigo ni de premio. No castigar porque no come, no premiar o alabar porque lo ha hecho. No estar pendiente todo el rato de la comida demostrando ansiedad que será percibida y mal entendida por el bebé. No darles de comer a traición, cuando están dormidos, por ejemplo.

Tampoco es buena idea hacer otra comida diferente porque no ha comido lo que había, o recurrir a los yogures, natillas, golosinas y chucherías. Y lo acabaremos de estropear todo si picotea entre comidas o un rato antes de comer se toma un quesito. Sin embargo, eso no debe hacerte pensar que comerá mejor si no le das el pecho. En el primer año de vida es mejor dar el pecho antes de las comidas y que coma alimentos sólidos después. Cuando están malitos a veces lo único que quieren es el pecho de su madre.

Hemos pervertido tanto los hábitos alimenticios tradicionales que aceptamos comer cualquier cosa. Compramos bollos industriales, cargados de grasas animales y vegetales, comidas y bebidas llenas de sal, azúcar, edulcorantes, conservantes y colorantes, cuyos efectos nocivos en la nutrición y en el desarrollo psicofísico darían para escribir un libro aparte. Llevar a los niños, encima como premio, a comer los festivos comida rápida en restaurantes al uso no es hacer pedagogía de la buena alimentación. Está comprobado que estos restaurantes, por más que han modificado y aligerado sus menús, no son buenos para prevenir la obesidad y las enfermedades cardiovasculares.

Nada tan sano como la comida en casa. De salir, no hay que olvidar pedir ensaladas o verdura de primer plato. Incluso muchos restaurantes ofrecen menús aparte para niños; menús poco sanos, menús para niños que no saben comer, claro. Nada tan sano y barato como el pan, nada tan sano y barato como el agua.

Mención aparte merecen las chucherías, las «chuches». Nada hay peor nutritivamente hablando que dichos productos, muchos de ellos además con escasos controles sanitarios. Es más difícil controlar las «chuches» que la comida que compramos en el comercio. Cuando nuestros niños van ya al colegio o a la guardería, o cuando paseamos con ellos para ir al parque, es difícil sustraerse a la presión social, la de los otros niños, que los tienen y comen, que los muestran con sus chillones colores. ¿Qué decirle a nuestro hijo, que no entiende de «calorías huecas» y sí de colores y dulzores? Es mejor tener preparado a mano otro alimento sano, una fruta, un bocadillo de casa, que le guste mucho y explicarle las veces que haga falta que eso otro no es bueno. El tema de los kioscos y papelerías en las proximidades de colegios, guarderías e institutos, junto a la impunidad de la implantación de máquinas expendedoras de bebidas gaseosas y comida basura en colegios e institutos, debería estar regulado por la ley, dentro de la estrategia nacional de prevención de la obesidad, pero es un tema que sobrepasa los límites de este libro; me atrevo a apuntar que las AMPAS (Asociaciones de Madres y Padres de Alumnos) tienen mucho que decir en este campo para proteger la salud de sus hijos.

Y esto resumiría todo este apartado de «Qué no hacer»: no forzar jamás a comer; ni forzar, ni alabar, ni castigar, ni regañar, ni engañar, ni distraer. Y menos en un país donde hay comida y nadie se muere de hambre. Hay países en los que sí que se mueren de hambre, pero aquí no. De nuevo te digo: confía en tu hijo, es un bebé sano que va a comer lo que le hace falta, ni más ni menos.

## QUÉ HACER CUANDO LAS COMIDAS SON COMPLICADAS

Los niños, estos primeros años, en especial en el segundo y tercer año de su vida, se desarrollan, empiezan a diferenciar claramente el yo del otro y, con frecuencia, se oponen a decisiones de sus padres diciendo «no». Basta haberlos forzado a comer alguna vez para que ellos se nieguen o simplemente encuentren entretenida esa pugna con su madre. En otras ocasiones, no tienen hambre y son incapaces de comer más. Pueden encontrar también muy divertido jugar con la comida y preferirla más como objeto de exploración que como comida. Si se ha forzado mucho su deseo de comer o si, como indican en tantos folletos sanitarios y foros de Internet, se les ha pasado sin grandes explicaciones de la leche a las papillas, cambiándolas por las tomas de pecho o biberón en vez de complementarlas, es difícil que entiendan algo y fácil que se reboten y no coman lo que los adultos pretendemos que coman.

Lo cierto es que muchas madres están convencidas de que no comen nada, pero cuando les pregunto si corren, juegan y están contentos, me suelen decir que sí. Pues bien, para hacer un trabajo esforzado hay que comer algo primero: para moverse de manera que agoten a toda la familia, hay que haber comido, en especial los niños, que no suelen tener las reservas que tenemos los adultos en forma de grasa acumulada donde nos incomoda. Estos niños están comiendo, comiendo lo suficiente para ir tirando, para crecer y jugar sin parar. Es fácil que estén comiendo lo que deben y nos parezca que no, es posible que estén comiendo mal o cosas no sanas pero llenas de calorías como zumos y chucherías, que les dan para moverse y crecer. Pero están comiendo y no se van a desnutrir. Si tu bebé pesa lo que toca a su edad, aunque esté en la rayita más baja de las gráficas de peso (el llamado percentil 3), es que está comiendo y no debes temer nada. Tan buena es la rayita de abajo como la de arriba (el percentil 97) y situarse entre la una y la otra es lo normal.

¿Qué hay que hacer pues para que la hora de la comida no sea un suplicio para todos? No hacer nada o, más bien, dejar de hacer lo que hasta ahora estamos haciendo. Es decir, no hacer nada de lo que he puesto en el apartado «Qué no hacer». Dejar de pelear porque coma, dejar de forzarle, de engañarle, de amenazarle, dejar de pensar que lo hace porque es malo, porque quiere castigarte y que sufras, porque te ha cogido manía, porque te tiene dominada... Ponedle la comida, y si no la quiere no pasa nada, tampoco debe notar vuestro enfado porque no ha comido. Se le puede decir que ya se puede ir a jugar y en paz. Si al poco desea comer y decides darle, debe ser la comida que no ha querido, y no dársela fría como si fuese un castigo. En la siguiente comida, se le puede ofrecer la misma que no ha comido porque está buena, o bien ofrecerle la comida que se haya hecho para esa ocasión.

Normalmente, al tercer día suelen convencerse de que ya no te gusta jugar a hacer cosas raras para que le entre la cuchara en la boca y se ponen a comer con normalidad. Con la condición de que haya consenso entre los adultos cuidadores y nadie se esté «apiadando» y dándole a escondidas comida aparte o golosinas. No sufras, porque no va a perder peso, quizá tampoco ganarlo, pero seguirá sano, ganando el mismo peso que antes, poco o mucho, pero al menos tendréis unas comidas descansadas, normales.

## CUÁNDO PREOCUPARSE

Cuando estamos enfermos no comemos, ni los adultos ni los niños. Si tu bebé comía tan ricamente y deja de comer de forma abrupta, mira a ver si además le notas algo más: tristeza, sueño, fiebre, dolor o llanto; igual está incubando o padeciendo ya alguna enfermedad. Si está malito es normal que coma poco o deje de comer o solo quiera pecho y nada más. No hay que forzarlo esos días.

Si la pérdida de apetito empieza a durar o es habitual, hay que comprobar el peso. Si está en su línea de siempre, aunque sea el percentil 3, y no por debajo o no demasiado por debajo, estamos ante un rechazo de comida del que hemos hablado en este capítulo y que se soluciona como hemos comentado. Si realmente está perdiendo peso o lleva una temporada por debajo de lo mínimo normal a su edad, es mejor comentarlo con tu pediatra para que haga un examen físico pertinente y, si hace falta, unos análisis para descartar una enfermedad.

En ocasiones, la falta de hierro puede disminuir el apetito enormemente y hacer que no coman nada, con lo que empeora el déficit de hierro y se convierte en un círculo vicioso. Comprueba cuánta leche está bebiendo que no sea tu leche materna. Si es leche de vaca de la misma que bebéis en casa y bebe bastante más de medio litro diario, es posible que esté desarrollando una anemia por falta de hierro. El poco hierro que lleva la leche de vaca, el no comer otros alimentos ricos en hierro por no tener más hambre debido a la cantidad de leche que bebe y la inflamación que suele provocar en el intestino el exceso de leche de vaca, con pérdidas microscópicas de sangre, acaban en anemia.

Si sois vegetarianos, debéis saber que un bebé necesita muchas proteínas para ir creciendo y que a base de leche, materna de preferencia, huevos y proteínas que hay en los vegetales, sí se puede criar a un bebé con éxito, pero sin leche ni huevos, y no siendo expertos en nutrición, esto no es posible por ser muy peligrosos los déficits nutricionales que le podéis provocar a vuestro hijo.

Si tu bebé padece una enfermedad crónica o neurológica es evidente que también debes confiar en él, pero deberás supervisarle más estrechamente y orientarte con profesionales, también en cuanto a la alimentación.

## Epílogo

Bueno, llegar hasta aquí y que no haya puesto ni una recetita simple de lo que hay que comer a cada edad, ya tiene mérito... o cara, podrías pensar. Resulta difícil sobrevivir sin guías y normas rígidas que nos encorseten a nosotros y a nuestros bebés.

Diré algunas cosas de las que sí está comprobada su validez:

- La leche materna se puede dar todo el tiempo que madre e hijo deseen. Siempre es sana y muy nutritiva. Mientras se toma leche materna no suele ser preciso ni vale la pena beber leche de vaca de ningún tipo, en especial los 3 primeros años: es mucho más sana, nutritiva y llena de defensas la materna. A partir de los 10-12 meses puede ser interesante ofrecerles derivados lácteos poco hechos (yogures, queso blanco...).

- Los primeros 6 meses los bebés no precisan ni están demasiado preparados para tomar nada más que leche, materna de preferencia o sucedáneo de la misma, no siendo pues preciso ni conveniente introducir ningún otro alimento complementario.

- Si no lo alimentas con leche materna, el primer año de vida es mejor darle leche para lactantes: el primer semestre una de las llamadas de inicio o del número 1, y el segundo semestre puedes seguir con la misma o pasarte a una del número 2. A partir de los 12 meses pueden beber la leche que bebáis en casa, pero que no sea desnatada, sino entera, pues necesitan las grasas para crecer bien. La cantidad de leche a partir de los 6 meses de vida y hasta los 3 y más años no debe exceder mucho del medio litro diario, en especial si toman otros lácteos.

- Si se tiene alergia a las proteínas de la leche (no muy frecuente) o intolerancia a la lactosa por déficit de la enzima intestinal que la digiere (muy frecuente: la mitad de la población sana del mundo), no hay que esforzarse en beber leche. Los lácteos, sobre todo, y otros alimentos (legumbres, verduras verdes, huevo, sardina, marisco) tienen proteínas y calcio.

- Es conveniente hacer 5 o más comidas en lugar de darse atracones: desayuno, almuerzo, comida, merienda, cena, resopón y, posiblemente, alguna que otra toma nocturna, en especial cuando toman el pecho.

- No hay un orden definido mejor que otro para la introducción de alimentos. Lo más práctico, si se decide empezar con una dieta sólida sin triturar, es ir ofreciendo trozos de lo que tenemos ese día en nuestra comida, incluido pan. Si decidimos empezar con triturados, es indiferente comenzar con fruta, cereales o verduras-carne-pescado-huevo.

- Las cantidades concretas las dicta el bebé con su apetito.

- Si se ven contentos e incansables, poco hay que preocuparse de más. Se puede controlar el crecimiento (peso, talla y perímetro de la cabeza) cada 2 a 3 meses el primer año de vida, cada 3 a 4 meses en el segundo año y cada 4 a 6 meses en el tercer año para cerciorarse de una correcta alimentación. Ojo, no olvides que las tablas que hay que emplear son las últimas de la OMS hechas con lactantes amamantados, incluso aunque tu lactante no haya sido amamantado o no esté ya tomando el pecho. Las diferencias de peso de un día para otro son mínimas y no deben tenerse en cuenta, pues con frecuencia angustian a los cuidadores. Lo mismo pasa con las diferencias semanales que están muy influidas por la última comida, el último pipí o deposición. Es mejor esperar a ver qué pasa en 2 semanas, o si tiene más de 6 meses, esperar al mes antes de volver a pesar.

## Tabla de incremento de peso semanal y mensual

| Mes de vida | Aumento semanal (g) | Aumento mensual (g) |
|---|---|---|
| 1.º (*) | 140-300 | 600-1.300 |
| 2.º | 120-230 | 540-1.100 |
| 3.º | 110-210 | 500-900 |
| 4.º y 5.º | 90-140 | 400-600 |
| 6.º, 7.º y 8.º | 70-110 | 300-500 |
| 9.º, 10.º y 11.º | 50-70 | 200-300 |
| 12.º a 18.º | 45-65 | 200-280 |
| 19.º a 24.º | 35-60 | 150-260 |

FUENTES: OMS, Dewey, Cohen, Polanco.

\* A partir de los 15 días de vida, tras recuperar la pérdida fisiológica.

## SABER MÁS. REFERENCIAS

Comisión Europea. Karolinska Institutet, Institute for Child Health IRCCS Burlo Garofolo, «Alimentación de los lactantes y de los niños pequeños: Normas recomendadas para la Unión Europea», WHO. 2006. Descargable en *http://www.ihan.es/publicaciones/libros_manuales/Alimentaciónlactantes_Normas%20recomendadas-UE.pdf*

González, C., *Mi niño no me come. Consejos para prevenir y resolver el problema*, Temas de Hoy, Madrid, 1999.

Illinhgworth, R. S., *El niño normal*, El Manual Moderno, México D.F., 1982.

Kramer, M. S. y Kakuma, R., «Optimal duration of exclusive breastfeeding», *Cochrane Database of Systematic Reviews*, núm. 8, 15 de agosto de 2012, CD003517.

Moreno Villares, J. M. y Galiano Segovia, M. J., «La comida en familia: algo más que comer juntos», Acta Pediátrica Española, vol. 64, núm. 11, 2006, pp. 554-558. Descargable en *http://www.gastroinf. com/SecciNutri/NUTRICIÓN%20INFANTIL%2064(11).pdf*

Rapley, G., «Guidelines for implementing a baby-led approach to the introduction of solid foods», actualizado en junio de 2008. Descargable en *http://www.rapleyweaning.com/assets/blw_guidelines.pdf*

Solter, A. J., *Mi bebé lo entiende todo*, Medici, Barcelona, 2002.

Townsend, E. y Pitchford, N. J., «Baby knows best? The impact of weaning style on food preferences and body mass index in early childhood in a caseecontrolled sample», BMJ Open, núm. 2, 2012, e000298. Descargable en *http://bmjopen.bmj.com/content/2/1/ e000298.full.pdf*

Wickes, I. G., *A History of Infant Feeding*.

   ° I parte: «Primitive peoples, ancient works, Renaissance writers», *Archives of Disease Childhood*, 28, 1953, pp.151-158.

   ° II parte: «Seventeenth and eighteenth centuries», *Archives of Disease Childhood*, vol. 28, núm. 139, junio de 1953, pp. 232-240.

   ° III parte: «Eighteenth and nineteenth century writers», *Archives of Disease Childhood*, vol. 28, núm. 140, agosto de 1953, pp. 332-340.

# 7

## La reincorporación al trabajo

Mirad, yo no puedo llevarme a mi hija [...]. El trabajo no
lo permite.
Con una criatura no hay dónde colocarse [...].
Además, que no tardaré mucho en volver.
¿Queréis guardarme a mi niña?

VICTOR HUGO (1802-1885),
*Los miserables* (1862)

## INTRODUCCIÓN

La lactancia materna como mantenimiento de la vida creada,
al igual que la gestación —crear vida—, son trabajos específicos
de mujer, pero no se consideran como tales y acaban interfiriendo con su vida laboral y su carrera profesional.

El trabajo de lactancia, como tantos de los realizados por las
mujeres, ha sido devaluado en los hechos concretos. Hace más de
un siglo que comenzó la fabricación de fórmulas sucedáneas con
el propósito de hacer negocio, cambiando la forma de alimentación inicial y, por ende, de crianza de los humanos; se atribuyó a
estas fórmulas el carácter de científicas, se pretendió que eran de
mejor calidad y se les dedicó más tratados y estudios que a la leche del pecho de las mujeres. No se cuestionó lo que se estaba haciendo y no se previeron las consecuencias.

En el momento actual, muchas mujeres que desean estar con sus hijos más tiempo no tienen ningún amparo, o muy escaso, del cuerpo social en el que viven, pierden escalafón en el trabajo o incluso son despedidas, por lo que muchas de ellas tienen que dejar a sus hijos en manos ajenas y volver al trabajo remunerado. Otras logran arañar días para estar juntos e incluso consiguen seguir con su lactancia.

De esto vamos a hablar en este capítulo, de cómo, ante la indiferencia de la sociedad, de los políticos, de los sindicatos, se puede conseguir continuar una lactancia aun saliendo a trabajar fuera de casa, de cómo aminorar el desgarro que para muchas supone la separación temprana, de trucos para estar más tiempo y mejor juntos. De cómo, si se dan las circunstancias y la unidad familiar puede permitírselo, no separarse. Es sorprendente que en la mayoría de los países los permisos laborales por maternidad, remunerados o no, sean inferiores a la duración recomendada de la lactancia materna, máxime sabiendo el ahorro económico que la lactancia materna supone, no ya para la familia y la nación, sino para las propias empresas que ven disminuido el absentismo laboral al haber menos carga de enfermedad en los hijos de trabajadoras que los amamantan.

Uno de los mayores obstáculos a la continuidad de la lactancia durante el primer año de vida es la obligación de reincorporarse al trabajo pero, en realidad, no es preciso que destetes al acabar la baja por maternidad si no lo deseas. Para ello, hay que conocer y dominar una serie de recursos que te van a permitir hacerlo con éxito. Por una parte, existe toda una serie de tácticas y leyes que te asisten en tu derecho para retrasar lo más posible la separación. Por otra, debes asegurar que tu pecho sigue produciendo leche (que tú sigues produciendo leche) y que esa leche se la toma tu bebé aun no estando juntos.

Muchas mujeres me han contado cómo disfrutan al volver del trabajo a casa con su lactancia y cómo notan la alegría de su hijo al poder mamar de su mamá. Es innegable que pese a esa separación, la lactancia salvada va a mantener la unión tan especial, el vínculo que tenéis entre ambos y compensar las horas separadas.

## CÓMO RETRASAR Y AMINORAR LA SEPARACIÓN

En primer lugar, debes saber que la ley te ampara, no como debería ser, de un modo incondicional y a lo largo de toda la lactancia, pero algo es algo: la Organización Internacional del Trabajo (OIT), agencia de las Naciones Unidas, dice que «se han de tomar medidas especiales de protección de la maternidad para que las mujeres puedan cumplir su función de madres, sin que resulten marginalizadas del mercado de trabajo». Toda una serie de armas legales están a tu disposición para emplearlas, aunque todo depende del país en el que vivas, de la empresa en la que trabajes, del convenio de tu empresa o de cómo sea tu empleador.

En primer lugar, está la baja maternal, variable en semanas según países. El Convenio 183 de la OIT (año 2000) recomienda una baja laboral retribuida con más de las dos terceras partes del sueldo habitual de, al menos, 14 semanas, 6 de ellas obligatoriamente en el posparto.

En este mismo convenio se prohíbe despedir a una mujer embarazada o lactante durante la licencia de maternidad o al poco de haberse reincorporado y se garantiza el derecho a retornar al mismo puesto de trabajo o a un puesto equivalente con la misma remuneración al término de dicha licencia. La OIT defiende el derecho de la trabajadora lactante a una o varias interrupciones por día o a una reducción diaria del tiempo de trabajo. En la Recomendación 191 la OIT habla de una baja de 18 semanas ampliables en caso de nacimientos múltiples.

La licencia por maternidad es de 18 semanas en el 20 % de países del mundo, de 14 a 17 semanas en el 30 % de países, de 12 a 13 semanas en el 35 % de países y de menos o nada en el resto. En cuanto a la remuneración, el 60 % de países no remuneran durante la baja maternal o menos de los dos tercios del salario; solo un 30 % lo remuneran al 100 %.

España oferta en estos momentos una baja laboral de 16 semanas remuneradas al 100 %, 18 semanas si son gemelos y 20 si son trillizos, siempre que se esté afiliado a la Seguridad Social y se haya cotizado al menos 180 días en los últimos cinco años. Así mismo, dispones de una hora diaria de licencia repartida o no en dos pausas para lactancia o acortar la jornada en media hora hasta que el bebé tenga 9 meses. En caso de hospitalización del recién nacido, la baja se amplía durante el período de hospitalización hasta un máximo de 13 semanas. La hora diaria de permiso es por niño nacido, es decir, son dos horas para gemelos. Si no has cotizado el mínimo descrito, infórmate bien porque tienes derecho a otro tipo de subsidio alternativo.

Bien, 16 semanas no son los 6 meses (26 semanas) que se recomienda de lactancia materna exclusiva, pero algo es algo. Si antes del parto no puedes más, y te das de baja, que no sea a costa de la baja maternal para que no te descuente. Deben darte de baja por trabajo con riesgo en el embarazo o por un motivo médico. Quitando 6 semanas que la ley reconoce que son tuyas para después del parto, las otras 10 pueden ser repartidas con la pareja, lo que en caso de lactancia artificial puede ser comprensible, pero no en el de lactancia materna.

Pero bien, ya tenemos un respiro, las primeras 16 semanas. Muchas de vosotras preferís no disfrutar las pausas de una hora diaria y acumularlas, obteniendo, según convenio y negociaciones con el empresario, unas 12 a 16 jornadas laborales libres más, lo que da una tregua de unas 2 a 3 semanas más a acumular a la baja por maternidad, consiguiendo llegar a los 4 meses y medio de edad de tu bebé. La hora de lactancia no ocasiona reducción del sueldo. Cada gemelo genera derecho a una hora más.

Muchas cogéis las vacaciones anuales a continuación, llegando casi a los 6 meses de edad. Tienes derecho a cogerlas aunque se te haya pasado el tiempo, e incluso el año, y te quedasen pendientes del anterior.

A partir de ahí se puede optar, según las circunstancias económicas y laborales de cada cual, sea por una reducción de jornada por cuidado de menor de 8 años con la reducción consiguiente del sueldo, sea por solicitar un permiso sin sueldo puntual o una excedencia de hasta tres años, con derecho a reserva del puesto de trabajo el primer año y a un puesto del mismo grupo profesional los dos siguientes. En España, tras la última reforma laboral, la reducción de jornada es entre un octavo y la mitad del tiempo y es diaria, es decir no se puede dejar de acudir algún día al trabajo.

Las madres autónomas deben consultar sus condiciones específicamente, pues no solo se les reconoce en los últimos años prestaciones, subsidios, bonificaciones especiales de cuotas y permisos de maternidad y paternidad, sino que, en España, dependiendo de en qué Comunidad Autónoma estén residiendo pueden tener derechos adicionales.

## Modificación de las condiciones laborales

La ley de protección de riesgos laborales protege mucho mejor a la mujer embarazada que a la madre lactante y a su bebé. El riesgo para la lactancia por exposición o manipulación de sustancias tóxicas, por trabajo excesivo, trabajo nocturno o a turnos, ha de solicitarse y debe dictaminarlo un médico, normalmente el de la mutua de la empresa, quien finalmente decidirá la cuestión. Si hay riesgo, deben ofrecerte un trabajo distinto en la empresa sin él; en caso de que no exista otro trabajo sin riesgo, puedes solicitar la suspensión del contrato por riesgo con derecho a subsidio hasta que tu bebé cumpla 9 meses. Todo esto está tan mal articulado legalmente, que muchas veces el resultado final de las gestiones es muy variable dependiendo de cómo lo pides, de cómo el sindicato o los abogados se lo trabajan y del talante del empresario, lo que no debería ser.

## Quién sustituye a la madre. Elección del sistema alternativo de cuidados

Así que, querido señor: o mejor, querido señor, señorito o señorón, que todo lo manda (por ahora): haga el favor de ponerse con el tema. Ya sabemos que es usted sensible, como le hemos pedido. Pero, hasta que no desarrolle la capacidad de gestar, parir y amamantar, haga el esfuerzo de ponerse en nuestro lugar. No hay manera humana de que tener hijos no sea un contratiempo para nuestras carreras profesionales y para nuestras bellezas. Es un desastre para nuestra ascensión laboral y no le digo para nuestras tetas. Así que legisle ya para que no nos sintamos fatal trabajando en nuestra casa, cuidando unos hijos que son de todos y para todos. Porque en ese tiempo, que casi consideramos inútil y perdido, estamos dándonos futuro. Y déjese de guarderías de 0 a 18, que están los chavales hasta los pelos que ya tienen. Denos unas buenas bajas maternales, cuide de que nuestros puestos de trabajo nos esperen y convenza a toda la sociedad de que criar hijos es un regalo que le hacemos.

Eva Hache
«Querida señora» (*El País*, 14-10-2012)

España es, con mucho, el país europeo con mayor número de menores de 3 años asistiendo a guarderías. Mientras en otros países de nuestro entorno no existen en absoluto o están estabilizadas en cifras muy bajas o con tendencia a la baja, las autoridades de nuestro país nos las intentan vender como un símbolo de modernidad y conciliación.

Si vas a tener que empezar a ausentarte del domicilio, tendréis que calcular quién se va a hacer cargo del bebé en tu ausencia. Todo dependerá de si tu pareja también tiene trabajo o no y de si os podéis turnar en vuestros trabajos para que uno de los dos siempre esté en casa o no. En ausencia de lo anterior, se puede recurrir a la familia o a las amistades como segunda opción. Dependiendo de si ya están jubilados o no, de cómo sea de buena su salud, de sus deseos personales y de cuánto de cerca vivan, los abuelos pueden ser una magnífica opción. Un familiar en paro (hermanos, tíos) también, y lo mismo alguna amistad de vuestra confianza, que le apetezca y quiera hacerse con un sobresueldo.

La tercera opción es contratar a una persona que venga a casa o le lleves a la suya para cuidar del bebé, lo que plantea una cuestión de confianza; hay países en los que hay agencias específicas con regulación estatal de contratación de personas cuidadoras que atienden un número reducido de niños en su propia casa, las llamadas *«assistantes maternelles agrées»* (asistentes maternas autorizadas) en Francia; no es el caso de España.

Finalmente, cuando nada de lo anterior es posible, la guardería queda como cuarta elección, y quizá la menos buena pues aúna dos problemas: la menor dedicación al bebé que va a haber al ocuparse de varios niños cada empleada de la guardería y la mayor exposición a enfermedades propias de los niños al convivir varios de ellos en estrecho contacto las horas que permanecen en la guardería. Dependiendo del número de horas que contrates al cuidador o cuidadora individual, no tiene por qué ser una opción más cara que la guardería.

Tanto si decidís cuidador individual como guardería vale la pena tomarse el tiempo de hacerlo bien y estar razonablemente seguros de haber acertado, pues cambiar bruscamente no es bueno para un bebé o niño pequeño que no entenderá bien un desfile de personas diferentes como cuidadores. Invitad a la persona que hayáis decidido contratar antes de empezar a trabajar, para ver cómo se comporta, o acudid a su casa si es que lo va a cuidar allí; si es una guardería, id el mes antes de empezar a trabajar para ver cómo funciona. Si aún le das el pecho, asegúrate en uno y otro caso de que puedes darle de mamar mientras lo están cuidando y de que aceptan que les lleves tu leche para dársela cuando corresponda.

El desempleo que asola y azota, especialmente a nuestra juventud en estos momentos, es una angustiosa situación de incertidumbre a la que el nuevo bebé ha llegado. Con todo, mientras se cobre el paro u otro subsidio, haya ahorros o familiares que apoyen, el paro puede constituir una oportunidad de disfrutar del nuevo hijo mucho más tiempo, siendo especialmente benéfico esto no solo en el consorte, habitualmente tan alejado por su trabajo de sus funciones parentales, sino también en el bebé y familia. El desempleo en la madre permite ocuparse más tiempo del bebé. Este párrafo no es para justificar lo que está pasando en absoluto, es por aquello del «no hay mal que por bien no venga».

Al final, el vínculo con el padre lo hace el dedicarle tiempo, porque con la madre ya lo tiene de serie prácticamente.

DAVID, padre de ELSA (2013)

## CÓMO MANTENER LA SECRECIÓN DE LECHE

El principal problema a resolver si tienes que separarte de tu bebé y estás dando el pecho, es el mantenimiento de la producción de leche. Como recordarás, la estimulación del pezón y el vaciado frecuente de la mama, cada pocas horas, hace que se produzca más leche. Es decir, que el mantenimiento de la producción de leche depende de la extracción de la leche, sea por el bebé, o de forma manual o con un sacaleches.

La hora de lactancia se puede utilizar para amamantar directamente si tu bebé está cerca, lo que puede ser debido a que el trabajo está próximo al domicilio familiar y vas o te lo traen, o a que has buscado una guardería cercana como logran hacer algunas (la suerte es tenerla dentro de la empresa, pero esto, pese a los beneficios económicos que se derivan para la empresa porque sus trabajadoras amamantan, no se prodiga demasiado). Si todo lo anterior no es posible, la hora de lactancia se puede emplear para extraerse leche, lo que mantiene la producción y permite alimentar a tu bebé cuando tú no estás. Se trata de tener una reserva de leche, para una o dos tomas al día siguiente, cuando irás a trabajar.

Dependerá, desde luego, de qué edad tiene tu bebé en ese momento y cuáles son sus demandas de comida, así como de la ayuda de que dispongas y del horario del trabajo. Si ya tiene más de 6 meses, pueden darle alimentación complementaria mientras tú no estás; si trabajas a tiempo parcial o son pocas horas y no pide durante las horas que no estás, no es preciso molestarle para darle de comer.

Si te has de incorporar al trabajo antes de los 6 meses de edad de tu bebé, y deseas darle tu leche en exclusiva hasta esa edad, es bueno para los dos poneros a la lactancia mientras estés en casa, antes de irte al trabajo y nada más llegar del mismo: te irás con el pecho aliviado y lo aliviarás al volver y tu bebé tan feliz. Muchas madres aprovechan el tiempo que están en casa, sobre todo las horas nocturnas, para estar lo máximo posible piel con piel y dar de mamar, compensando las horas que no han estado juntos y asegurando mayor producción de leche. Si te dejan en el trabajo, que es obligatorio que te dejen en la hora de descanso, extráete leche, refrigérala en una nevera y llévala a casa adecuadamente refrigerada (neverita portátil) para ir teniendo de reserva. Esa leche se la pueden dar al día siguiente, mientras estás en el trabajo; no es preciso pues congelarla, basta con ponerla en la nevera.

### Extracción de la leche

Si estás dando el pecho y quieres seguir haciéndolo pese a reincorporarte al trabajo, la técnica de extracción de la leche debes dominarla antes de incorporarte. De hecho, es bueno haber empezado alguna semana antes para adquirir experiencia y tener una reserva de leche que será muy tranquilizadora cuando ya estés trabajando. Es decir, si has empezado a sacarte leche justo el día antes de ir a trabajar, tienes casi seguro dos problemas: primero, que muchas veces, al principio no sale casi nada aunque tú estés criando perfectamente a tu bebé con tu leche y, segundo, que eso te va a poner nerviosa por ver que te vas al trabajo y no tienes leche en reserva para dársela. Lo más práctico es asistir a alguna sesión en la que tu matrona u otra madre del grupo de apoyo o taller que conozcas te haya explicado bien cómo hacerlo. Conforme vayas practicando verás que en menos tiempo sacas más leche. Se puede incluso realizar extracciones con sacaleches a la vez que estás amamantando: en un pecho tu bebé y en el otro el sacaleches.

Hay dos maneras de extraerse leche: con tus manos o con un sacaleches. En ambos, se facilita mucho la extracción si te preparas un poco emocionalmente y preparas el pecho previamente. Antes que nada, sea con sacaleches o manualmente: lávate bien las manos con agua y jabón. Tienes derecho a que el lugar en el que vas a extraerte leche no sea un cuchitril, que esté limpio y sea un lugar recogido en donde sea difícil que te interrumpan; aunque no hay legislación al respecto y la empresa no tiene ninguna obligación, tú sí que puedes exigírselo. Es bueno pensar en tu bebé, incluso tener alguna ropita que lleve con frecuencia, una foto mientras estás sacándote leche. La preparación previa del pecho la puedes hacer dándote un masaje con la mano, primero circular por todo el pecho alrededor de la areola y luego radial desde la periferia del pecho hasta la areola durante un par de minutos y finalmente sacudiéndote los pechos inclinándote un poco hacia delante y haciéndolos oscilar. Ponerse sobre el pecho un paño calentado con agua tibia también ayuda. Tras ello, depende de si has aprendido a sacarte leche con las manos o con un extractor. Ambos métodos, bien hechos, son muy eficaces para extraer leche; depende de cuál prefieras tú, con el que te sientas más cómoda, te cause menos molestias y emplees menos tiempo. Algunas mujeres han optado por el método manual porque la copa del extractor les hacía daño y suele ser debido a ignorar que hay varias medidas de copas para que se adapten a los diversos tamaños de pecho: si la copa es pequeña para el pecho, hace daño. A otras, es el ruido o la tecnificación que supone el sacaleches lo que les molesta.

Las mujeres que he conocido que preferían la extracción manual conseguían en pocos minutos buena cantidad de leche. Tras la preparación, la mejor es la técnica de Chele Marmet, que consiste en poner la mano sobre el pecho formando con el pulgar y el índice como una «C» dentro de la cual están pezón y areola, toda o parte: en realidad, los dedos deben estar a entre 2 y 4 centímetros de distancia del pezón. La mano aprieta el pecho hacia dentro, hacia las costillas, de tal manera que areola y pezón acaban sobresaliendo un poco de la mano y, acto seguido, se cierra un poco la pinza entre pulgar e índice sobre la areola-pezón, se afloja la presión que se hace sobre el pecho y vuelta a empezar. A las pocas veces que se hace este movimiento la leche comienza a fluir cuando se cierran los dedos sobre la areola-pezón. Hay que ir cambiando poco a poco la posición de la mano de tal manera que la «C» formada por pulgar e índice vaya rotando alrededor del pezón para vaciar bien todas las zonas del pecho. Normalmente se mejora la producción haciendo unos tres ciclos en los que se intercale masaje (unos 3 minutos) y extracción (unos 5 minutos).

Es preciso disponer de un recipiente de boca ancha, tipo tazón, para que los varios chorros de leche que fluyen no se desparramen. El tazón se habrá lavado previamente con agua y jabón y bien enjuagado. Al acabar, hay que verter la leche del tazón en un recipiente más pequeño con cierre hermético y teniendo cuidado de no tocar mucho para que no se contamine.

Si has optado por un sacaleches, son mucho más eficaces los eléctricos que los manuales, cansan menos la mano y su mayor precio (doble a triple) se compensa a la larga con la comodidad que suponen. Dentro de los eléctricos aún son mejores los de doble copa, una para cada pecho, pues extraen más leche y además en menos tiempo, pero suelen costar el doble que los eléctricos simples; tienen posibilidad de regular la fuerza de extracción y es conveniente emplear la menor al principio e ir subiendo poco a poco sin hacerse daño. Si elijes uno manual, los mejores son los del tipo «pistola» o «palanca», así llamados porque tienen un gatillo o palanca que hay que presionar y soltar alternativamente para lograr la extracción. Los de tipo jeringa son sencillos y muy baratos y suelen ir bien también. Los no recomendables son los antiguos de tipo pera o bocina, malos para recoger leche y para limpiar. Los sacaleches de uso doméstico no es preciso hervirlos, basta con lavarlos con agua caliente jabonosa y enjuagarlos bien.

## Almacenamiento de la leche

Al acabar, el mismo bote del sacaleches se puede cerrar y meter en una bolsa o mochila de refrigeración con petaca helada para transportarla a casa, en donde se pondrá la leche en recipientes bien limpios de cristal o de plástico alimentario rígido o en formato de bolsa que venden ex profeso para congelar y almacenar leche materna. No son adecuados envases de plástico que no estén previstos para uso alimentario. Si el recipiente es de cristal o de plástico rígido, no hay que llenarlo del todo: es mejor dejar un dedo libre en la parte de arriba, para que al congelarse no reviente. Se puede añadir leche recién extraída a un frasco no lleno de leche ya congelada a condición de refrigerar primero una hora la leche reciente para evitar que la otra se descongele. Es mejor congelar separadamente cantidades no mayores de 100 ml para no desperdiciar algo si, una vez descongelada, no se la termina el bebé. Los recipientes se etiquetarán con la fecha de extracción para ir consumiendo la leche más antigua. Ni que decir tiene que antes de manipular leche y contenedores para almacenarla, hay que lavarse de nuevo las manos con agua y jabón.

La leche materna se conserva según la temperatura ambiente: 4 horas si es de 25 °C o más, 8 horas entre 20 y 25 °C, 12 horas entre 15 y 20 °C y 24 horas si es de 15 °C o menos. En el frigorífico a unos 4 °C dura unos cuatro días, dos semanas en congelador dentro del frigorífico, tres o cuatro meses en congeladores integrados y seis o más meses en congeladores separados que logran al menos −19 °C.

*Conservación de leche materna según temperatura de almacenamiento*

| Lugar de almacenamiento | Temperatura de almacenamiento | Tiempo de conservación |
|---|---|---|
| Ambiente | 25 °C o más | 4 horas |
|  | 20 a 24 °C | 8 horas |
|  | 15 a 19 °C | 12 horas |
|  | Menos de 15 °C | 24 horas |
| Frigorífico | 0 a 4 °C | 2 a 4 días [*] |
| Congelador interior [*] | −6 a −12 °C | 2 semanas |
| Congelador aparte [*] | −10 a −18 °C | 3 a 4 meses |
| Congelador profesional [*] | −19 a −24 °C | 6 a 12 meses |

[*] Según se abra mucho o poco el frigorífico. La leche descongelada: solo 24 horas.

## Descongelación de la leche

Para descongelar se pone el recipiente de leche dentro de un cazo con agua ya caliente; al cabo del rato se puede poner al baño María, no directamente por si se rompe el recipiente de leche. El microondas para descongelar tiene riesgo de calentamiento irregular, si se emplea hay que poner potencias bajas y luego agitar para que se mezcle bien la leche y la temperatura sea uniforme. Una vez descongelada se puede guardar en el frigorífico durante un día, pero no se debe volver a congelar.

Si al descongelar parece como cortada, agitando el frasco la leche vuelve a su aspecto normal. Algunas veces la leche descongelada sabe rancia debido a una sustancia, la lipasa, que no es dañina, pero que digiere un poco las grasas de la leche y le cambia el sabor, lo que puede desagradar a algunos bebés y hacer que la rechacen. No hay nada que hacer si esto ha ocurrido, más que confiar que se la tome. Para prevenirlo, es mejor congelarla lo más pronto posible tras extraerla. Otra manera de evitarlo es escaldar la leche un momento, sin que llegue a hervir antes de congelarla: se pone en un cazo, se calienta hasta que salen las primeras burbujas en los bordes del cazo (esto ocurre a los 60 °C, para las que tengan termómetro de alimentos) y se enfría y se congela. Si piensas almacenar gran cantidad de leche, es mejor hacer una prueba al principio con leche descongelada a ver si tiene este problema, pues algunas mujeres tienen más lipasa y les ocurre casi siempre, en cuyo caso es mejor hacer lo que hemos dicho para prevenir (congelar rápido o escaldar).

## Administración de la leche u otros alimentos

Si empezaste a extraer leche unos días antes de ir a trabajar, conviene que la persona que se va a encargar de alimentar a tu bebé en tu ausencia sea la que le administre ya esa leche extraída para ir probando; de hecho, es fácil que tu bebé acepte mal y con extrañeza que seas tú misma la que le dé la leche de otra manera distinta a la que conoce: directamente de tu pecho.

Si tu bebé es menor de 6 meses y has decidido seguir dándole tu leche, la persona que lo cuide se la dará. Otro problema que puede surgir es que no acepte beber tu leche a través de un biberón y haya que dársela con vasito, cucharita o jeringa. Conviene entrenar antes al cuidador, pero no es complicado: los bebés son más hábiles de lo que nos han hecho creer en el pasado, pues beben muy bien de un vasito estrecho o de una cucharita. Administrarlo con jeringa también es posible y en especial conveniente para lactantes de muy pocos meses.

Si es mayor de 6 meses casi es más práctico empezar con la alimentación complementaria mientras estás fuera trabajando, y darle después tu leche directamente de tu pecho cuando vuelvas. En cualquiera de los dos casos, la persona que cuida debe organizar mínimamente el horario para que unas dos horas antes de que vuelvas no haya comido nada más para que tenga ganitas de cogerse a tu pecho.

Lo que hacen muchas madres es amamantar antes de ir a trabajar, extraerse leche en el trabajo al menos una vez y, al volver del trabajo, darle pecho de nuevo. Una variante es poder amamantarlo directamente en el trabajo si puedes reunirte con tu bebé.

## TRETAS, COSAS ÚTILES

Si vas a empezar a trabajar puede que alguien de tu entorno, incluso un profesional, te aconseje que empieces a acostumbrar a tu bebé antes de ello; pueden decirte que dos semanas o un mes antes empieces ya a hacer como si estuvieses trabajando y que le des biberones de tu leche o de leche artificial. Tú deberás entrenarte a extraerte leche si estás amamantando y quieres seguir haciéndolo, y la persona que cuida, sea familiar o contratada, deberá tener instrucciones precisas sobre lo que hay que hacer y realizar algunas prácticas pero no tanto que parezca que hayas empezado a trabajar un mes antes de lo previsto. Tu bebé puede mamar como habitualmente hasta el día previo al trabajo.

Además de todo lo hablado a lo largo de este capítulo, puedes poner en marcha toda una serie de acciones que te faciliten el estar más con tu hijo y seguir dándole el pecho si es lo que deseas.

Si tu domicilio y tu trabajo están ubicados muy cerca, puedes aprovechar la hora de lactancia para amamantarlo, sea yendo a casa si te da tiempo, sea que te lo traigan al trabajo. Si lo anterior no es factible, podéis haber intentado encontrar un cuidador del bebé que viva al lado de tu trabajo, con lo que te facilitará el dejarlo antes de comenzar a trabajar y amamantarlo a mitad de turno. Quien dice cuidador, que es fácil que sea cuidadora, dice guardería próxima al trabajo, si es el caso.

Si en tu trabajo mandas tú o es trabajo familiar propio, según las condiciones y tipo, puedes valorar llevarte a tu hijo al trabajo y estar con él. En Occidente hemos apartado tanto a los niños de nuestras actividades cotidianas que luego, a fuerza de no verlos, hemos perdido la costumbre, y cuando a veces aparecen en sitios no explícitamente reservados a adultos pero sí de hecho, nos molestan. Increíble. La aparición relativamente reciente de establecimientos hoteleros y de restauración declarados «sin niños» en los que la entrada a menores está vetada es paradigmática de esta especie de «puerifobia» (fobia a los niños) sobrevenida. No deseo aquí más que apuntar como tema de reflexión si esta clara discriminación es acorde a la Constitución.

Siempre vale la pena en determinados trabajos explorar las posibilidades del teletrabajo. Cada vez más empresas y organismos ofertan esta modalidad que puede ser muy ventajosa para una madre y su bebé.

Hacer colecho o tener mucho contacto piel con piel, y amamantar por la noche, compensa las horas de separación en el trabajo. A muchas madres les resulta muy placentero y los niños lo agradecen un montón. De cualquier modo, es prudente protegerte de un cansancio excesivo y hacer lo que veas que te va mejor, te gusta y no te agota.

## SITUACIONES EN LAS QUE ES ÚTIL DOMINAR LA TÉCNICA DE EXTRACCIÓN DE LECHE

Además de para continuar amamantando mientras se trabaja fuera del hogar, extraerse leche puede ser muy útil durante las primeras semanas si el bebé tiene alguna dificultad para cogerse bien al pecho y no logra hacerlo por sí mismo; es lo que pasa si ha nacido antes de tiempo o algo pequeñín, estando ingresado o no. Mientras puede o aprende, extraerse la leche y dársela con alguno de los métodos descritos puede salvar una lactancia. Pasa lo mismo si hay dificultades en el agarre del pecho por alguna causa que hay que esperar algo a corregirla, como que el bebé tenga una malformación del paladar (fisura palatina) o una mandíbula pequeña (retrognatia)

Para aliviar una ingurgitación mamaria, una inflamación o una infección del pecho, si el bebé, que es el que mejor vacía el pecho, no puede o no quiere cogerse, el sacaleches o la extracción manual pueden ser de gran ayuda. Hay que tener cuidado si la ingurgitación es tanta que el pecho y sobre todo la areola están muy duros; es fácil que se haya acumulado mucho líquido y haya edema en el pezón y areola. El sacaleches puede producir más inflamación y dolor si no se aplica antes la técnica del drenaje linfático o presión inversa suavizante: se colocan los dedos de las dos manos muy pegados al pezón, rodeándolo y se aplica una presión constante durante unos 3 a 5 minutos hacia las costillas. Se puede relajar y volver a empezar. Normalmente además de salir leche, disminuye la hinchazón del pezón y areola.

Si hay una separación forzosa por un imprevisto, para mantener la producción sin que el bebé esté para mamar, será precisa la extracción regular manual o con sacaleches.

Otras situaciones en las que es preciso extraerse leche es cuando te han recetado un medicamento o te han inyectado una sustancia para hacerte alguna prueba médica (gammagrafía, por ejemplo) en la que sea conveniente no dar el pecho por unas horas o días para que tu bebé no tome a través de tu leche la sustancia que te han administrado. Previo a la medicación o prueba que te tienen que hacer debes preguntar cuánto tiempo no vas a poder amamantar, es decir, cuánto tiempo tarda ese producto en desaparecer de tu cuerpo para empezar a hacerte una reserva de tu leche en el congelador en los días previos. Tras el procedimiento médico, puedes administrar la leche guardada de días anteriores al tiempo que te extraes la actual y la desechas (salvo si es por gammagrafía, ya que los compuestos radioactivos, pasadas unas horas, días o semanas dejan de serlo y por tanto la leche ya no ofrece ningún peligro: guárdala en un cajón del congelador diferente hasta que pase ese tiempo y puedas emplearla).

Si dejaste de amamantar hace días o semanas y quieres volver a hacerlo, el bebé es el que mejor estimulará el pecho y el consiguiente mecanismo hormonal de producción de leche, pero si no está mucho por la labor porque nota la escasez de leche, el sacaleches puede ayudar mucho a restablecer una buena producción; es lo que se conoce como **relactación**.

Si vas a adoptar un bebé pequeño, preferentemente menor de 3 o 4 meses y te has preguntado si le podrías dar pecho aun no habiendo estado jamás embarazada, has de saber que sí, que reproduciendo el mecanismo de estímulo del pezón acabas segregando las hormonas necesarias para que la leche acabe fluyendo y poder hacer una lactancia más o menos exclusiva a tu bebé. Es lo que se llama **lactancia inducida**. Debes empezar con extracciones sistemáticas desde unos meses antes de tener al bebé y consultar a un experto a través del grupo de apoyo que tengas más a mano.

Finalmente, saber extraerse leche es también útil si decides donar leche a un banco de leche de forma altruista.


## Afrontando la separación

Tú no eres una mala madre porque vuelves a trabajar antes de lo que hubieses deseado. Tú no eres una mala madre por tener que dejar a tu hijo en manos ajenas, sea de tus padres, de tus suegros, de una empleada o por haber de llevarlo a una guardería mucho antes de lo que te parece a ti bien. He conocido y hablado con muchas mujeres que eran excelentes madres a todas luces y creían no serlo o se arrepentían con amargura de cosas que no estaba en sus manos cambiar.

Has alargado el día de tu reincorporación lo máximo que te dejan las cicateras leyes de tu país y tienes ganas de llorar. Llora todo lo que necesites llorar, pero tenlo claro: tú no eres una mala madre, vives en un mal país y los hay peores.

No pienses que por este abandono parcial se va a malograr todo el cariño que os tenéis, ni que ello va a marcar la vida de tu bebé. Tenéis muchas horas al día para estar juntos, muchos fines de semana, muchas vacaciones, mucha vida juntos por delante. Tu bebé lo superará y hasta es posible que, si te empeñas, tú también.

Puedes compensar tanta rotura cada día que vuelves del trabajo dando y recibiendo cariño de tu hijo; apóyate en tu pareja, en tu familia, busca la complicidad de tus compañeros de trabajo, muchos son también madres o padres y pueden ayudarte en tus estrategias por verte más con tu hijo, lo amamantes o no.

## EPÍLOGO

Una sociedad que no asegura a las mujeres que desean criar, o criar y amamantar, el poder hacerlo con facilidad en tiempo y lugar adecuados, incluido el espacio de trabajo, es una sociedad enferma. Gobernantes insensibles a las aspiraciones de sus votantes mujeres; políticos y sindicatos que maquinan por sus prebendas y empresarios ofuscados por el lucro rápido, aun a costa de sus empleados, arruinan los deseos de las mujeres, siendo como son un capital social fundamental. Si a tanta ceguera se suma la indiferencia y falta de preparación de los profesionales de la salud, y el desprecio o la ignorancia en el lugar de trabajo y entre familiares y amigos, las mujeres encuentran un formidable obstáculo a vencer: la soledad de sus lactancias, la frustración de sus crianzas. Probablemente sea fundamental recibir al menos apoyo familiar o de un grupo de otras madres para encontrar cierto respiro, pero es hora de que todos los actores sociales nombrados reconsideren seriamente sus posiciones.

Entretanto muchos estamos de acuerdo en firmar todas las peticiones que sean precisas para que los permisos por maternidad, paternidad y lactancia mejoren sus condiciones, en apoyar a partidos, sindicatos y grupos que luchen por tus derechos. No solo hay que rescatar a la banca y los banqueros como nos quieren hacer creer. Debemos rescatar la maternidad y la crianza de tanta angostura y mezquindad.

Aguayo Maldonado, J., *La lactancia materna*, Publicaciones de la Universidad de Sevilla, Sevilla, 2004.

Del Olmo, C., *¿Dónde está mi tribu? Maternidad y crianza en una sociedad individualista*, Clave Intelectual, Madrid, 2013.

Casado, D., *La función familiar de crianza*, Editorial Académica Española, Saarbrücken, 2013.

Disposiciones legales en España (los distintos convenios laborales pueden tener mejoras sobre estos derechos):

  ° Estatuto de los Trabajadores, Ministerio de Trabajo y Seguridad Social (B.O.E.: 29/03/1995).

  ° Ley 39/1999, de 5 de noviembre, para promover la conciliación de la vida familiar y laboral de las personas trabajadoras (B.O.E. 6/11/1999).

  ° Modificaciones para niños prematuros y hospitalizados (B.O.E. 10/07/2001. Ley 12/2001 de 9 de julio).

  ° Real decreto-ley 3/2012 de 10 de febrero, de medidas urgentes para la reforma del mercado laboral.

Escoriza Mateu, T., *Producción y trabajo femenino en las representaciones rupestres levantinas*, actas del III Congreso del Neolítico de la Península Ibérica, Santander, 5-8 de octubre de 2003, pp. 729-738.

Guía de lactancia materna, *Trabajo y lactancia*, en: *http://guiadelactanciamaterna.wordpress.com/lactancia-materna/trabajo-y-lactancia/*

La Liga de la Leche, *Derechos de las madres trabajadoras 2011*, en *http://www.laligadelaleche.es/lactancia_materna/legal.htm*

La Liga de la Leche, *Extracción y almacenamiento de leche materna*, en *http://www.laligadelaleche.es/lactancia_materna/almacenamiento.htm*

La Liga de la Leche, *Lactancia y trabajo*, 2008. Descargable en *http://www.laligadelaleche.org/images/pdf/lactancia_trabajo.pdf*

## 8

## Desarrollo motor, cognitivo y de comunicación

Fils de bourgeois ou fils d'apôtres
Tous les enfants sont comme les vôtres.
Fils de César ou fils de rien
Tous les enfants sont comme le tien:
Le même sourire, les mêmes larmes,
Les mêmes alarmes, les mêmes soupirs.

*(Hijos de burgueses o hijos de apóstoles,*
*todos los niños son como los vuestros.*
*Hijos de César o hijos de nada,*
*todos los niños son como el tuyo:*
*La misma sonrisa, las mismas lágrimas,*
*los mismos miedos, los mismos suspiros.)*

JACQUES BREL, 1967,
*Fils de...*

### LOS TRES PRIMEROS AÑOS

Los primeros tres años de vida, pero en especial el primero, los bebés logran adquirir múltiples capacidades en todas las áreas del desarrollo. Estas capacidades o habilidades se construyen poco a poco, por pasos, empezando por las más simples y afianzándose las más complejas en las anteriores. Unas y otras áreas se interrelacionan y progresan; por ejemplo, el área motora y el área visual se influyen mutuamente para que el bebé acabe siendo capaz de poder coger con habilidad un objeto. Es más, muchas de estas habilidades parten inicialmente de la base de reflejos innatos: los manotazos que da el bebé recién nacido y su tendencia a cerrar la mano cuando le toca algo acaban convirtiéndose por medio de muchas pruebas de ensayo y error en el movimiento preciso, dirigido para coger un objeto. Es una etapa fundamental del desarrollo; no en vano el 80 % del volumen del cerebro adulto se consigue en estos tres primeros años.

Para Jean Piaget (1896-1980) los tres primeros años de vida constituyen lo que él llama el **período de desarrollo sensorio-motriz**, que según este psicólogo suizo ocurre entre el nacimiento y los 2 años. Se trata de un período anterior al habla y al pensamiento que luego conoceremos. El bebé parte de los reflejos innatos y, por medio de repeticiones múltiples y utilizando sus sentidos y capacidades motoras, va alcanzando habilidades crecientes. Todo lo que le provoca placer lo repite constantemente, la inteligencia es preverbal, basada en la actividad de experimentación. En este período acaba por aprender también que los objetos o personas que desaparecen de su vista siguen existiendo aunque no los vea, de ahí lo interesante de los juegos de ocultación tipo cucú.

A los 2 años, para Piaget, comienza el **período de pensamiento preoperacional** que dura hasta los 7 años. Inicialmente, se va consolidando el lenguaje como medio de conseguir los deseos y comienza el juego simbólico y la imitación.

En este capítulo os pongo unos datos orientativos de la edad a la que los bebés acaban alcanzando las diferentes habilidades del desarrollo, tanto en el aspecto motor como en el relacional y el del habla.

Importa saber que no todos los bebés son iguales y, por eso, el momento en que desarrollan una habilidad puede variar algunos meses de unos a otros y no quiere ello decir que van a estar finalmente más capacitados o menos: tan competente puede ser el que camina desde los 10 meses como el que lo logra a los 18 meses. Hay tiempos por encima de los cuales es conveniente hablar con el pediatra por si hay que realizar alguna investigación que descarte algún problema. Un retraso en una sola área no es tan preocupante como un retraso en múltiples áreas (motora y del habla, por ejemplo) o en todas.

En los bebés prematuros, nacidos antes de tiempo, conviene restar el tiempo que les faltó de embarazo para corregir la edad a la hora de mirar si aún no hacen una determinada cosa como sostener la cabeza. Es decir, si nacieron 4 semanas antes, no esperaremos que hagan algo que hacen los niños de su edad hasta 4 semanas después.

## CRONOLOGÍA DEL DESARROLLO DURANTE LOS PRIMEROS TRES AÑOS

El desarrollo en el bebé sigue un patrón de continuidad y acumulación, progresa día a día aunque haciendo breves parones a temporadas, y lo que aprende se mantiene, no lo pierde. Además, sigue una secuencia predeterminada, es decir, las destrezas las adquiere en un orden determinado y no en otro. Es preciso haber dominado bien las de una etapa para adquirir otra (no puede caminar sin ser capaz de sentarse previamente). El desarrollo se realiza sobre varias áreas que son necesarias para el total desempeño del niño como persona autónoma: área motriz (dominio del cuerpo y de los movimientos finos), área del lenguaje, área social y emocional y área del conocimiento.

### Nacimiento

- Suele estar con las extremidades flexionadas y le molesta que se las estiren. Las manos están casi siempre cerradas aunque es capaz de agarrar con la mano si logras tocarle en la palma. Duerme mucho, mira con atención si no hay luz que le deslumbre y puede seguir con la mirada objetos o caras próximas a menos de medio metro y si se mueven lentamente.

- Llora bastante, es su principal medio de comunicación; se tranquiliza al oír la voz materna o al cogerlo en brazos, acariciarlo o darle leche. No se ríe; ocasionalmente hace muecas que parecen sonrisas pero no sabemos por qué, quizá porque está feliz. Tiene el reflejo de marcha automática: si lo sostienes por las axilas y sus pies están apoyados en una superficie hace como que camina; a todo el mundo le maravilla esto, aunque se trata de un simple reflejo que desaparece antes de los 3 o 4 meses.

### 1 mes

- La cabeza se le cae hacia atrás al sentarlo. Puesto sobre el abdomen eleva la cabeza ligeramente.
- Sigue con la vista objetos o caras cercanas, observa a su madre, imita su mímica abriendo y cerrando la boca, por ejemplo. Empieza a sonreír.

### 2 meses

- Aún se le cae la cabeza hacia atrás al sentarlo dando cabezadas, pero la aguanta más rato.
- Mantiene las manos abiertas.
- Sonríe cuando le hablan o hacen fiestas (sonrisa social, intencionada). Sigue objetos o personas que se mueven por delante, en su radio de visión a más de un metro. Se interesa por los sonidos. Empieza a tener confianza si se satisfacen sus necesidades de hambre, de calor y de contacto.

### 3 meses

- Sostiene la cabeza.
- Se tira de la ropa. Manos casi siempre abiertas; cierra la mano para coger un objeto si se le da. No acierta a coger aún objetos si no se le dan, pero lo intenta.

- Sigue con la vista a varios metros y unos 180° (de un lado a otro).
- Sonríe, ríe y grita de placer ante estímulos.
- Emite sonidos guturales (gu, ajo...).

### 4 meses

- Mantiene la cabeza bien erguida sin problemas. Mantiene la espalda recta al sentarlo. Si se le pone tumbado sobre el abdomen, levanta la cabeza de la cama para mirar. Le gusta estar sentado.
- Juega con las manos, las junta, las observa e intenta acertar para coger objetos. Si los coge o se le dan, los agita, se los lleva a la boca. Pasa mucho tiempo repitiendo los movimientos de sus manos mientras se las mira.
- Se gira cuando oye ruidos, muestra interés por el pecho o el biberón y los juguetes. Ríe fuerte. Sonríe a los padres y a extraños.

### 5 meses

- Es capaz de agarrar objetos con toda la mano intencionalmente; juega con pequeños objetos. Le encanta el agua; juega a chapotear mientras le bañan. Estando tumbado empieza a poder girarse de boca abajo a boca arriba y viceversa, aumentando el riesgo de caídas si no se le vigila mientras se le cambia el pañal.
- Reconoce imágenes en un espejo, le intrigan. Prueba a dejar caer objetos que tiene en la mano y mira dónde van a parar.

### 6 meses

- Se puede aguantar sentado unos segundos, cayendo enseguida. Rueda sobre sí mismo cambiando de estar boca arriba a boca abajo.

- Se coge los pies y se los lleva a la boca, puede coger objetos grandes con toda la mano. Palpa objetos con la palma. Se distrae mientras come, interesándose por lo que está más allá de su madre y su pecho. Explora su cuerpo. Ya no se mira tanto las manos.
- Se gira bien hacia voces o sonidos. Le empieza a gustar el juego del cucú, de esconderse detrás de un objeto y los juegos de movimientos rítmicos de manos con canciones. Puede empezar a mostrar temor o timidez frente a los extraños. Prefiere a la madre.

## 7-8 meses

- Se sostiene sentado apoyándose con las manos delante. Le encanta que lo apoyen sobre los pies y rebota extendiendo y flexionando las rodillas.
- Deja un objeto para coger otro. Se cambia objetos de una mano a otra, da golpes con los objetos sobre la mesa. Se lleva todo a la boca. Coge y come migas de pan o la comida que le presenten.
- Se gira al oír su nombre. Imita muecas o saca la lengua. Se dirige a la gente próxima para atraer su atención, aunque ya puede haber mucho temor a ser cogido por extraños. Entiende cuando le dicen que no.
- Primeros monosílabos: ba, pa, ka, da... y en pocas semanas los enlaza para formar bisílabos. Muy sensible a las separaciones de la madre. Llora ante extraños.

## 9 meses

- Se aguanta perfectamente sentado, con la espalda recta, sin apoyo y no cae aunque lo empujes ligeramente. Puede empezar a reptar o gatear.
- Empieza a coger objetos pequeños haciendo la pinza con la mano, aunque de momento es entre el pulgar y la palma de la mano o con ayuda de los otros dedos.

- Entiende la permanencia de los objetos aunque no los vea por estar tapados y los busca, sabe que están ahí. El juego del cucú de hace unos meses que tanto le divierte, cobra ahora un nuevo significado y disfruta mucho buscando si le escondemos cosas debajo de un papel o trapo.
- Enseña los juguetes a los padres como para decir que está contento.

## 10 meses

- Se sienta por sí mismo. Se arrastra o gatea bastante bien. Puede ponerse de pie con ayuda.
- Señala objetos con el índice. Suelta objetos adrede. Mejora la pinza, empezando a hacerla entre pulgar y la base del índice, lo que le permitirá coger objetos pequeños.
- Aplaude, juega con las manos a juegos sociales como cinco lobitos, ayuda a vestirse metiendo la mano o el pie. Dice adiós con la mano. Entiende palabras y frases sencillas como «dónde está» (la nariz, el ombligo, el pendiente, etc.).

## 11 meses

- Repta o gatea con rapidez. También puede andar con las cuatro extremidades estiradas sobre palmas y plantas, como los animales cuadrúpedos.
- Sabe jugar a taparse la cara; tira objetos adrede para que se los recojan; mete y saca objetos en recipientes.
- Puede decir una palabra con significado aunque no la pronuncie bien.

## 12 meses

- Camina cogido de la mano o apoyándose en los muebles. Baila con la música.
- Hace la pinza perfecta entre el pulgar y la yema de otro dedo

(el índice), con lo que puede coger objetos pequeños (del tamaño de una lenteja o menos).

- Entiende preguntas de dónde están las cosas o las personas. Obedece órdenes como «tráeme esto», «dámelo», etc.
- Puede decir dos o tres palabras con significado.
- Persiste el miedo a los extraños. Reconoce su imagen en el espejo y le intriga.


### 15 meses

- Puede caminar sin ayuda y subir escaleras gateando.
- Construye torre de 2 cubos. Pasa páginas gruesas de cuentos.
- Obedece órdenes sencillas. Inicio del negativismo.
- Habla mucho sin que se le entienda casi nada, con jerga propia.
- Le encanta explorar. Se aleja de sus padres sin perder de vista donde están y vuelve a ellos, utilizándolos como base exploratoria. Inicio de la tozudez.


### 18 meses

- Corre y se cae con frecuencia. Sube escaleras apoyándose.
- Maneja la cuchara sin que se le caiga tanta sopa o comida como antes. Pasa páginas de libros; se quita zapatos y guantes. Construye torres de 3 cubos.
- Observa mucho e imita. Juega solo, no con otros niños. Le gusta transportar, desordenar y ordenar los juguetes.
- Tiene un vocabulario de 10 a 15 palabras y jerga propia.


### 2 años

- Corre. Sube y baja escalones de uno en uno cogiéndose de la mano o la barandilla.

- Construye torres de 5 a 6 cubos; se pone los zapatos, se sabe lavar y secar las manos. Abre puertas. Come sin ayuda con bastante más limpieza. Pide ir al aseo. Rabietas frecuentes.
- Habla mucho, se le entiende bastante bien. Posee un vocabulario de 50 a 100 palabras con el que empieza a construir frases de hasta 3 palabras.

### 2 años y medio a 3 años

- Salta. Sube escalones alternando los pies. Monta en triciclo.
- Sostiene el lápiz bien, con la mano, no con el puño. Pinta garabatos. Puede copiar un círculo.
- Dice su nombre, ayuda a guardar cosas.
- A partir de los 3 años empieza a definirse la lateralización, esto es, el predominio de lado, el ser diestro o zurdo y no está indicado cambiar sus preferencias. Es posible que sepa decir su edad y si es niña o niño.

## VARIACIONES NORMALES

Los siguientes son los límites tempranos y tardíos en los que niños normales alcanzan algunos de los hitos del desarrollo. Si vuestro bebé tarda más que el límite tardío en conseguir alguno de ellos, es conveniente comentarlo con vuestro pediatra.

- Fija la mirada en la cara humana: desde el nacimiento hasta el mes.
- Sonrisa social: desde los primeros 15 días hasta los 3 meses.
- Reacciona a la voz: desde el nacimiento a los 3 meses.
- Junta las manos, dirige la mano a un objeto: entre los 4 y 5 meses y medio.
- Sigue con la mirada un objeto o persona en un arco de media circunferencia, girando la cabeza: de los 2 a 6 meses.
- Cambia un objeto de una mano a otra: entre los 6 y 9 meses.

- Busca objetos que ha tirado o a alguien que se ha ocultado: entre los 8 y 11 meses.
- Dice bisílabos sin intención (dada...): de los 8 a 10 meses.
- Se sostiene sentado solo: entre los 7 y 9 meses y medio.
- Se sostiene de pie con apoyo: entre los 7 y los 11 meses.
- Coge objetos con los dedos, empleando el pulgar: de 9 a 13 meses.
- Responde a su nombre: 11 a 14 meses.
- Dice mamá o papá intencionalmente entre los 13 y 18 meses. El lenguaje es muy variable, a los 2 años igual tiene pocas palabras como más de 1.000; los hay muy silenciosos que comienzan a hablar algo a los 15 meses y todavía a los 2 años y medio dicen muy poco.
- Camina sin ayuda de los 14 a 18 meses.
- Dice «no» entre los 18 y 24 meses.
- Señala partes de su cuerpo de los 19 a 24 meses.
- Baja escaleras: entre los 20 y 24 meses.
- Gatear o reptar no es una fase obligatoria del desarrollo, algunos niños pasan directamente de sentarse a sostenerse de pie y caminar.

## TIEMPOS LÍMITES DE ALARMA

Visto de otra manera, aunque cada bebé sigue un ritmo diferente, hay una edad máxima en la que cada hito del desarrollo normalmente se habrá adquirido; en caso contrario es mejor consultar con el pediatra:

- Si al mes no fija la mirada en la cara humana o rechaza sistemáticamente comer, pecho o biberón.
- Si a los 3 meses no sonríe nunca, o no sigue con la mirada la cara humana o no se fija en los objetos o no reacciona nada a voces o sonidos.
- Si a los 5 meses no balbucea, no sostiene la cabeza cuando se le pone sentado, no junta las manos o se le ve completamente indiferente a su entorno, no girándose hacia las vo-

ces o no interesándose por movimientos de personas u objetos.

- Si a los 7 meses no coge objetos que se le dan en la mano.
- Si a los 9 meses no se mantiene sentado con ayuda de un adulto o no dice ninguna sílaba o no parece reconocer o se muestra indiferente ante su cuidador más próximo (la madre).
- Si a los 12 meses no se mantiene sentado solo, no hace nada de pinza con la mano, no se interesa por buscar un objeto que se le tapa, ni por inspeccionar los objetos a su alrededor.
- Si a los 15 meses no puede cambiar solo de tumbado a sentado o no camina con ayuda, no hace pinza con los dedos, o no entiende ninguna palabra u orden sencilla.
- Si a los 18 meses no se pone de pie solo o no camina solo. No dice bisílabos con sentido o no entiende órdenes sencillas.
- Si a los 21 meses no come con cuchara, no pasa páginas, no dice cinco palabras, no hace torres o no imita.
- Si a los 24 meses no sube escaleras con apoyo, no sabe ninguna parte de su cuerpo, no dice «no», ni hace frases de al menos dos palabras.

## EL JUEGO

Los padres, en el trato cotidiano habitual, estimulan a su hijo. Su presencia es necesaria para relacionarse mutuamente, estimularlo, alentar a descubrir y enseñarlo a aprender, a explorar. Algunas madres me han preguntado que qué pueden hacer para estimular a su hijo, qué juguetes comprar, incluso he visto libros que enseñan a «estimular más» a los hijos. En realidad, no hace falta nada especial y no creo que sea bueno «estimular más» a los hijos. No es preciso, ni es bueno para su desarrollo, pues necesitan únicamente la estimulación diaria normal y necesitan descansar y ser felices, disfrutar. Lo único necesario es vuestra presencia o la de un adulto solícito cuando no podáis estar vosotros.

Conviene mostrarle el mundo que le rodea empezando por

vosotros y las otras personas, primero las próximas, fundamentales, la mamá y el papá y luego los extraños, que al principio no distingue y luego rechaza, para acabar aceptándolos e incluso interesarle solo al final de este período inicial de 3 años. Conviene después simultanear con la exposición de objetos cotidianos del aseo personal, de la comida o juguetes, estimular sus sentidos, el tacto (la textura de los objetos), el oído (ruidos, canciones), la vista (colores de los objetos). Del olfato y el gusto se encarga fundamentalmente la alimentación, desde el principio, pero se puede continuar cuando se interese en ayudar a preparar comidas.

Es bueno tocarle mucho, darle masajes, dejarle que nos toque, que nos explore la cara (les suele fascinar los ojos y la boca de las personas); es bueno que le habléis mucho desde que nace, leerle cuentos aunque aún parezca que no nos entiende y, en el primer año, enseñarle los dibujos de los cuentos. No es preciso gastarse mucho en juguetes, importa más vuestra presencia y guía que mil juguetes. Además, vuestro bebé es capaz de entretenerse con los objetos comunes de la casa: una caja, el mando a distancia (ojo a la saliva que se cuela entre las teclas), la puerta de un armario o mesita, los botones de la cadena musical, etc. De hecho, después de su primer cumpleaños, lo que más le gusta es explorar toda la casa y puede pasar horas seguidas en ello sin dar muestras de fatiga. Es el momento de poner todo lo peligroso (medicinas, productos de limpieza, etc.) a buen recaudo, tapar adecuadamente los enchufes e ir subiendo las piezas de cerámica y otros objetos frágiles que apreciemos a estanterías superiores. Las cosas y juguetes que le dejemos coger deben ser de bordes romos y no estar pintados o estarlo con pinturas homologadas para uso en menores de 3 años y tener un tamaño lo suficientemente grande para que no se los pueda tragar y tener un accidente.

Ponedle objetos atrayentes cerca pero no se los pongáis en la mano a partir de los 4-5 meses, que ya es capaz de intentar cogerlos por sí mismo: acercádselos y esperad a que se incline él mismo para cogerlos, con lo que se refuerzan los músculos del tronco y extremidades. Siempre conviene no dirigir el juego, esperad a ver cómo lo dirige el bebé, qué se le ocurre; os sorprenderá muchas veces, pues tiene una imaginación desbordante, mucho más que la nuestra. No desesperéis con sus repeticiones, que pueden resultarnos monótonas, pero para el bebé son fundamentales: intenta algo, repite y repite sus intentos hasta que consigue hacer lo que quería y, una vez que lo ha conseguido, está tan feliz y orgulloso por ello que vuelve a repetir la acción, ahora correctamente, sin descanso; además, necesita hacerlo para fijar el aprendizaje.

## JUEGOS INTERESANTES PARA VUESTRO BEBÉ EN ESTOS PRIMEROS AÑOS

- Los primeros dos meses disfruta oyendo voces humanas, la de la madre en primer lugar, pero también la del padre. Se entretiene mirando a la cara y es bueno que aprovechéis cuando está despierto y tranquilo para hablarle y poner vuestra cara a un palmo de la suya y dejar que os mire. De vez en cuando podéis lentamente cambiar vuestra cara de sitio para que os siga con la mirada. Le gusta mucho que lo toquen y acaricien.
- A partir del segundo mes, que es capaz de seguir con la mirada objetos, además de seguir jugando con ella, pueden venir bien los móviles que giran y emiten música para ponerlos encima de donde duerme o descansa, sea vuestra cama o su cuna. Seguid hablándole y cantándole.
- A los 3 meses dejadle cerca objetos grandes de colores vivos para que intente cogerlos, ponedlo incorporado en los brazos o hamaca para que pueda ver las actividades de la casa o jugad con él tumbados en el suelo con una manta para que explore el entorno. Seguid hablándole mucho contándole lo que está pasando, lo que estáis haciendo o lo mucho que lo queréis.
- A los 4 meses podéis empezar con juegos de canciones infantiles acompañadas de movimientos de manos del tipo de palmas palmitas, cinco lobitos, etc. Dejadle juguetes grandes que ya es capaz de coger y mirar con detenimiento.
- A los 6 meses les gusta que los balanceen, los juegos del cucú (taparse la cara y decir «cucú» simulando que has desapa-

recido y volver a aparecer dando una voz —¡uu!—) o el de hacer cosquillas (tocar el timbre en el ombligo); muchos con las pedorretas se parten de risa. Juegos de «dónde está» (la nariz, la boca...) o tocarle la nariz con nuestra nariz les entretienen mucho. Les gusta darse cabezazos ligeros contra la cabeza del que lo sostiene (con cuidado para no hacerle daño). Conviene seguir hablándoles mucho y continuar con las canciones y el empleo rítmico de las manos. Si ya empieza a comer otros alimentos aparte de leche, dejadle que experimente con la técnica del comer aunque lo ponga todo perdido: el aprendizaje y la creación de buenos hábitos alimenticios bien vale alguna que otra barrida y fregada.

- A los 8 meses jugad a taparle cosas o escondérselas en su cercanía para que pueda descubrirlas. Dejadle objetos de colores que no se rompan cuando los tire y jugad a recogérselos una y otra vez. Enseñadle su imagen en un espejo. Empezad a leerle cuentos en el regazo mientras le mostramos las imágenes del cuento. Ponedlo sentado sobre vuestras rodillas y movedlas arriba y abajo rítmicamente mientras le cantáis el *Arre caballito* o similar.

- A los 10 meses seguid perfeccionando las canciones que se acompañan de movimientos rítmicos de las manos. Enseñad a decir adiós con la mano. Son apropiados los juguetes que tienen partes que caben dentro de otras (una cajita y una bola o cubo que quepa dentro es apropiado), pues les encanta meter cosas dentro de otras. Si ya gatea o se arrastra, poned un corralito o mejor una mantita en la habitación para que explore a su gusto. Gatear con él y jugar al que te pillo, puede ser el no va más.

- A partir del primer año, seguid con juguetes que se pueden meter unos dentro de otros y también los que se pueden empujar, los que al apretar botones se oyen ruidos, música o sonidos de animales. Las muñecas o peluches les interesan sean niñas o niños, al igual que los cubos para hacer torres. Actividades de imitación: que repita palabras o enseñarle a bailar.

- A los 15 meses dejad que pase las páginas de los cuentos que le leemos; deberán ser apropiados para ser usados por niños para que no se rompan fácilmente. Jugad al escondite sencillo o al que te pillo, siendo la base el papá o la mamá.

- A los 18 meses puede utilizar lápices de colores (adecuados para niños: de puntas romas y pigmentos no tóxicos) y papel para empezar a dibujar. Juegos con pelota, de construcciones, de encaje o juguetes para arrastrar.

- A partir de los 2 años son interesantes libros apropiados, bloques de construcción, tizas y pizarra o papel en la pared o una pared preparada que no nos moleste volver a pintar un día. Dejarse ayudar a preparar comidas o cocinar o poner la mesa. Son convenientes el triciclo y los rompecabezas.

- Desde el primer momento no hay que olvidar salir a practicar fuera de casa, al aire libre y más especialmente a partir del año de edad; empezar a ir a parques infantiles con material homologado infantil. No os extrañéis si en estos primeros 2-3 años, no tiene tendencia a jugar con otros niños, eso empieza a interesarles a partir de los 3-4 años. Inicialmente juega solo o con vosotros y, además, no le suele gustar ni hay que obligarle a compartir sus juguetes; incluso puede haber trifulcas porque coge los de los otros o le cogen los suyos y uno y otros no quieren devolverlos. Esto va incluido en la idiosincrasia de esta edad y de nada sirve apelar a la solidaridad y otros temas que no entienden: su juguete es su juguete y el de otro niño puede ser suyo también.

## TELEVISIÓN, ORDENADORES, VIDEOJUEGOS Y TABLETAS. LAS HORAS DE PANTALLA

*En un puerto italiano, al pie de las montañas,*
*vive nuestro amigo Marco, en una humilde morada.*
*Se levanta muy temprano para ayudar a su buena mamá.*
*Pero un día, la tristeza llega hasta su corazón.*
*Mamá tiene que partir cruzando el mar a otro país.*
*«No te vayas mamá, no te alejes de mí,*

*adiós mamá, pensaré mucho en ti,*
*no te olvides mamá que aquí tienes tu hogar,*
*si no vuelves pronto iré a buscarte donde estés,*
*no me importa donde vayas, te encontraré.»*

*Adiós, mamá.*
Canción de la serie japonesa de dibujos animados
*Marco, de los Apeninos a los Andes* (1976)

Desde que nacieron nuestros hijos y desde el principio de mi actividad profesional, nos preocupaba los efectos que podía tener la televisión en el desarrollo emocional e intelectual de los niños. Comenzaban a aparecer en aquel momento los primeros videojuegos, pero estaban en sus balbuceos iniciales, nada que ver con lo de ahora y no había nacido Internet.

Todo lo que leímos Christine y yo en libros especializados de la época escritos por pediatras, profesores y psicólogos sobre los efectos de la televisión era bastante ominoso para la seguridad psíquica de los niños, así que decidimos no comprar aparato de televisión y recuerdo que teníamos que ir a casa de unos amigos que sí que tenían, creo que los martes por la noche, para poder ver un estupendo ciclo de cine negro que se programó durante varios años.

Seguí leyendo y pronto advertí que todos los autores indican que la televisión no es buena para los niños por diversos motivos que luego analizaré, pero unos abogan por que los padres controlen tanto el tiempo de visionado como el contenido de los programas que ven sus hijos, y otros, muy pocos, dicen claramente que los niños no deben ver la televisión hasta determinadas edades.

Durante años he comprobado cómo la vida que llevamos en Occidente no da para que los padres controlen, no ya el contenido, que creo que es realmente incontrolable, sino siquiera las horas. No todos somos psicólogos para ver qué hay detrás del programa que están viendo nuestros hijos, la publicidad que hay en las pausas o incluso dentro del mismo de forma velada, así que lo de controlar el contenido es por decir algo. El tiempo no digo que no se pueda controlar, pero no el contenido.

Aunque en España se han firmado varios acuerdos para proteger a los menores de la influencia nociva de la televisión, como el Código ético en 1993 y el Código de autorregulación de 2004, no se cumplen en absoluto y se vulneran de manera sistemática. Casi nadie controla casi nada.

En las últimas dos décadas, han aparecido y proliferado nuevos ingenios que los de mi generación no conocimos; es difícil concebir nuestro modo de vida sin teléfonos móviles, ordenadores, tabletas e incluso para algunos, videoconsolas. Por ello, ahora no nos podemos limitar a hablar de los efectos de la televisión o de los videojuegos sobre el psiquismo infantil, sino que se habla genéricamente de los **tiempos de pantalla** para expresar la suma de horas que pasa una persona, en nuestro caso en edad infantil, delante de una pantalla, sea de televisión, ordenador, videoconsola, tableta, teléfono móvil, etc.

Hoy día hay suficientes datos publicados en libros y revistas científicas de pediatría, psicología y psiquiatría para saber con certeza que el tiempo de pantalla que consume un niño no solo afecta a su desarrollo psicológico, sino que está directamente asociado con la obesidad infantil. Se ha visto incluso relación a cualquier edad con el desarrollo de diabetes tipo 2, el aumento de colesterol y la enfermedad cardiovascular, infartos incluidos, en la edad adulta.

Se ha comprobado que el uso de estos dispositivos:

- Fomenta la pasividad y restringe la imaginación infantil.
- Resta tiempo para la participación con otras personas, adultos o niños, en el juego.
- Dificulta la realización de ejercicio, la conversación y la lectura.
- Ocasiona problemas del sueño: despertares, terrores nocturnos y pesadillas.
- Entorpece la adquisición del lenguaje y empeora los rendimientos escolares.

El exceso de violencia que puebla habitualmente los contenidos de estos medios es un modelo de conductas agresivas para los niños. Se ha demostrado que la visión de situaciones violentas en la televisión o videojuegos antes de los 5 años se asocia a comportamientos antisociales y agresivos a edades tan tempranas como los 7 a 10 años.

La mayoría de series de dibujos para niños contienen escenas de violencia. En ocasiones es muy sutil o psicológica; basta pensar en la serie japonesa *Marco* basada en un relato de Amicis (1846-1908): según la edad a la que se visione, puede dar problemas de ansiedad por miedo a la·pérdida de la madre. Y empleo **visionar** y no **ver** no por pedantería, sino porque el primer significado de visionar, por delante del de «Ver imágenes cinematográficas o televisivas» es «Creer que son reales cosas inventadas», justamente lo que les sucede a los menores de 3 años, con su pensamiento simbólico, que no llega a distinguir entre ambas.

Para los defensores de que con estos medios los niños pueden aprender algo y por tanto no hay que desaprovecharlos, la misma Academia Americana de Pediatría asegura que en menores de 2 años no hay ninguna prueba de que existan beneficios derivados de su uso y sí que hay pruebas de múltiples efectos adversos para su salud y desarrollo.

El número de horas de pantalla influye directamente en el riesgo de obesidad infantil: a más horas de exposición, mayor es la posibilidad de que la criatura acabe con sobrepeso y obesidad. La falta de ejercicio y la publicidad de alimentos en estos programas, que les impele a consumir con más frecuencia comida rápida o basura y bebidas azucaradas, contribuyen al desarrollo de obesidad y otros problemas metabólicos.

Y todos estos datos no son especulaciones, son datos comprobados en cientos de publicaciones en varias partes el mundo. Pese a ello, un porcentaje elevado de niños occidentales pasa más tiempo delante de pantallas diversas que con sus padres o sus maestros y, en algunos países, en uno de cada seis hogares los menores de un año tienen televisión en su propia habitación y, si se miran las habitaciones de los menores de 3 años, en una de cada tres hay un televisor.

Es por ello que departamentos de salud de Estados Unidos, Canadá o Australia han declarado como prioritario para mejorar la salud de los niños el disminuir su «tiempo de pantalla» y en concreto sus metas son «aumentar la proporción de niños y niñas de 0 a 2 años que no vean televisión o vídeos en días laborables y aumentar la proporción de niños y adolescentes de 2 hasta 18 años que, entre televisión, vídeos o videojuegos, no empleen más de 2 horas al día». El Gobierno francés prohíbe a las cadenas francesas transmitir programas de TV dirigidos a niños menores de 3 años, ni aunque se pretendan de tipo educativo. Autores británicos bien informados aconsejan los siguientes tiempos máximos de pantalla diarios:

| | |
|---|---|
| De 0 a 3 años: | 0 horas, nada |
| De 3 a 7 años: | media hora |
| De 7 a 12 años: | una hora |
| De 12 a 15 años: | hora y media |
| Más de 15 años: | dos horas |

Todavía hay personas, incluidos profesionales de la medicina, que piensan que los niños de hoy deben convivir desde la más tierna infancia con estos poderosos medios y que, bien empleados, son buenos para ellos. Bien, ahora ya tenéis los datos actualizados a día de hoy. Os toca tomar una decisión. Ante unos medios que se ha demostrado que no mejoran para nada ni el aprendizaje, ni las capacidades de desarrollo de vuestro bebé, bien al contrario, hay que tomar una decisión prudente y sensata. ¿Vais a entretener a vuestro bebé con la tele o videojuegos?

## BILINGÜISMO PRECOZ O TARDÍO. ¿A QUIÉN CREER?

Será una griega, para que el lactante se habitúe con ella a la más hermosa de las lenguas.

SORANO DE ÉFESO, siglo II d. C.
*Gynekia (Enfermedades de la mujer).* Capítulo 8.
De la elección de la nodriza

Desde el mismo momento en que se empieza a desarrollar el oído durante el embarazo como hemos visto en el capítulo 1, comienza el desarrollo del lenguaje en el bebé. Al nacer, ya hace semanas que reconoce bien la entonación o prosodia del lenguaje de su madre y es el que prefiere. Pero no deja de intrigarle mucho la escucha de un idioma diferente.

La globalización y el desigual reparto de la riqueza en las diferentes regiones de la Tierra están provocando grandes fenómenos migratorios, con lo que cada vez son más frecuentes las uniones familiares de personas de diferente idioma. Puede que la lengua de uno de ellos sea la del país de residencia, pero con frecuencia hay parejas cuyos idiomas distintos no son tampoco el del país en el que viven. Además, en España, por ejemplo, una familia puede residir en una de sus zonas bilingües (Galicia, País Vasco, Cataluña, Valencia o Baleares). Los hijos de estas uniones se van a ver expuestos a dos, tres o cuatro idiomas. ¿Es eso bueno? ¿Es perjudicial? ¿Tardarán más en aprender un idioma? ¿No aprenderán ninguno de los dos o tres bien?

*En los años setenta y ochenta del pasado siglo, justo cuando los de mi generación estábamos criando a nuestros hijos, los libros de puericultura y de psicología que leíamos advertían de los perjuicios que conlleva el enseñar a los niños dos lenguas a la vez. Recomendaban que nunca se intentase hacerlo antes de los 3 o más años, cuando ya se hubiesen adquirido unos rudimentos sólidos de la primera lengua. Y así hicimos con nuestros hijos.*

*Más tarde descubrimos que lo que en esos libros ponía estaba basado en los prejuicios de sus autores, no en nada comprobado.*

*Menos mal que su abuela y bisabuela del otro lado de los Pirineos nada sabían de tales teorías y les contaban largas historias en su lengua, sin molestarse en traducirlas, porque además no sabían.*

Las razones que daban en esa época para evitar el bilingüismo precoz eran que se producían transferencias entre ambas lenguas, no solo de palabras, sino de ordenamiento de las mismas, gramaticales, que no se aprendía bien ninguno de los dos, que la adquisición del lenguaje se retrasaba, que nunca se dominaría ninguno de los dos bien y que podía haber problemas en otras áreas del conocimiento.

Hoy día hay suficiente investigación publicada al respecto para saber que solo parte de esto es verdad y además no grave. Se producen transferencias ocasionales sin importancia y algo se retrasa el aprendizaje de dos idiomas a la vez, pues parece que el número de palabras total que dominan en cada época se reparte entre los idiomas que está aprendiendo a manejar, pudiendo lentificarse inicialmente el desarrollo del vocabulario. Al cabo de pocos años, esto deja de tener importancia. Todo lo demás no es cierto: pueden acabar dominando a la perfección varios idiomas y no hay retraso en otras áreas del conocimiento, sino, para algunos investigadores, todo lo contrario.

*Por haber trabajado toda mi vida profesional en una zona en la que conviven dos lenguas, valenciano y castellano, y además, por su atractivo climatológico y costero, con una gran proporción de residentes extranjeros, siempre me sorprendió escuchar niños muy pequeños que hablaban muy adecuadamente dos o tres idiomas. Recuerdo una niña de 5 años con síndrome de Down que hablaba con soltura valenciano, español y holandés. Algunos de ellos, más mayorcitos, incluso me hacían de intérpretes con su madre, que no hablaba mi lengua.*

Ni siquiera los niños con problemas de lenguaje, o riesgo de adquirirlos por tener algún tipo de discapacidad neurológica, empeoran sus resultados por aprender dos idiomas a la vez y ser bilingües. Estudios hechos en niños con síndrome de Down confirman lo mismo: no hay pruebas de efectos perjudiciales del bilingüismo.

La importancia de dominar bien un idioma extranjero para tener más posibilidades de éxito laboral en la vida adulta hace que muchos padres ocupen a sus hijos de maneras diversas y, a veces intensivas, en el aprendizaje, incluso muy precoz de otra lengua. Se les hace oír grabaciones, ver y escuchar programas de televisión en otra lengua, acudir desde muy pequeños (menos de 3 años) a clases de inglés, por ejemplo, y hasta el padre o la madre le hablan en un idioma que no es el suyo propio y que incluso no dominan. Otros siguen métodos que preconizan el éxito en el aprendizaje de un segundo idioma y el éxito en general.

El bilingüismo puede mejorar ciertos aspectos y habilidades del conocimiento, como clasificar y adaptarse mejor a cambios de tareas y controlar mejor la atención. Se sabe hoy que tiene más efectos positivos que negativos. Conocemos bastante acerca de las ventajas cognitivas de las personas adultas bilingües y cómo funciona su cerebro, pero poco sabemos seguro sobre los niños expuestos a dos idiomas y su aprendizaje. No hay una certeza absoluta en las conclusiones de los estudios publicados, pues son muy complicados de realizar por lo difícil que es observar a niños bilingües sin inmiscuirse en su aprendizaje y en sus vidas.

El lenguaje activa determinadas zonas del cerebro. Si a un bebé se le habla de continuo en otro idioma distinto del materno y es por una persona a la que se siente vinculada (el padre, por ejemplo), el bebé muestra interés por asimilar ese idioma en el que le llegan señales queridas e interesantes y activa zonas diferentes del cerebro, acabando por aprenderlo a la vez que el materno.

Los bebés aprenden un segundo idioma, como aprenden el primero: porque les interesa, interactuando constantemente con la persona que les habla, la persona a la que se vinculan. De poco sirven pues narraciones grabadas, programas de televisión, clases u otros métodos que nada les dicen y que no les interesan. De hecho, hay trabajos que relacionan el visionado de televisión puesta de fondo, o de programas sin interés, o sin acompañamiento de adultos e incluso el ver televisión a edades tempranas, con puntuaciones bajas de vocabulario en cualquier idioma, pero en especial en casos de bilingüismo.

*La hija de nuestra amiga de Vienne (Francia) se casó con un joven japonés y ambos se establecieron en Japón. En 2008 nació su nieta a la que la madre le habló siempre en francés, mientras que el padre y toda la familia paterna lo hacían en japonés. La niña aprendió a hablar en esa lengua y nunca decía nada en francés, ni a su madre, hasta el punto de que ella no estaba segura de que la entendiese del todo ni de que sus esfuerzos sirvieran de algo.*

*En 2011, tras el desastre de Fukushima, temiendo la exposición a la radiación, los padres enviaron a su hija, de 3 años recién cumplidos, con la abuela de Francia, hasta que la situación se aclarase. Nuestra amiga había adquirido nociones de japonés, pero no las suficientes como para mantener una conversación con su nieta. No le hizo falta: desde el segundo día la niña le habló a su abuela en un francés perfecto para su edad.*

La estructura del idioma, el cómo se ordenan las palabras, la gramática en suma, los bebés la aprenden temprano y sin esfuerzo. Se sabe que la deducen de las características prosódicas específicas de cada idioma, es decir, de la pronunciación, el tono y la acentuación de ese idioma. De ahí la poca efectividad de estrategias como que el padre o la madre se esfuercen en hablarles, para que lo aprendan, en un idioma que no es el suyo y que no manejan adecuadamente. Aparte del desconcierto que les puede causar el que mamá o papá cambien de registro lingüístico a ratos.

Así pues, si los padres son de diferente lengua, es recomendable que cada uno le hable la suya propia. Tanto si la lengua de ambos es diferente de la del país en que viven y queremos que la vaya aprendiendo, como si deseamos que se vaya familiarizando con otro idioma, la solución no pasa por hablarles un idioma que no es el nuestro propio, ni por ponerles la televisión en ese idioma. Tampoco es útil comprar programas educativos o llevarlos a academias de idiomas para bebés, soluciones caras, de efectos no comprobados y posiblemente atosigantes para un bebé.

Si tu pareja y tú deseáis que adquiera rudimentos de otro idioma hay varias estrategias prácticas que se pueden realizar sin alterar los esquemas que habéis decidido sobre la crianza de vuestro bebé. Es decir, que la crianza está por encima del aprendizaje de idiomas. Tener amigos de lenguas diferentes que si además tienen hijos, mejor; ir a jugar al parque en el que hay niños del país de residencia; la persona que contratáis para que cuide a vuestro bebé durante vuestras horas de trabajo que sea hablante del idioma deseado y la posibilidad de una guardería bilingüe son algunas oportunidades que pueden concurrir en vuestra situación.

Pero contratar a una persona o llevarlo a una guardería no estará influido por el aprendizaje del idioma, sino porque es lo que habéis decidido como medio de cuidados alternativos.

Al final resulta que Sorano sabía mucho. ¿Cuál es la razón de que prefiera una mujer griega como nodriza? Por su bello lenguaje, aclara el mismo Sorano. Teniendo en cuenta que los contratos de nodrizas duraban de dos a tres años, al cabo de ese tiempo el niño romano atendido por una nodriza dominaba bien el griego. Hoy, de persistir el sistema de nodrizas, las elegidas serían las de habla inglesa o, ¿por qué no?, china.

## SABER MÁS. REFERENCIAS

Bird, E. K., Cleave, P., Trudeau, N., Thordardottir, E., Sutton, A. y Thorpe, A., «The language abilities of bilingual children with Down syndrome», *American Journal of Speech-Language Pathology*, vol. 14, núm. 3, agosto de 2005, pp. 187-199.

Burguière, P., Gourevitch, D. y Malinas, Y., *Soranos d'Ephèse. Maladies des femmes. Livre II*, Les Belles Lettres, París, 1990.

Chonchaiya, W. y Pruksananonda, C., «Television viewing associates with delayed language development», *Acta Paediatrica*, vol. 97, núm. 7, 2008, pp. 977-982.

Christakis, D. A. y Zimmerman, F. J., «Violent television viewing during preschool is associated with antisocial behavior during school age», *Pediatrics,* vol. 120, núm. 5, noviembre de 2007, pp. 993-999.

Council on Communications and Media, Brown, A., «Media use by children younger than 2 years», *Pediatrics*, vol. 128, núm. 5, noviembre de 2011, pp. 1040-1045.

Fabiano-Smith, L. y Goldstein, B. A., «Phonological acquisition in bilingual Spanish-English speaking children», *Journal of Speech, Language, and Hearing Research*, vol. 53, núm. 1, febrero de 2010, pp. 160-178.

Feigelman, S., «El primer año. Segundo año. Edad preescolar», en Kliegman, Stanton, St. Geme, Schor, Behrman y Nelson, *Tratado de Pediatría*, Elsevier, Barcelona, 19.ª ed., 2013, pp 28-39.

Garrison, M. M., Liekweg, K. y Christakis, D. A., «Media use and child sleep: the impact of content, timing, and environment», *Pediatrics*, vol. 128, núm. 1, julio de 2011, pp. 29-35.

Gervain, J. y Werker, J. F., «Prosody cues word order in 7-month-old bilingual infants», *Nature Communications*, núm. 14, febrero de 2013, pp. 1490.

Gildersleeve-Neumann, C. E., Kester, E. S., Davis, B. L. y Peña, E. D., «English speech sound development in preschool-aged children from bilingual English-Spanish environments», *Language, Speech, and Hearing Service in Schools*, vol. 39, núm. 3, julio de 2008, pp. 314-328.

Hudon, T. M., Fennell, C. T. y Hoftyzer, M., «Quality not quantity of television viewing is associated with bilingual toddlers' vocabulary scores», *Infant Behavior and Development*, vol. 36, núm. 2, 27 de febrero de 2013, pp. 245-254.

Illingworth, R. S., *El niño normal. Problemas de los primeros años de vida y su tratamiento*, El Manual Moderno, México D.F., 1993.

Korkman, M., Stenroos, M., Mickos, A., Westman, M., Ekholm, P. y Byring, R., «Does simultaneous bilingualism aggravate children's specific language problems? *Acta Paediatrica*, vol. 101, núm. 9, septiembre de 2012, pp. 946-952.

Linebarger, D. L. y Walker, D., «Infants' and toddlers' television viewing and language out-comes», *American Behavioral Scientist*, vol. 48, núm. 5, 2005, pp. 624-645.

Lissner. L., Lanfer, A., Gwozdz, W., Olafsdottir, S., Eiben, G., Moreno, L. A., Santaliestra-Pasías, A. M., Kovács, E., Barba, G., Loit, H. M., Kourides, Y., Pala, V., Pohlabeln, H., De Henauw, S., Buchecker, K., Ahrens, W. y Reisch, L., «Television habits in relation to overweight, diet and taste preferences in European children: the IDEFICS study». *European Journal of Epidemiology*, vol. 27, núm. 9, septiembre de 2012, pp. 705-715.

Marian, V. y Shook, A., «The Cognitive Benefits of Being Bilingual», *Cerebrum*, septiembre de 2012, pp. 13.

Martínez-Gómez, D., Rey-López, J. P., Chillón, P., *et al.*, «Excessive TV viewing and cardiovascular disease risk factors in adolescents. The AVENA cross-sectional study», *BMC Public Health*, 2010, p. 10.

Mendoza, J. A., Zimmerman, F. J. y Christakis, D. A., «Television viewing, computer use, obesity, and adiposity in US preschool children», *International Journal of Behavioral Nutrition and Physical Activity*, núm. 4, 25 de septiembre de 2007, p. 44.

Pérez-Olarte, P., «Desarrollo psicomotor y signos de alarma», en Pozo, J., Redondo, A., Gancedo, M. C. y Bolivar, V., *Tratado de pediatría extrahospitalaria*, Ergón, Madrid, 2.ª ed., 2011, pp. 67-76.

Romero-Fernández, M. M., Royo-Bordonada, M. A. y Rodríguez-Artalejo, F., «Evaluation of food and beverage television advertising during children's viewing time in Spain using the UK nutrient profile model», *Public Health Nutrition*, 27 de julio de 2012, pp. 1-7.

Sadurní, M., Rostán, C. y Serrat, E., *El desarrollo de los niños paso a paso,* UOC, Barcelona, 2002.

Sigman, A., «Time for a view on screen time», *Archives of Disease in Childhood*, vol. 97, núm. 11, noviembre de 2012, pp. 935-942.

Thompson, D. A., Flores, G., Ebel, B. E. y Christakis, D. A., «Comida en venta: after-school advertising on Spanish-language television in the United States», *Journal of Pediatrics*, vol. 152, núm. 4, abril de 2008, pp. 576-581.

Westman, M., Korkman, M., Mickos, A. y Byring, R., «Language profiles of monolingual and bilingual Finnish preschool children at risk for language impairment», *International Journal of Language & Communication Disorders*, vol. 43, núm. 6, noviembre-diciembre de 2008, pp. 699-711.

Zimmerman, F. J. y Christakis, D. A., «Associations between content types of early media exposure and subsequent attentional problems», *Pediatrics*, vol. 120, núm. 5, 2007, pp. 986-992.

## 9

## Crianza y socialización

Principio 6: El niño, para el pleno y armonioso desarrollo de su personalidad, necesita amor y comprensión. Siempre que sea posible, deberá crecer al amparo y bajo la responsabilidad de sus padres y, en todo caso, en un ambiente de afecto y de seguridad moral y material; salvo circunstancias excepcionales, no deberá separarse al niño de corta edad de su madre [...].

Principio 7: [...] El niño debe disfrutar plenamente de juegos y recreaciones, los cuales deben estar orientados hacia los fines perseguidos por la educación [...].

Principio 9: El niño debe ser protegido contra toda forma de abandono, crueldad y explotación. No será objeto de ningún tipo de trata [...].

Asamblea General de las Naciones Unidas,
Ginebra (1959),
*Declaración de los Derechos del Niño*

## EL TRATO DADO A LA INFANCIA: UNA HISTORIA INFAMANTE

No se legisla en vano. Que las Naciones Unidas declaren en 1959 los Derechos del Niño, sobre la base previa de la declaración de 1924 de la Liga de Naciones e insistan en 1989 con la Convención sobre los Derechos del Niño, no es asunto trivial. El legislador no pierde el tiempo creando leyes que no tengan sentido social acerca de hechos que no ocurren o es muy improbable que ocurran. Nadie hace una ley para castigar al que por la noche suba a la Luna y la manche, ya que eso es difícil que pase hoy día. Si una ley existe es porque la conducta que se sanciona está ocurriendo.

Esta «Declaración» es el colofón de siglos de infamia en el trato dado a personas en la época más hermosa de sus vidas, la niñez, como ya denuncia amargamente el propio san Agustín quejándose en varios pasajes de sus *Confesiones* de la incomprensión con que lo trataban de niño.

Aunque es indudable que en toda época y lugar ha habido madres y padres que han querido, cuidado y tratado bien a sus hijos, en general, la vida infantil hasta bien entrado el siglo XVIII no era adecuadamente valorada. Cuesta creer que la ley inglesa de 1889 contra el trato cruel a los niños y la autorización real seis años después para la creación de una sociedad protectora de la infancia fuesen aprobadas a instancias de la sociedad protectora de animales, que recibía quejas por el abandono de niños muertos en las calles de Londres.

Todo ello delata el muy insuficiente trato humanitario que la infancia ha recibido hasta hace bien poco en la civilización que surge del mundo grecorromano, la Occidental, la nuestra. En Roma no existía la expresión «tener un hijo» y sí la de «tomar» o «acoger»: si el padre no lo acogía como hijo, el recién nacido era «expuesto» a la puerta de la casa o en el basurero, donde lo recogían mercaderes de esclavos o quien quisiere, siendo frecuente su fallecimiento.

El infanticidio, en especial el de niñas, es común desde la prehistoria; el sacrificio ritual de niños, filicidio incluido, era habitual entre fenicios, cartagineses, escandinavos, galos e israelitas entre otros; su venta era legal en la época babilónica en muchas naciones de la antigüedad; para los persas no tenían ningún valor los menores de 5 años y en Grecia, ni la opinión pública ni los grandes filósofos veían nada reprobable en el infanticidio, siendo comunes el abandono de recién nacidos y los sacrificios rituales; los recién nacidos espartanos considerados débiles o defectuosos eran arrojados a una sima. Filósofos griegos como Platón (427-347 a. C.) y Aristóteles (384-322 a. C.), aunque defienden el juego como forma de aprendizaje, justifican ocasionalmente el castigo corporal para asegurar obediencia y aprendizaje.

En la Edad Media era corriente el infanticidio de hijas legítimas; matar niños seguía siendo frecuente en Inglaterra en el siglo XVI, en especial en épocas de penuria, la tasa de infanticidio era elevada en el siglo XVIII en toda Europa y todo ello subsistió sin reparos en la Rusia imperial hasta finales del siglo XIX donde 1 de cada 80 nacidos era asesinado y otros tantos morían por dietas deficientes, mala asistencia médica, determinadas prácticas religiosas y la negligencia y hostilidad por parte de los padres hacia sus hijos.

La del trato a la infancia es una historia infamante que hunde sus orígenes en lo más profundo de los tiempos. Conocemos lo bastante de nuestra cultura para poder afirmarlo, pero no estamos solos: que se sepa, el trato fue similar en civilizaciones asiáticas como la persa, la india y la china.

> No ahorres corrección al niño,
> que no se va a morir porque lo castigues con la vara.

La Biblia. Proverbios, 23: 13
(siglo V a. C.)

> El que ama a su hijo le azota sin cesar
> para poderse alegrar en su futuro.
> Halaga a tu hijo y te dará sorpresas,
> juega con él y te traerá pesares.
> Doblega su cerviz mientras es joven,
> tunde sus costillas cuando es niño.

La Biblia. Eclesiástico, 30: 1, 9 y 12
(190-180 a. C.)

Hay en la Biblia, probablemente el libro que más ha influido en las costumbres, pensamiento y usos del mundo occidental, hasta trece argumentaciones serias a favor del maltrato infantil, que así hay que llamar al pegar a un niño.

El filósofo Immanuel Kant (1724-1804) piensa que el hombre, a diferencia de los animales que nacen enseñados, necesita cuidados y disciplina para poder vivir en sociedad. Según él, un excesivo cariño materno es contraproducente, pues malacostumbra al niño y no es eso lo que va a encontrar habitualmente en la sociedad en que vivirá de adulto.

Aunque Freud (1856-1939) en su teoría psicoanalítica nos advierte de las consecuencias que puede tener lo que vivan los niños en su primera infancia para su vida emocional de adultos, considera que al niño hay que reprimirlo coartando el yo que tiende al placer (buscar caricias, la madre), para que acabe adaptándose y aceptando la realidad, los principios de la sociedad en la que vive. Por otra parte, en el psicoanálisis subyace una aversión al cariño y caricias entre padres e hijos por postular que puede interferir en el desarrollo sexual de los niños.

Finalmente en el conductismo, otra corriente de la psicología en boga desde el último tercio del siglo XX, el cariño y el placer o la ausencia de los mismos solo existen como recompensa o castigo para adiestrar, no son un fin en sí mismos.

## A FAVOR DE LA INFANCIA

Las primeras leyes que castigan el asesinato de niños se promulgan en Roma en el año 374 d. C. A lo largo de la historia ha habido personalidades ilustres que han defendido la idea del niño como persona a tratar con el máximo respeto. El riojano Marco Fabio Quintiliano (c. 40-c. 95 d. C.) triunfa como pedagogo y enseñante en Roma con métodos respetuosos hacia los niños, se opone por completo a la represión y al castigo físico como medios educativos y exhorta a padres y educadores a observar y respetar a sus hijos. Plutarco (46-120 d. C.) deja clara su oposición al castigo corporal para con los niños. No podemos olvidar la defensa de los niños que hace el Jesús del Nuevo Testamento (Mateo, 18 y 19) sin que logre contrarrestar la dureza defendida en el resto del corpus bíblico.

Desde la antigüedad se fajaba a los lactantes como momias. El sevillano Nebrija (1441-1522) propone en su tratado *La educación de los hijos*, de 1509, que se les dejen los brazos libres y se les quiten todas las ataduras en cuanto empiezan a sonreír. Tres siglos más tarde, Jean Jacques Rousseau se opone por completo a esta costumbre ancestral.

Diversos sínodos en España (León, Oviedo, Astorga) a lo largo del siglo XVI prohíben acostar a los menores de 2 años con sus padres, debido a que se sospechaba que se presentaba como excusa esta costumbre generalizada para justificar la muerte intencionada mediante asfixia de los propios hijos.

Los humanistas y pedagogos Luis Vives (1492-1540) y Comenio (1592-1670) defienden la importancia de la lactancia y de la madre en la educación primera de los hijos y reconocen la psicología propia de los niños.

El filósofo y pedagogo inglés John Locke (1632-1704) está a favor del juego y en contra del castigo corporal como medios de aprendizaje.

Es el ginebrino Rousseau (1712-1778), con su obra *Emilio o de la educación*, de 1762, el que instaura un puente entre Quintiliano y la pedagogía moderna defendiendo la importancia del vínculo, del respeto y del amor de padres y educadores hacia el niño como hechos fundamentales para su aprendizaje y maduración psicológica. Rousseau nos recuerda que el niño es persona, diferente de un adulto, no un adulto pequeño, con sentimientos, necesidades y forma de pensar particulares, al que hay que respetar, dejar madurar y apoyar en su aprendizaje sin forzar, puesto que para ser adultos primero debemos ser niños. Rousseau hace una verdadera exaltación de las excelencias de la lactancia materna y del desarrollo durante la infancia.

El siglo XIX, con una industrialización creciente que fuerza la incorporación de la mujer al trabajo en fábricas con horarios extenuantes, junto a guerras que dejan miles de niños huérfanos y abandonados hace que la escolarización se adelante, naciendo el parvulario y el jardín de infancia de manos de Pestalozzi (1746-1827) y Fröbel (1782-1852), que dedican sus esfuerzos a la infancia marginada y hacen avances en la educación de los primeros años. Estos autores ensalzan el amor materno como motor educativo, reconocen la importancia del juego infantil y centran la escuela en el niño, no en el maestro; el niño debe desarrollarse y aprender sin prisas, de modo placentero para él, sin pedirle más de lo que es capaz de hacer en cada etapa madurativa. No es casual que ambos tuviesen una infancia muy dura, huérfanos los dos de un progenitor.

Miguel de Unamuno (1864-1936) defiende la infancia como necesaria para llegar a la madurez, critica lo mal que los adultos se portan con los niños, defiende el culto a la infancia, elogia su genialidad, su originalidad y llega a pedir perdón colectivo a los niños por las guerras de los adultos.

La médica María Montessori (1870-1952), interesándose en la educación de niños con déficit neurológico, acabó desarrollando un método que propugna una educación desde el nacimiento basada en la libertad, el cultivo de la espontaneidad propia de la infancia y el respeto a la personalidad del niño.

El psicólogo Jean Piaget (1896-1980) describe las diferentes etapas del desarrollo cognitivo del niño, que partiendo de reflejos innatos van organizándose de forma cada vez más compleja hasta alcanzar el pensamiento adulto. El aprendizaje es un proceso interno que parte del niño con etapas precisas en cada edad. Hay que respetarlo y apoyarlo.

Pese a todos estos discursos oficiales y pensadores apuntando en el mismo sentido, que invitan a las madres a ser amorosas y a los padres a jugar con sus hijos, la situación real de la infancia desde antiguo no era buena ni entre las clases populares ni entre las acomodadas: pudo más el relato religioso y la costumbre que la razón y el cariño o la piedad. De antiguo encontramos juntos a los que quieren y respetan a los niños frente a los que no, los que piensan que los niños son egoístas y malos y los que todo lo contrario, los partidarios de una disciplina ruda y los del cariño... Llevamos así varios milenios, debatiéndonos entre la idea de que al niño hay que domarlo a toda costa porque nace malo y la de que al niño hay que quererlo y guiarlo cariñosamente en su desarrollo porque nace inocente.

## LO DIFÍCIL DE SUPERAR: LA TEORÍA DEL APEGO

Las aportaciones que hacen algunos investigadores a mediados del siglo XX van a hacer que la sociedad empiece a ser consciente de la importancia que tiene el trato cariñoso, protector, inicial y continuo a los niños por parte de al menos un adulto en los primeros años de su vida, para un correcto desarrollo psíquico y físico. Ya las leyes protegen a los niños; ya el pensamiento cultivado indica que no hay que castigarles, que hay que respetarlos, en sus tiempos, en su pensamiento... Ahora nos van a decir que eso no basta: hay que quererlos, apoyarlos, estar presentes, no fallarles.

El médico y psicoanalista René Spitz (1887-1974), observando a bebés menores de un año abandonados en un orfanato, describe en 1945 el hospitalismo, una depresión ocasionada por falta de cariño: privados de la madre y con personal sanitario desbordado de trabajo, con el tiempo justo para alimentarlos y asearlos, estos bebés criados sin afecto llegaban a morir.

Konrad Lorenz (1903-1989), médico, zoólogo y etólogo austríaco, describe en animales la impronta y el psicólogo estadounidense Harry Frederick Harlow (1905-1981) lo confirma por medio de experimentos realizados en monos. Se trata del vínculo que se establece muy temprano en un período crítico nada más nacer entre padres e hijos, innato, independiente de la alimentación y necesario para la supervivencia.

El psicoanalista inglés John Bowlby (1907-1990) utiliza en parte las ideas de los anteriores para construir la **teoría del apego**. El bebé nace con un deseo innato de contacto físico y psíquico con un cuidador; desde el primer momento, con todo lo que sabe hacer (llorar, succionar, gorjear, sonreír...) provoca una serie de reacciones en sus padres/cuidadores para establecer el vínculo y sentirse seguro y protegido. En realidad, está programado para enamorarlos y asegurar su supervivencia. Para un desarrollo social y emocional normal, el niño tiene que crear una relación de apego al menos con una persona, y aunque esa necesidad de contacto es independiente de la comida, la persona que acaba siendo el cuidador principal suele ser la que le cuida y alimenta: su madre. A partir de la seguridad que le aporta esa persona, el niño, desde el segundo semestre, explora de modo más o menos confiado el mundo exterior. La mayoría de los bebés, a partir de una determinada edad, en general los 6-7 meses, empiezan a manifestar resistencia a separarse de su o sus cuidadores principales (madre y padre por lo general) y tener prevención hacia los extraños; este miedo a separarse y a los desconocidos suele acentuarse hacia los 12 meses y desaparecer gradualmente en torno a los 2 años. La psicóloga estadounidense Mary Ainsworth (1913-1999) asegura que el tipo de apego depende de la disponibilidad de la figura de apego principal. Es importante saber que gracias a esta teoría conocemos que son los bebés los que van dirigiendo el proceso de vinculación, interactuando con los adultos que los cuidan.

Aunque algunos han defendido que es la madre la que tiene obligatoriamente que jugar el papel de figura primaria y única de apego, esto no es así obligatoriamente, y se ha visto que los bebés pueden establecer lazos de vinculación muy seguros con más de una figura: el padre o pareja, los hermanos mayores, los abuelos y hasta, en algunos casos, cuidadores contratados o personal de guardería, que jugarían el papel de figuras alternativas de apego y que vienen muy bien para descargar a la madre de tanta responsabilidad o por si tiene que ausentarse por trabajo u otro motivo.

A estas figuras alternativas se ha querido asociar indefectiblemente un tipo de apego inseguro pero, si el cuidador ofrece cuidados con disponibilidad y respuesta consistente a los requerimientos del bebé, se establece un proceso de vinculación segura y no hay mayor riesgo de problema emocional posterior, independientemente de quién sea el cuidador.

## Una vuelta de tuerca: la crianza con apego

En la década de 1980, el pediatra estadounidense Williams Sears junto a su esposa la enfermera Martha Sears acuñan el término en inglés *Attachment Parenting*, que podríamos traducir como **crianza con apego**, para nombrar un método de crianza basado en los postulados de la teoría del apego. Indican los siete pasos para conseguir un apego seguro, confiado, del bebé con sus padres: contacto piel con piel inmediato al nacimiento, lactancia materna, porteo del bebé, «colecho», respuesta atenta e inmediata al llanto del bebé, desconfianza de cualquier método de entrenamiento de conducta del bebé y cuidarse los cuidadores. Este tipo de crianza entraña un alto grado de implicación, dedicación y esfuerzo personal.

Sus teorías se ven reforzadas por las ideas descritas en el libro de 1975 *El concepto del continuum. En busca del bienestar perdido*, de la escritora estadounidense Jean Liedloff (1926-2011), tras quedar fascinada por el modo de vida de tribus amazónicas que visitó a lo largo de su vida.

La crianza con apego se ha extendido con éxito por países de Occidente, conociéndose con diversos nombres: crianza natural, cercana, de proximidad, intuitiva, instintiva y convirtiéndose prácticamente en un estilo de vida, una filosofía de la vida para muchas familias de las postrimerías del siglo XX y principios del XXI. Sus partidarios se entrelazan con los de estilos de vida sanos, alimentación ecológica, educación alternativa o movimientos antivacunas, siendo esto último lamentablemente estimulado desde el entorno familiar del doctor Sears por medio de libros de divulgación sobre la conveniencia de las vacunas de una ambigüedad sorprendente para un pediatra.

## La maternidad. Las madres

Quizá te preguntes dónde está la madre en todo este tiempo, pues no ha aparecido en este discurso histórico contado por hombres. Simplemente no ha sido considerada. La maternidad es una construcción cultural hecha por hombres en la mayor parte de la historia. Ignorada en la civilización clásica grecorromana, relegada a una mera función reproductora al servicio del padre, despreciada como inferior en la cultura judeocristiana y supeditada a la autoridad del padre que con frecuencia tiene poder casi absoluto sobre mujer e hijos, incluso sobre su vida; hasta el siglo XIII, pese a las leyes, un padre puede matar a su hijo sin gran perjuicio para él. A partir del siglo XVII, la autoridad paternal pierde puntos y empieza lentamente a considerarse y apreciarse al hijo y a la madre hasta llegar al modelo actual, basado en el cariño entre los miembros de la familia, y en el que se espera, como nunca antes sucedió, que la madre se ocupe a tiempo completo de la crianza.

¿Sabemos si las madres en el pasado tenían amor por sus hijos? ¿Sufrían ante sus desgracias o muerte? ¿Lloraban por ello? Seguro que sí, pues desde antiguo tenían encomendada la crianza desde el nacimiento hasta los 6 años de vida de sus hijos, momento en que el padre empezaba a hacerse cargo de la educación; así pues, las madres tenían un contacto estrecho con sus hijos estos primeros años, encargándose de alimentarlos, asearlos, acostarlos, jugar con ellos. Hay que tener en cuenta que la mortalidad infantil tan elevada —hasta principios del siglo XIX, una de cada tres criaturas no llegaba al año de vida— pudo haber sido determinante para que no se constituyese un gran apego a los hijos como medio de protegerse ante su muy probable fallecimiento.

Durante los siglos XVII a XIX, las obligaciones sociales de las mujeres de clase alta y la incorporación al trabajo en fábricas con horarios extenuantes de las mujeres más pobres provocan una devaluación de la función de la maternidad y muchos hijos son confiados durante los primeros años de su vida al cuidado de otras mujeres, las nodrizas. En el siglo XIX se relega de nuevo a la mujer a su función reproductora como función exclusiva y sometida, desde luego, a la autoridad del hombre. A lo largo del siglo XX, la emancipación progresiva de la mujer hace de la maternidad una opción a decidir por ella misma; dentro de la idea de maternidad subsiste el modelo en el que el rol principal sigue estando asumido por la mujer, incluso en exclusiva, y otro en los que el padre o pareja comparte la responsabilidad de la crianza.

Bien, hasta aquí la historia, que vamos a dejar ya y ocuparnos de ti. Tú eres la madre de tu hijo y quien decide libremente qué quieres hacer conjuntamente con tu pareja, pero hay que ser consciente de que aunque actuamos pensando que somos nosotros los que decidimos, lo hacemos influidos por las corrientes dominantes en cada momento, pues todos somos deudores de nuestra época y circunstancias.

Además, puede ayudarnos a relativizar el conocer los claroscuros de toda corriente de pensamiento. Varios de los artífices de tan bellas teorías a favor de la infancia tuvieron terribles contradicciones personales, hasta el punto de que sus conductas y actitudes pueden hacer dudar de la veracidad de sus tesis.

Independientemente de tanta teoría, ¿cómo se puede pensar que los niños nacen malvados y vienen a fastidiarnos?, ¿cómo se puede decir que son perezosos por naturaleza, que si no se les fuerza no harán nada de provecho? Creo que estas consideraciones están de más y no debemos perder tiempo en rebatirlas, pues hasta la ley ampara y defiende a los niños y castiga al que les falta al respeto, aunque no siempre, solo en lugares privilegiados de la tierra. El número de transgresiones contra los derechos del niño hoy día en todo el mundo es asombroso: no registrar los nacimientos, no proporcionar acceso a los servicios de salud ni a la escuela primaria, malos tratos en conflictos armados, utilizarlos como soldados, mutilación genital femenina, trabajo forzado y explotación sexual.

## LA SOCIALIZACIÓN

### *La base de la educación: el niño como persona. El respeto al niño*

Dejemos aparte todas esas teorías que seguro que nos (te) condicionan, para bien o para mal, o lo que es peor, algunos te hacen creer que, según como actúes, aunque sea ocasionalmente, aunque no dependa de ti, tu hijo acabará siendo más bueno o más malo, más educado o menos, más preparado o incompetente ante la sociedad. Todo esto no está probado en absoluto, existe solo en la mente de algunos y es, además, irresponsable que se difunda, por dos motivos:

- Se atribuye a los padres, y en especial de nuevo a la madre, unos poderes que superan sus posibilidades. Hay demasiados factores en juego como para que la conducta posterior de las personas se base exclusivamente en una sola circunstancia: la vivida con sus padres o lo vivido durante el parto. Además, olvidan una cualidad psicológica de las personas que no se puede obviar: la resiliencia, su capacidad de remontarse ante las peores adversidades de la vida.
- Un sistema en el que quieres mucho a tu bebé, lo tratas muy bien, porque así será una buena persona el día de mañana es un sistema teleológico perverso: de nuevo el fin justifica los medios y aunque en este caso los medios son nobles: querer, acariciar, tratar bien..., el hacerlo buscando un fin es peligroso. ¿Y si un día se demuestra que es mejor ser autoritario para que de adultos sean más responsables? Recuerda que no está demostrado ni lo uno ni lo otro, ni que con cariño el mundo y los que en él vivan serán mejores ni que con rudeza se logrará lo mismo.

Así pues, ¿cómo debemos tratar a los niños y por qué? Para mí está claro que con cariño, con respeto, pero ¿por qué? Más de una madre me lo ha dicho y no es preciso que tuviese estudios: porque lo quiero, porque se lo merece, porque es lo mejor del mundo, porque sí.

Pues eso. A fin de cuentas, ¿qué es un niño? Una persona, una persona dependiente. Creo que si tenemos eso en cuenta siempre, en cada momento, acertaremos siempre en cómo tratar a los niños. Un niño no es un adulto imperfecto al que enderezar hasta que se entere. Un niño es una persona y, por tanto, digna del máximo respeto, desde el primer día. Respetamos a las personas y tenemos en más consideración a las que no pueden valerse enteramente por sí mismas, lo que es el caso de los niños. El respeto implica valoración, comprensión, miramiento, reconocimiento de sus necesidades. Un trato respetuoso hacia un niño que depende para casi todo de un cuidador adulto que no siempre entiende los intereses de ese niño, pero que sabe que son importantes para él, que tiene su propio ritmo a respetar, implica un trato amoroso, confiado, cariñoso.

Creo que una relación entre dos personas no debe basarse en teorías construidas por otros. No, la relación entre dos personas debe basarse ante todo en el respeto mutuo, después y a la vez, en el cariño, y más si es persona próxima, y en la solicitud de la una para la otra (del adulto al niño, por ejemplo) si hay disimilitud de capacidades.

## NIÑO BUENO, NIÑO MALO. ¿SE PORTA BIEN?

¿Es bueno?, ¿se porta bien? Os preguntan a veces. ¿En qué se basan para decir que no es bueno o no se porta bien? ¿Que llora mucho? ¿Que duerme poco? ¿Que no te deja hacer nada? ¿Un bebé es bueno si se pasa todo el día durmiendo sin decir ni pío?

La cuestión no estriba en si es bueno o malo. Piensa en él como una persona digna de respeto y amor que está explorando el mundo con vuestra ayuda y desaparecerán las dudas: mi bebé es muy bueno y muy competente, sabe muy bien cómo pedirnos lo que quiere, explora cómo funciona el mundo con la técnica de repetición de experimentos y entre su padre y yo nos turnamos para ayudarle en tan emocionante aventura. A veces nos amoldamos a sus horarios y a veces se amolda a los nuestros, aunque esto último le cuesta.

## CÓMO AFRONTAR EL LLANTO

¿Sabemos por qué lloran los niños? ¿Sabemos cómo calmarlos? Pues no, no siempre sabemos por qué lloran los niños y bastantes veces cuesta calmarlos. La mayor parte de las veces es una llamada de auxilio y, como tal, hay que atenderla: ver qué quiere, si tiene hambre, si se siente solo, si está muy tapado o poco, si tiene el pañal para cambiar, si se aburre, tiene sueño, quiere brazos, está malito o le duele algo. Al cabo de algunos días o semanas, muchas madres acabáis distinguiendo bien por el tipo de llanto qué es lo que necesita, lo que le pasa, pero otras muchas veces llora y, tras todas las comprobaciones, no hay nada que encuentres que pueda explicar su llanto. Hay que rendirse a la evidencia: no siempre sabemos por qué lloran los niños; es posible que ellos sí que lo sepan o quizá tampoco.

Muchos expertos piensan que el llanto frecuente de los primeros meses tiene una clara función evolutiva y de supervivencia de especie: se trata de obtener mayor frecuencia de alimentos y cuidados. Este tipo de llanto tan frecuente desaparece varios meses después, lo que sugiere un patrón madurativo.

De algo nos sirve que los psicólogos nos expliquen que el llanto es un proceso adaptativo, que forma parte del desarrollo neurológico del bebé, que cada vez que está pasando de una etapa a otra, aprendiendo a hacer algo, su cerebro y emociones están como muy desorganizados e incluso temerosos y excitados ante los nuevos alcances (aprender a sentarse y ver el mundo desde otra perspectiva, aprender a gatear, a caminar, etc.) y eso hace que lloren. De todas formas, es bueno descartar que no tenga hambre u otro problema y que no esté malito. Si después de ello sigue llorando y llorando piensa que debe ser que está progresando mucho, seguro, pero no viene mal cogerlo y consolarlo.

Hay también psicólogos convencidos de que el llanto es una función necesaria en sí misma para aliviar las tensiones o el estrés y, aunque es una teoría muy sugerente, no hay base ni comprobación de que sus afirmaciones sean ciertas y no una mera ocurrencia.

Independientemente de lo que signifique el llanto y cuál sea su función en los bebés, hay que tomar una actitud ante él, cómo responder ante una situación de llanto. Pienso que lo correcto es no dejar llorar solo a un niño; es cierto que a veces no logras calmarlo, pero te quedas con tu hijo y le hablas con voz suave y rítmica; le haces ver que le apoyas. Así consolados, con acompañamiento, no hay llanto que se haga eterno, suelen acabar callando y durmiéndose tras llorar o se ponen a jugar como si nada hubiera pasado. Hay buenas pruebas de que la prontitud de respuesta al llanto conviene para establecer una vinculación segura.

Las primeras semanas lloran de soledad, hambre e incomodidades; posteriormente, y hasta los 3 o 4 meses, se añade algo que no sabemos qué es pero llamamos cólico del lactante; a partir de los 6 meses suele empezar el temor a los extraños como causa de llanto y, de más mayorcitos, la frustración ante los problemas con los que tropiezan al ejercitar las habilidades que adquieren en su desarrollo. Como ves, tienen muchos motivos para llorar y siempre persiste la soledad y la búsqueda de compañía como causa de llanto.

El llanto de las primeras horas y días se aminora o cesa por completo al tomar al bebé en brazos, al ponerlo en contacto piel con piel, al escuchar voces conocidas. Así que no temas «malcriarlo», haz como tantas madres: coge a tu bebé si llora. No se ha publicado ningún trabajo que relacione el número de horas de tomar en brazos a los bebés con el malcriarlo. Es más, cada especialista tiene su propia definición de lo que es malcriar. Un lío vaya; mientras se aclaran, nosotros a lo nuestro: respeto, compasión y ternura.


## El cólico del lactante

Cualquier llanto excesivo los primeros meses se suele llamar cólico del lactante, pero fue Wessel, en 1954, quien definió lo que se considera oficialmente cólico del lactante: lactante aparentemente sano que tiene episodios de llanto inconsolable, durante 3 o más horas al día, 3 o más días a la semana, en los cuales se agita, flexiona los miembros inferiores, su rostro se pone rojo, su abdomen duro y, en ocasiones, se acompaña de ventosidades.

Esta manera de llorar puede empezar en los primeros días, se va acentuando hasta el mes y medio y suele desaparecer de forma espontánea entre los 3 y 4 meses de edad. Suelen ser más frecuentes por las tardes, incluso al anochecer y de ahí que se les llame vespertinos.

Se ha publicado que hasta un 80 % de madres consideran que sus bebés lloran de forma excesiva, pero cuando se aplican los criterios de Wessel para definir el cólico solo los cumplen un 16 % de niños.

Las causas del cólico siguen siendo desconocidas. Se llaman cólicos porque se interpretan como dolores abdominales, pero no hay nada que lo asegure. Se ha relacionado con la alergia a las proteínas de la leche de vaca (incluso a través de la leche materna en madres que beben leche), con gases y con exceso de estímulos, pero hay pocas pruebas de cualquiera de estas teorías. Puede que tenga importancia el temperamento del bebé, y la interrelación entre el bebé y los padres y el cómo viven ellos el llanto de su hijo.

La prevalencia del cólico del lactante según el tipo de lactancia tampoco está aclarada: hay trabajos en que es menor en lactantes amamantados, pero en otros se ha visto que es igual con lactancia materna o artificial. Con frecuencia se ven más cólicos en niños muy comedores y que van bien, o muy bien, de peso.

Una causa de cólico puede ser la limitación de la duración de la mamada a unos pocos minutos de cada pecho, con lo que el lactante no obtiene la leche final del primer pecho, rica en grasas, lo que compensa con la obtención de mayor cantidad de leche inicial, con menos grasas y calorías y más lactosa; esto le ocasiona hambre frecuente (llanto) y cólicos por el flato producido por el exceso de lactosa y de volumen ingerido.

Lo malo del cólico es el temor e inseguridad que ese llanto excesivo origina. Tú y tu pareja, y hasta vuestro pediatra, os podéis poner muy nerviosos, pensar que el niño pasa hambre, empezar a dar biberones o infusiones de hierbas y de esta forma estropear la lactancia materna; o que le pasa algo grave, empezar a hacer análisis y recibir tratamientos innecesarios. Es simplista y erróneo atribuir sin más a la lactancia materna el origen del llanto y suspenderla o torpedearla con suplementos innecesarios de fórmula de leche artificial u otros líquidos.

El cólico no es una enfermedad y no necesita tratamiento. El cólico no ocurre por algo que estéis haciendo vosotros, ni mal ni bien. No se sabe por qué ocurre, pero sí que acabará por sí solo en poco tiempo. A veces, solo con convencerse de que es algo dentro de lo normal y hasta signo de buena salud si el niño es buen comedor y aumenta bien de peso, los cólicos remiten o disminuyen. Si el bebé está tomando lactancia materna no hay que darle ninguna otra cosa como infusiones o medicamentos, que no hacen ningún efecto y pueden ser perjudiciales para el bebé y para la lactancia.

Aunque hay estudios controlados que demuestran que no disminuye la frecuencia de cólicos al aumentar el tiempo diario de llevar en brazos al bebé, se ha visto que dar mucho cariño, no dejarlos llorar y cogerlos cuando lloran hace sentirse útiles a los padres y mejora su tolerancia al cólico. Responder pronto al llanto, tomar en brazos sin ajetreo, sujetarlos apretaditos contra el cuerpo (mochila, pañuelos porteadores) y alimentar a demanda, es decir, sin horarios rígidos, son medidas de superior efecto que el dejarlos desgañitarse. No hay que olvidar que lo de no llevar horarios rígidos es aplicable también a bebés alimentados con fórmulas artificiales y que a los amamantados no hay que limitarles el tiempo de mamar en cada pecho y que más vale que se acaben bien el primero.

Si no dejas llorar a tu bebé, si intentas calmarlo dándole de comer o cogiéndolo en brazos, hablándole o cambiándole el pañal, o acunándolo suavemente para que se calme, es muy probable que logres reducir la ansiedad de ambos, tuya y de tu bebé. Ve probando tranquilamente las anteriores opciones a ver cuál le calma más. No te preocupes por sobrealimentarlo ni malcriarlo, eso no va a ocurrir. Si no se calma con nada y te has asegurado de que no le pasa nada, tenlo simplemente en brazos hasta que se le pase. Vale la pena acunarlo, mecerlo, cantarle, bañarlo, darle un masajito, dejar que succione el pecho o un dedo o hasta un chupete cuando ya no sabes qué hacer. Del mismo modo, sacarlo a pasear en el cochecito o en el coche cuando ya no puedes más es curativo al menos para la ansiedad y, aunque no hay pruebas seguras de que sea eficaz, sí que hay múltiples observaciones de expertos que corroboran que bastantes bebés se calman de esta forma.

No sirve de nada y está demostrado que no tiene ningún efecto el cambiar a fórmulas de leche sin lactosa o a base de soja, el darle medicamentos contra el flato, productos de homeopatía, hierbas calmantes o digestivas (tila, manzanilla, anís, etc.), ni como infusiones ni como granulados liofilizados. Tampoco hay datos que avalen la eficacia de masajes, manipulaciones espinales, técnicas de osteopatía craneal o aparatos que produzcan vibraciones en la cuna o ruidos diversos, como el de los latidos del corazón o el «ruido blanco» o de «nieve».

Suspender la lactancia materna, aparte de ser un error, no mejora desde luego los cólicos. Tampoco que la madre lactante evite tomar determinados alimentos. Se ha comprobado que procurar un ambiente tranquilo, sin estímulos en casa, ni hacer ningún ruido, tampoco es efectivo para disminuir los cólicos, o sea que no es preciso que andéis todo el día de puntillas. Algunos emplean medicamentos potentes que tienen algo de eficacia porque adormecen, pero son contraproducentes y peligrosos por el alto riesgo de toxicidad. Dejar llorar hasta que se le pase sin hacerle caso no mejora para nada el cólico y es una opción cruel en sí misma.

Si estás dando el pecho y en vuestra familia hay historia de intolerancia a la leche, o si tú o el padre no bebéis leche o muy poca porque os sienta mal, puede valer la pena que dejes de beber leche una semana a ver si notáis alguna mejoría. En este caso, no se trataría de un cólico sino una intolerancia a la proteína de la leche de vaca a través de la leche materna.

Algunos bebés con lactancia artificial y que tienen cólicos muy exagerados, que incluso llegan a no querer comer o vomitan mucho y pierden peso, pueden tener una verdadera alergia o intolerancia a las proteínas de la leche de vaca, lo que hay que demostrar mediante las pruebas convenientes, y si es así, pueden mejorar con fórmulas muy especiales de leche artificial a base de hidrolizados de caseína.

Se ha publicado un trabajo muy interesante que compara tres grupos de familias con ideas diferentes de crianza, dos de ellas, la habitual occidental con esquemas, horarios y reglas precisas para la alimentación y sueño aunque aplicadas de diferente forma (padres de Londres muy estrictos y padres de Copenhague menos), y un tercer grupo de padres partidarios de una crianza de proximidad o crianza con apego. Los autores comprueban que hay pocas variaciones en la duración total de episodios de llanto según el estilo de crianza, aunque los bebés de padres muy estrictos lloran más tiempo de media al día. No hay diferencias en cuanto al tiempo de llanto de los bebés de familias que practican una forma de crianza con apego y los que lo hacen de forma tradicional pero son solícitos con sus bebés.

Los autores manifiestan su preocupación por el estilo de crianza de padres londinenses influidos por teorías muy restrictivas de disciplina que conducen a demasiado llanto inconsolable en sus bebés y, al mismo tiempo, dan un mensaje de tranquilidad a las familias que ejercen una crianza cariñosa tradicional que podrían sentirse culpables ante lo que se difunde desde algunos partidarios de la crianza con apego. No hay diferencias en cuanto al llanto entre los bebés criados con solicitud en uno y otro estilo. No por mucho acarrear se llora menos. De nuevo pienso que si lo tomas en brazos es porque así os sentís bien, no para conseguir nada específico (llorar menos), que no se logra demostrar en estudios bien hechos.

## INDEPENDENCIA Y NEGATIVISMO. RABIETAS, BERRINCHES, CAPRICHOS...

Hacia los nueve meses, cuando tu bebé empieza a independizarse un poco de vosotros, cuando percibe que es parte separada de ti y va siendo cada vez más consciente de esto, va a intentar afirmarse en su independencia y a explorarla con cierta prevención. Al llegar al año empieza a decir «no» con mucha facilidad para autoafirmarse, al mismo tiempo que hay cosas que no le cuadran o asustan; puede perder el control de sus emociones, desconcertarse cuando quiere algo y no sabe cómo conseguirlo o hacerlo, tener dificultad para expresar su frustración, ya que aún no sabe hablar, y acabar cogiendo un berrinche o rabieta por algo que a veces a ti te resulta difícil de entender. Puede ocurrir al no querer comer algo que le estás ofreciendo, no dejarse cambiar el pañal o intentar ordenar un juego que no le sale. Ocurre con más frecuencia cuando el bebé está cansado o enfermito y, desde luego, una vez que empieza, no baja fácilmente de nivel al no poder controlarlo el propio niño.

Las rabietas son parte normal del desarrollo neuroemocional de los bebés. Suelen iniciarse en torno al año, hacerse máximas entre los 2 y 3 años, para luego ir declinando hasta desaparecer casi por completo a los 4 años. En el mundo de la psicología piensan que las rabietas preceden a la adquisición de nuevas habilidades. Se está desarrollando y aprendiendo tanto, cambiando tanto en su cerebro las percepciones y emociones, que puede perder el control de lo que ya ha aprendido; puede sentir desequilibrio e inestabilidad ante situaciones nuevas no dominadas, entrar en conflicto al elegir entre varias alternativas, como por ejemplo preferir jugar a comer cuando está comiendo o estar de pie cuando le estás cambiando el pañal y, si no lo consigue, acabar en un arrebato emocional de mucho cuidado, la rabieta.

Que tu bebé tenga rabietas es completamente normal, no tiene que ver con ser bueno o malo o con estar bien o mal educado como tontamente te pueden querer hacer ver. Tan metida está la idea en las mentes de muchos de nosotros de que un bebé tiene que ser amable, tranquilo, bien educado y no montar espectáculos (y una rabieta con frecuencia es un espectáculo impresionante), que muchos tratan de esconder, de apartar casi con vergüenza al hijo en plena rabieta cuando esta ha sucedido en público, o incluso de reprenderle más o menos duramente (aunque en casa no lo harían) para que los asistentes extraños a la familia vean que le das una buena educación. Si la rabieta te coge en medio del supermercado u otro lugar público, cógelo y sal de allí si crees que molesta, pero con la cabeza muy alta y sin avergonzarte, que no conozco niños sanos y «bien educados» que no hayan tenido rabietas.

¿Qué hacer ante una rabieta? He podido comprobar que madres y padres pacientes tienen estrategias para atajar mejor y más rápidamente las rabietas de sus hijos que aquellos que intentan reñirles, ignorarlos, dejarlos solos, gritarles y, no digamos ya, pegarles. Unos y otros son cariñosos, pero los partidarios de atajar ante todo una rabieta me han dicho que creen, por haberlo leído o porque se lo han dicho familiares o amigos, que no es bueno ceder ante los deseos sin sentido de su hijo, que hay que educarlo desde el principio bien y que no es normal que se salga con la suya «siempre».

Hay padres que intentan consolar a su bebé sin mucho éxito, pero lo contienen con cariño, le permiten llorar y le explican que lo entienden; se aseguran de que no va a sufrir daño, cogiéndolo si es preciso, pues algunos se golpean la cabeza contra el suelo o un mueble o se encanan llorando. También les explican lo que van a hacer, por ejemplo, que se van a otra habitación, que tienen cosas que hacer y que pueden volver ahora o cuando se les pase, que mamá les quiere mucho. Pero sí que es verdad que suelen estar tan enfurecidos que atienden poco a razones o tentativas de distracción y que incluso aumenta su berrinche ante los intentos de calmarlos; por eso quizá no es bueno ser muy insistente, basta que sepa que estamos a su lado o cerca. Suele ser conveniente hacer pausas de tiempo de 2 o 3 minutos antes de hablarles o intentar calmarlos de nuevo.

Cogerlo o no en medio de la rabieta depende de cómo reaccione o haya reaccionado otras veces; si eso lo calma, pues bien; si claramente no quiere que lo cojas, es mejor no hacerlo. Hay que cogerlos y sujetarlos sin pensarlo si se pueden hacer daño o quieren pegar, tirar o romper cosas. La rabieta cederá de una u otra manera, pero si entendemos que no es culpa del niño, que no puede hacer gran cosa por evitarlo, que no está «poniendo en duda nuestra autoridad», que no compite con nosotros ni nos quiere fastidiar, es más consecuente actuar poniéndose de parte del bebé que en realidad lo está pasando mal y no sabe cómo salir de esa situación.

Desde luego, si lo que desencadenó la rabieta fue algo que le prohibiste porque piensas que no está bien (pegar a otro, romper cosas) o es peligroso para tu bebé, no tienes que concedérselo para que ceda la rabieta, eso sería contraproducente para la necesaria percepción de los límites razonables y le haría creer al bebé que para conseguir lo que quiere tiene que coger una rabieta. No hay que temer decir que no cuando es necesario.

Los bebés que duermen suficiente y están descansados suelen tener menos berrinches. Los padres que no están todo el día diciéndoles que no a todo, sino solo a lo esencial que puede perjudicarles o que no es correcto y que les permiten elegir entre varias posibilidades (de comida, de vestidos, de juguetes mientras les cambian el pañal...), obtienen mejores resultados en cuanto a rabietas que cuando se es muy coercitivo y rígido en las normas. No porque el bebé diga que no a todo debemos nosotros hacer lo mismo.

El establecer rutinas a lo largo del día, no poner límites sin sentido y que los que hayáis puesto sean consistentes y válidos para todos los que tratan con tu bebé, ayuda a no desconcertarlo y a que tenga menos rabietas. También conviene el no hacerle participar de actividades tediosas y largas (la compra de la semana, un acto social largo) o, en estos casos, se pueden llevar cuentos o juguetes que lo puedan entretener. Tener la casa preparada a prueba de niños para no tener que decir «no» continuamente es una actitud muy práctica.

Hay madres que han comprobado lo bien que viene el hablarles y animarles a expresar sus sentimientos de modo sencillo; que oigan que sabes que está muy enfadado o muy triste o preguntárselo es más que adecuado para bebés de más de 9 meses que son capaces de entender muy bien aunque no sepan expresarse todavía con la palabra. Comentarle la rabieta una vez pasada, preguntarle qué le pasaba y por qué se ha enfadado tanto, hacerle ver que así lo pasa mal e incluso que a mamá no le gusta que se ponga en ese estado, parecen buenas estrategias.

Si habéis tenido un mal día y estáis agotados, si no estáis seguros de cómo vais a manejar la situación o estáis muy enfurecidos ante la rabieta de vuestro hijo, más vale turnarse con la pareja o contar hasta 10 y respirar hondo antes de hacer o decir nada. Si al final os sale un exabrupto y hasta le propináis un cachete, posiblemente os sentiréis mal después, pero sois humanos, no seres angélicos, vuestros ideales de crianza no se ponen en cuestión por eso; cuando estéis todos más calmados, habla con tu hijo, explícale lo que te ha pasado y pídele disculpas. Pegar a otra persona no está bien y menos a un niño.

Si las rabietas no van disminuyendo de intensidad y frecuencia conforme os acercáis a los 4 años, o son más de una todos los días, o duran más de 15 minutos cada una o cursan con estallidos de ira de tal calibre que se autolesiona o puede lesionar a otros niños o personas, es mejor consultar a tu pediatra por si pudiese tratarse de una enfermedad neurológica o del comportamiento.

## LOS CELOS

Tener celos es un comportamiento habitualmente normal que ocurre con frecuencia en la infancia ante el temor a perder el cariño de los padres, y más especialmente el de la madre con ocasión de la llegada de un extraño, normalmente un nuevo hermano. Al ver a sus papás tan atentos con el nuevo bebé hay una sensación de desplazamiento muy dura de soportar en la que se mezclan la frustración y el miedo propios con la envidia y el resentimiento hacia el recién llegado, percibido como intruso.

Las manifestaciones de los celos varían ampliamente en los niños; pueden mostrar indiferencia, rencor, pedir que devuelvas al recién llegado o intentar hacerle daño claramente. Pueden presentar síntomas de regresión y volver a practicar conductas que ya no hacían, como chuparse el dedo, querer llevar pañal, volverse a hacer pipí o caca, volver a querer mamar o tomar biberones, estar todo el día pegado a su mamá y querer ir en brazos negándose a caminar. Pueden ponerse muy negativos y no querer comer o dar muchos problemas para dormir o aumentar las rabietas. Una forma particular de manifestar los celos es mostrar mucho cariño por el nuevo hermanito: hay que vigilar que no lo apretujen demasiado y no le hagan daño. También se han visto celos de los pequeños hacia los mayores.

Para prevenir los celos hay estrategias satisfactorias probadas. Los padres que comparten con el bebé la noticia de un nuevo hermano desde unos meses antes de nacer (quizá cuando ya se nota bien el aumento del abdomen, no mucho antes, pues pueden ponerse ansiosos ante la falta de señales claras) y les explican el embarazo, hablan con el bebé del nombre del hermano y le hacen partícipe de la ropita que le pondrán, están en el buen camino. Si tenéis amigos o familiares con más de un hijo pequeño, podéis aprovechar el ir a verlos para comentar con vuestro hijo la situación, que vean lo que es. Es bueno también evitar que tenga sensación de desplazamiento: si pensáis destetarlo, o llevarlo a la guardería o sacarlo de la cama familiar o de su cuna, no esperéis a hacerlo cuando nazca vuestro nuevo hijo, para que no asocie la llegada con una pérdida de sus privilegios actuales.

Bastantes madres continúan amamantando al mayor mientras lo hacen con el pequeño (lactancia en tándem se llama) y continúan durmiendo todos juntos: eso sí, el pequeño debe estar separado al menos por un adulto de su hermano mayor, para que el colecho sea seguro para el pequeño. Si este no es vuestro deseo, es conveniente intentar destetarlo tiempo antes, sacarlo de vuestra cama o de su cuna, o buscar guardería sin darle pistas para que no pueda asociar temporalmente el acontecimiento.

Dejar que cuide o participe en el cuidado del hermano pequeño (ayudar a vestirlo, a bañarlo) con vigilancia, es buena idea. Sin embargo, la estrategia muy extendida de valorarle que «es el mayor y lo sabe hacer todo y que su hermano es pequeño e incapaz» no es de mucha perspicacia, pues además de atribuirle demasiada responsabilidad, justamente el ver tanta complacencia con el «pequeño e incapaz», puede darle ideas para adoptar comportamientos regresivos en un intento de lograr los mismos favores que su hermano «inútil». Hay que advertir a otros familiares, abuelos, tíos, etc., que eviten ese tipo de comentarios. Es preferible responder verazmente a sus preguntas y no ridiculizar al hermano pequeño. No es buena estrategia tampoco el premiarle por ser amable con su hermano, aunque sí el valorar que lo haga.

Conviene ser ecuánimes con él y si la mamá coge al pequeño, el papá puede coger al mayor. Todo el mundo trae regalos para el pequeño. Se le puede explicar por qué a su hermano le traen algo y a él no: porque él ya tiene zapatos, por ejemplo, y su hermano no. Reservarse tiempo en exclusiva para el mayor es muy reconfortante para este, pero no por ello hay que ocultarle que queréis al nuevo hijo.

Los celos no son malos en sí mismos, son un sentimiento muy común en todas las edades. Obedecen al temor a perder lo poseído en exclusiva. Los niños pueden tenerlos, no solo ante la llegada de un hermano, sino también ante demostraciones de afecto entre tú y tu pareja o cuando te ven coger a otro niño pequeño. Si tu niño tiene celos de su hermano menor, no hay que castigarlo ni reprenderlo, te dará mejor resultado hablarlo, intentar verbalizar sus sentimientos, que pueda ser consciente de lo que le pasa y por qué, que sepa que lo entiendes, que sabes que lo pasa mal y que se le pasará, asegurarle que lo quieres mucho y que nunca lo vas a dejar de querer.

En las raras ocasiones en que las manifestaciones de los celos son muy agresivas o desproporcionadas y alteran la convivencia familiar, puede tratarse de celos patológicos que precisarán una consulta profesional.

## CONTROL DE ESFÍNTERES. EL PIPÍ Y LA CACA

Al principio suelen evacuar el intestino cada vez que comen. Esto es así sobre todo el primer mes y con lactancia materna, siendo capaces de hacer más de 10 deposiciones al día. A partir del mes los lactantes de pecho pueden empezar a hacer menos deposiciones, una al día, y, en ocasiones, tardar entre 2 y 6 días en hacer una deposición que suele ser enorme, blanda y maloliente. Es el llamado falso estreñimiento de la lactancia materna que no requiere ningún tratamiento. Los bebés que toman fórmulas artificiales suelen hacer menos veces que los de pecho y un poco más duras, llegando a tener un verdadero estreñimiento.

Hacia el año y medio de edad, la mayoría de los bebés se dan cuenta de que han orinado o defecado y empiezan a avisar de que lo han hecho; posteriormente, alguna vez dicen que van a hacer y crean falsas ilusiones en los padres, pues no suele dar tiempo a que lo hagan en el orinal. Hay que ser pacientes. En general, es práctico esperar al verano en que tienen 2 años para quitarles los pañales y empezar a ofrecerles el orinal. Acaban controlando antes el intestino que la vejiga y la mayoría dejan de defecar encima hacia los 2 años y medio, tanto de día como de noche. A esa edad muchos aceptan, e incluso prefieren «como los mayores», utilizar la taza del retrete a la que intentan trepar ellos solos, y es mejor dejarles.

Hay que enseñarle con calma, sin meterle prisa ni obligarle, pues está en plena época de reafirmación del «yo», de negativismo: basta que entienda que estáis muy interesados en que haga pipí o caca en el orinal para que se niegue a hacerlo. A veces, observándole mientras juega, podréis apreciar que se está reteniendo, pues está tan absorto en su juego que va posponiendo el ir al orinal o a la taza; vale la pena intentar sugerirle que lo haga, pero con mucha diplomacia. Alternaréis momentos y épocas de ponerle pañales y otras que no. Cuando tenga algún accidente, que al principio son frecuentes, explicadle que no pasa nada; no es bueno castigar ni premiar. Si a partir de los 2 años veis que empieza a controlar bastante, que no hay demasiados accidentes, que avisa con suficiente antelación y sobre todo si es verano y puede ir con poca ropa o sin ella, podéis arriesgaros a dejarlo sin pañal durante el día. Por la noche, o si hay que ir a algún sitio, es mejor que se lo pongáis para minimizar las consecuencias de un eventual «accidente».

Puede haber regresiones temporales coincidiendo con enfermedades o viajes, o cambios en la situación familiar como, por ejemplo, la llegada de un hermano.

El control del esfínter vesical por la noche no lo logran todos los niños antes de los 5 o 6 años. Aproximadamente la tercera parte siguen mojando la cama hasta esa edad. Acaban controlando antes las niñas que los niños. Menos de uno de cada diez niños sigue mojando la cama a los 10 años. Así pues, durante los primeros 5 o 6 años de vida no está indicado tomar ninguna medida si vuestro hijo se orina por las noches. Lo más práctico es ponerle el pañal por la noche y esperar a que madure sin reñirle ni humillarlo, pero sí tratar el tema con naturalidad si lo saca a colación explicándole que eso es normal y que conforme crezca se le pasará.

## ACTIVIDAD SEXUAL

No sabemos mucho de la sexualidad infantil debido a que por razones culturales y religiosas se ha considerado inmoral o peligrosa y hay una tendencia a negarla o ignorarla. Hoy día, tras estudios de antropólogos y sexólogos en los últimos 60 años, no podemos desconocer su existencia y hemos de admitir que se manifiesta desde la más tierna infancia, pero sigue siendo poco conocida y mal estudiada.

Desde el nacimiento, los órganos sexuales están capacitados para activar el placer y son reconocibles episodios de erecciones en los niños y congestión de la vulva en las niñas. A partir de la edad en que ya acierta con facilidad dónde poner las manos para coger objetos, observarás cómo tu bebé, sea niño o niña, se toca y manipula los genitales, toqueteándolos y dándose tirones, aprovechando que le cambias el pañal o le bañas. Esto puede empezar en torno a los 5-6 meses y no debe alarmarte ni debes prestarle atención ni reñirle o impedírselo; forma parte de la curiosidad que tienen por explorarlo todo y, principalmente, su propio cuerpo. Tampoco es signo de masturbación al principio pero sí acaba siéndolo hacia los 2 años. Alrededor de la mitad de los bebés lo hacen a partir de esa edad. Antes de aprender a masturbarse con la mano, lo hacen frotándose un muslo contra otro o moviendo la pelvis arriba y abajo, o frotándose contra algún objeto desde incluso antes del año. Suele acompañarse de enrojecimiento de la cara y de estar como muy concentrados y hasta sudorosos.

Aunque en los siglos XVIII y XIX se imponían terribles castigos o impedimentos ante la masturbación a cualquier edad incluso infantil, hoy todos los expertos están de acuerdo en que no hay que hacer nada por impedirla o prohibirla, que no es reprobable ni ocasiona ningún trastorno físico ni psíquico. Suele ocurrir cuando se están durmiendo o no tienen nada que hacer y están aburridos, y es raro cuando tienen entretenimiento o están jugando. Es un error regañarles o decirles que es algo muy feo y que está muy mal, porque no es verdad y vamos a confundirlos. No debéis sentiros mal ni enfadaros o preocuparos porque vuestro tierno bebé explore y disfrute de su propio cuerpo. La masturbación no suele causar problemas de convivencia social antes de los 3 o 4 años, siendo una conducta aislada en la mayor parte de los casos; a partir de esa edad conviene asegurarse de que pueden esperar si están en un lugar público, interiorizando las convenciones sociales al uso, pero importa que no tengan la sensación de hacer nada malo. Por otra parte, tan normales son los niños y niñas que se masturban como los que no lo hacen nunca, eso no va a tener repercusiones en su futura conducta sexual ni emocional.

Solo si es muy frecuente y compulsiva vale la pena investigar si hay alguna irritación o infección local, mucho aburrimiento u otro problema psicológico. Conviene descartar como causa de una masturbación excesiva el que haya irritación o inflamación de los genitales, por ejemplo después de ir a la playa por culpa de la arena o que no tengan parásitos («gusanitos», oxiuros) en el intestino, que salen por el ano por la noche y dan picores en los genitales sobre todo de las niñas. El abuso sexual debe sospecharse si la masturbación es compulsiva o con modos que es difícil que se les haya ocurrido a los niños por sí mismos.

Desde muy pequeños muestran interés en conocer las distintas partes de su cuerpo y les llama la atención las diferencias sexuales que pueden ver en otros niños y hasta en sus padres. No te extrañes si desde los 2 años entran en la habitación como para sorprenderos mientras os estáis vistiendo, ni del número de preguntas que pueden hacer al respecto a partir de los 3 años. Vale la pena incluir en el repertorio de palabras a enseñarles el cómo se llaman las diversas partes de su cuerpo, incluidos los genitales.

No hay por qué ocultarse para besarse o abrazarse normalmente delante de vuestro hijo, pero si alguna vez os sorprende manteniendo relaciones sexuales más vale no reñirle ni enfadarse y explicarle de forma sencilla que es una forma de quererse. Independientemente de las creencias religiosas de cada cual, es importante evitar a toda costa la asociación de mentiras, miedos y culpabilidades con la sexualidad.

## COGERLOS O NO COGERLOS

¿Cuánto tocarlos o besarlos? ¿Cuánto tomarlos en brazos? Lo que os apetezca, lo que os pida vuestro bebé. Nadie ha podido probar que haya relación alguna entre el tiempo que tengáis a vuestro bebé en brazos, el número de besos que le deis y el grado de malcriadeza. Malcriar es literalmente educar mal a los hijos y educar tiene que ver con bastantes cosas, pero no con llevarlos en brazos. Por eso si os dicen el «No lo cojas que se malacostumbrará», sabed que no es verdad.

¿Cama familiar, cunita aparte? Ya lo hemos hablado en un capítulo anterior: lo que hayáis decidido y sea cómodo para todos. Tened en cuenta la necesidad de contacto estrecho frecuente que tienen los bebés. Valorad también vuestro descanso y las diferentes opciones.

¿Cochecitos, portabebés de carga? No hay que cerrarse a ninguna de las dos opciones, pues son perfectamente compatibles y complementarias. Y esta complementariedad es muy beneficiosa para niños y adultos pudiendo simultanear, según la ocasión, el cansancio y el tipo de actividad a realizar, uno y otro método.

Creo que es de celebrar que en Occidente hayan surgido grupos de padres influenciados por la teoría de la crianza con apego que vuelven a tomar a los niños con más frecuencia en brazos; es bueno el contacto físico y los niños empiezan a estar presentes en más actividades de las que tradicionalmente se les había excluido.

No es bueno para un bebé dejarlo todo el día boca arriba en una cuna o carrito o hamaquita, ya que la falta de estímulo a su musculatura hace que tarden en adquirir tono y fuerza muscular; además, desde que se aconseja poner a dormir a los niños boca arriba para disminuir el riesgo de muerte súbita, estamos viendo con más frecuencia deformaciones de la parte posterior del cráneo en forma de aplanamiento, la llamada plagiocefalia, debido a horas y horas de presión de la cabeza contra el colchón en la misma postura. Los blandos huesos de su cráneo corren el riesgo de deformarse por la presión mantenida siempre en el mismo sitio: la parte de detrás de la cabeza. En realidad, mientras no están durmiendo los cuidadores ni el bebé y están vigilándole, a la vista, no hay riesgo de muerte súbita, por lo que pueden estar en otra postura y, desde luego, viene muy bien que lo tomen en brazos frecuentemente.

En los últimos años, trato cada vez más con mamás que llevan a su bebé cargado al cuerpo por medio de sistemas derivados de los tradicionales de otras culturas para portar niños. Pueden ser rígidos, tipo mochilas con armazón, o flexibles, tipo telas o mochilas sin el mismo, y van sujetos en uno o los dos hombros del cargador por medio de tiras que rodean su cuello.

Ambos métodos, cochecito y portabebés de carga, hay que conocerlos, saber los riesgos que tienen y que los cucos y cochecitos deben estar homologados para su uso, leer bien las instrucciones del fabricante, saber si tiene frenos, cómo funcionan, cómo se montan y desmontan, cómo fijarlos en el coche, etc. Son muy prácticas las sillitas-cochecito que sirven, además de para ir de paseo, como asientos de seguridad para ir en coche.

Los sistemas para cargar bebés también tienen manual de instrucciones si son de fabricantes homologados; si son fabricados por particulares, comprobad si tienen experiencia en cargar bebés y que os den las explicaciones necesarias para dominar correctamente su uso. En Estados Unidos, entre 1990 y 2010 se registraron 14 muertes por el empleo inadecuado de estos dispositivos, casi todas en menores de 3 meses. Es una cifra quizás inferior a la de niños que fallecen en cochecitos y cunas, pero a tener en cuenta en uno y otro caso: los bebés, en especial los muy pequeños o prematuros, no se deben dejar en posiciones inadecuadas que comprometan sus vías respiratorias y sin vigilancia, pues pueden sofocarse en pocos minutos y perder el conocimiento sin avisar siquiera.

Hay que respetar unas reglas básicas de seguridad a la hora de llevar un bebé en un portabebés blando o en bandolera:

- Evitar riesgos de sofocación por no poder respirar bien. Para ello es preciso:

  ° Que la cabeza del bebé esté libre y visible, fuera de la tela del portabebés en todo momento.
  ° Que su cara no esté orientada contra el pecho del portador y pueda obstruir su boca y nariz.
  ° Que no se les tape por encima con la ropa de abrigo que lleva el portador.

- Tener mucho cuidado con modelos para llevar en bandolera con el bebé tumbado en horizontal: algunos han sido retirados del mercado por haber causado sofocaciones al doblar demasiado la cabeza sobre el pecho y obstruir las vías respiratorias.

- Evitar traumatismos y quemaduras, para lo cual es necesario:

  - Asegurarse antes de cada utilización de que todas las correas y costuras siguen bien.
  - Tener conocimiento de colocación y tensado adecuado lo suficiente para que no se deslice por ningún hueco.
  - Tener cuidado de no tropezar y caer sobre el bebé: no realizar actividades arriesgadas cuando se carga un bebé.
  - No utilizarlo para ir en coche o en bicicleta, para eso hay dispositivos seguros homologados.
  - No utilizarlo mientras manejas líquidos calientes o cocinas, máxime si lo cargas en la parte de delante.

Ser partidario de un método de llevar a tus bebés no debe ser excluyente del otro, como si fuésemos hinchas de un equipo de fútbol o de otro. Los dos, empleados juiciosamente, tienen efectos positivos. Ya hemos visto que no hay nada demostrado sobre los efectos de uno u otro tipo de crianza mientras los cuidados se otorguen con solicitud y cariño. Ambos métodos se pueden compaginar según dónde vayáis a ir, qué vas a hacer, si cabe un cochecito o no, si el trayecto es largo y te puedes cansar, según la edad y peso de tu bebé, si vas sola y tienes que llevar otras cosas, etc.

Si prefieres llevar a tu bebé en brazos o en un cochecito, es tu decisión personal y ambas decisiones son perfectas pues seguro que las haces con todo el cariño.

## LOS OTROS CUIDADORES. ABUELOS. CUIDADORAS. GUARDERÍA. LAS SEPARACIONES

Ya comentamos algo este tema en el capítulo sobre la vuelta al trabajo. Ahora lo haremos desde el punto de vista de lo que implica en la crianza y la socialización.

Los cuidados que reciben los bebés estos primeros años deben ser seguros, predecibles, continuos, cariñosos. Necesitan el apoyo de sus cuidadores, saberse queridos. Es más estabilizador para ellos tener pocos cuidadores y estables que muchos y cambiantes, por eso cuando tengáis que tomar una decisión al respecto (contratar particular, dejarlo al cuidado de los abuelos, llevarlo a la guardería), meditadla, investigad bien las posibilidades para intentar no cambiar a menudo de cuidadores para vuestro hijo.

Muchas madres se turnan con su pareja para mantener la continuidad de los cuidados de su bebé. Es una decisión acertada pues, como comentamos en el capítulo de la vuelta al trabajo, por razones de crianza y de riesgo de contagio de infecciones, las opciones a considerar de sistema alternativo de cuidados son, por orden de menor a mayor riesgo:

1.º Abuelos, familiar o cuidador que no cuida a la vez a hijos propios.

2.º Cuidador que cuida a la vez a hijos propios o a un número reducido de niños en su casa (madres de día).

3.º Guardería.

Es de señalar que si vuestro bebé ya tiene un hermanito mayor que va a la guardería o al colegio, los problemas de contagio de infecciones ya no los debéis tomar en cuenta, pues los virus y demás agentes infecciosos ya se los trae el hermano mayor a casa.

Dicho esto, hay unas consideraciones a hacer en cuanto a la calidad de la crianza:

1. En un hogar con padres estables, cariñosos, disponibles y cuyos trabajos respectivos, si los tienen, les permiten asumir el cuidado del hijo de forma simultánea o turnándose,

no tiene mayor sentido buscar guardería por creer que es necesaria para mejorar o acelerar el proceso de socialización. No hay bases científicas de que los bebés progresen más o mejor por asistir a la guardería como a veces se nos intenta hacer creer. Un hogar responsable y relajado de tiempos es superior en cuanto a cuidados que la mejor guardería. No hay tampoco obligación legal de llevar los hijos a la guardería o escuela hasta los 6 años.

2. Los cuidados alternativos, sea guardería o cuidadores familiares o contratados, no son una alternativa al cuidado de madre y padre, son un complemento cuando no se puede hacer de otra manera.

3. Hay muchos estudios acerca de las diferencias entre el cuidado en casa y en guardería de niños menores de 3 años, con conclusiones muy dispares. Desde trabajos que encuentran relación entre la asistencia a la guardería en épocas tempranas de la vida y posteriores conductas agresivas en la adolescencia, pasando por los que encuentran mayor accidentabilidad en el domicilio que en la guardería, hasta los que no encuentran ninguna relación, los hay a cientos. De una lectura reposada de los mismos se puede concluir que importa más que los cuidados sean de buena calidad, amorosos, solícitos, suficientes y estables que quién los imparta.

La investigación sobre las secuelas emocionales y las repercusiones sociales de la guardería es muy compleja y sigue sujeta a revisión actualmente. Puede que no esté exenta de riesgos, pero dependiendo de muchas circunstancias no tiene por qué provocar perturbaciones emocionales. La calidad que ofertan en el cuidado de niños, las circunstancias familiares de cada niño, la edad en la que son llevados a la guardería y el tiempo que pasan en ella, son factores que determinan los resultados finales. Se ha visto que si la madre trabaja pero está con su hijo a diario, ni aparecen trastornos ni hay riesgo de que aparezcan y varios autores no han encontrado diferencias en los lazos maternofiliales entre niños que asisten a la guardería y otros que no.

Un estudio de seguimiento de más de mil niños nacidos en

1991 en Estados Unidos concluye que los niños que fueron cuidados exclusivamente por sus madres no se desarrollaron diferentemente que aquellos que fueron cuidados también por otros cuidadores.

Si vuestras circunstancias os obligan a buscar un cuidado alternativo, tenéis que tener en cuenta varios factores a la hora de elegir; el principal, la calidad de los cuidados para vuestro hijo. Los abuelos disponibles han constituido en las sociedades tradicionales y siguen constituyendo hoy día, y más en situación de crisis económica, la principal opción a la que se recurre. Para los niños es una opción inmejorable, pues normalmente aporta cariño a raudales y bajo riesgo de contagio de enfermedades infecciosas de otros niños. Pero es preciso tener en cuenta la situación laboral, de salud y de edad, el carácter y las apetencias reales de los abuelos. Posiblemente muchos estarán encantados con volver a cuidar niños, algunos para nada, y otros desearán tener suficiente tiempo libre en su jubilación para dedicarlo a sus cosas. Si el cuidado del bebé va a ser una tarea fija o extensa diaria, es preciso hablarlo antes con detenimiento para evitar malentendidos, pues una cosa es echar una mano puntual y otra criar a un nieto. Además, conviene que habléis de vez en cuando con vuestros padres sobre si desean seguir o tienen algún problema con hacerlo, pues puede que ellos no se atrevan a plantear el tema. No hay ninguna obligación de ser como el abuelo de José Luis Sampedro en *La sonrisa etrusca*.

Las guarderías tienen el problema de la disminución de tiempo de cuidado total debido al elevado número de niños que atiende cada empleado. En España las sucesivas leyes de educación recogen la Educación infantil, que así es como llaman a la asistencia a guardería, como aquella que se ejerce entre los 0 y 6 años, con 2 ciclos, 0 a 3 (primer ciclo) y 3 a 6 (segundo ciclo), reconociendo que es de carácter voluntario y dejando a las administraciones educativas autonómicas el decidir por medio de decretos los «requisitos que han de cumplir los centros». Normalmente, las distintas administraciones han decretado un número máximo de niños por cuidador de 8 para menores de 1 año, 13-14 para niños entre 1 y 2 años y 18-20 para mayores de 2 años. La normativa para el segundo ciclo (3 a 6 años) es general, por real decreto, y está estipulada en un máximo de 25 niños por cuidador-profesor.

Como resulta evidente, esta relación tan elevada de menores por cuidador resulta muy desventajosa para estos menores. A la hora de elegir guardería importa conocer estos números, y también obtener referencias sobre la titulación y carácter de los cuidadores.

Finalmente, la elección de cuidadores pagados en vuestro propio domicilio o en el suyo junto a un número reducido de niños (3 o 4) en España es una actividad no regulada, por lo que deberéis informaros muy bien acerca de la persona que contratéis para tener las máximas garantías en los cuidados de vuestro bebé, pero puede ser una solución muy interesante.

Aunque el conocimiento y la investigación sobre el cuidado de niños es aún muy inestable, todos los expertos están de acuerdo en que el tipo de cuidado recibido es fundamental para el desarrollo del niño. La guardería puede ser positiva para el desarrollo intelectual y emocional de los niños o puede ser todo lo contrario, pero tampoco están exentos de esto los otros cuidadores posibles: madre, padre, abuelos o cuidadores contratados. Los resultados van a depender más de la calidad de los cuidados impartidos que de quién sea el cuidador. Cuidadores atentos, cariñosos, solícitos, amables que tratan bien a los niños, que les hablan, les cuentan cuentos, les explican las cosas y responden a sus preguntas son fundamentales para obtener buenos cuidados.

## LOS LÍMITES

*Cuando David era pequeñito, de unos tres o cuatro años, le gustaba jugar a soltarse de la mano e ir corriendo solo cuando paseábamos por la calle. Le decíamos que no bajara de la acera para cruzar la calle sin darnos la mano y poco a poco desarrolló un juego que le divertía mucho: iba corriendo hasta el borde de la acera mientras le gritábamos: «David, espera, no cruces», y de repente paraba en el borde y se giraba a mirar nuestras caras, nos esperaba y se reía mu-*

*cho hasta que lo alcanzábamos, le dábamos la mano, cruzábamos la calle y vuelta a empezar.*

*Un día que íbamos paseando todos, él hizo como siempre pero en vez de detenerse en el bordillo de la acera, cruzó la calle mientras pasaban coches en ambas direcciones, que milagrosamente no le atropellaron y se paró en el bordillo de la acera del otro lado, se giró y nos miró divertido.*

*Yo estaba desencajado, blanco, del susto que me había dado al ver entrecruzarse coches e hijo e imaginar que podía haber sucedido fácilmente una desgracia irremediable. Así que, sin poderme contener, crucé la calle, le sujeté de un bracito y le di palmadas en el culo, mientras le decía o le gritaba que muy mal, que no se debía cruzar la calle, que era peligroso. Una señora mayor, menos que yo ahora, me miraba desde la otra acera y me recriminaba por ello, creyendo que yo era un salvaje.*

*Nos fuimos de allí cogidos de la mano y al cabo de un rato, más calmado, le dije que lo sentía, pero que me había dado un susto muy grande. Creo que él no lo hizo adrede, simplemente se equivocó y, en vez de pararse en un lado, se paró en el otro.*

*Es la única vez que he pegado a un niño y aún me acuerdo.*

Los padres, lo quieran o no, son los primeros maestros de su hijos. Sois vosotros los que les vais a transmitir los valores culturales y familiares que os son propios y con los que estáis de acuerdo. Sois vosotros los que les descubrís el mundo exterior, el de los objetos y la naturaleza, lo que entraña peligro para ellos, lo que se puede tocar y lo que no porque quema, pincha, araña o muerde. Sois vosotros los que les hacéis descubrir poco a poco, muchas veces sin querer ni proponéroslo, solo con vuestro ejemplo, el mundo de las personas, el mundo de las relaciones, las convenciones de la sociedad en la que vivís, lo que es correcto (decir adiós, dar las gracias) y lo que no (pegar, morder, romper cosas).

La mayoría de las veces, afortunadamente, no os estáis planteando eso a cada momento, simplemente lo hacéis sin pensar en esa finalidad. La vida cotidiana es lo suficiente rica en experiencias, y ocurrente lo que en ella vivimos con nuestros hijos, que nos basta y sobra con estar a su lado observando y cuidando.

Vuestro bebé va a aprender de vosotros la forma de relacionarse con el entorno; desde el nacimiento tiene una capacidad de imitación extraordinaria que se acentúa progresivamente. No solo va a aprender vuestro idioma sino que va a captar vuestra entonación y acento, el tono con el que habláis, de tal manera que si lo hacéis con sosiego lo más probable es que acabe hablando pausado, y si chilláis, mostráis ira u os enfadáis con frecuencia, posiblemente acabará teniendo facilidad para chillar, ponerse iracundo o enojarse.

Como norma de buena práctica, hay que dejarles que exploren, que toquen, que vean, que oigan, que intenten las cosas una y otra vez, ayudándoles cuando veáis que el desconcierto les puede y se irritan; dejarles que se equivoquen y que acierten y respetar sus ritmos repetitivos. Pero hay que protegerlos de posibles accidentes graves para ellos y de no tener que estar todo el día diciéndoles esto no y esto no y esto tampoco: la casa hay que adaptarla a sus posibilidades para cada momento de su desarrollo. Según vuestra disponibilidad, puede haber una habitación preparada a prueba de niños en la que estéis seguros de que no puede hacerse daño ni romper nada que os importe. Estableciendo rutinas que tengan asimiladas desde bien pequeñitos, os ahorraréis también mucho trabajo.

El conjunto de conocimientos, valores y reglas de comportamiento necesarios para valerse por sí mismo en sociedad constituye **la disciplina**, entendida como el arte de proteger, prevenir, controlar y educar a un niño. Es preciso impartirla una y otra vez hasta que la acaben interiorizando y se convierta en autodisciplina. Hay que tener en cuenta que hasta el año y medio no son capaces de asimilar e interiorizar el carácter inmutable de una norma (no tocar los enchufes, por ejemplo), por eso hay que repetírselo una y otra vez, sin irritación.

No es nada prudente dejar crecer a los niños sin normas, eso les puede crear inseguridad y ponerlos en peligro; hay que saber decir que no, ahora sí y ahora no, luego, espera un poco... Todos los expertos están de acuerdo en que no hay que ser permisivo con todo, no ceder a todos los caprichos. La disciplina ayuda a que se sientan seguros y mejore su autoestima.

Es conveniente tener bastante claro qué normas, qué límites, qué valores les queréis transmitir, de qué manera se las queréis transmitir y cómo hacer que las interioricen, que las respeten.

Es preferible no poner muchas normas, pero sí esenciales: las que sirven para que no se cause daño a sí mismo y las que tienen que ver con el respeto a las otras personas, animales y cosas. Aparte de estas, poco a poco se inculcan normas de horarios y otras necesarias para convivir en familia y en sociedad.

Hay familias que desarrollan buenas estrategias de cómo inculcar estas normas de modo eficaz y logrando que no lo vivan de manera negativa sus hijos:

- Es fundamental no imponer la autoridad por imponerla, eso no tiene sentido.
- No se puede desconcertar a un bebé ni a un niño más mayor que está aprendiendo el curioso mundo normativo en el que vive; debe haber coherencia en lo que se le inculca y, por eso, tú y tu pareja debéis llegar a un acuerdo de mínimos sobre qué es importante transmitirle, cómo hacerlo y qué hacer si no hace caso.
- No da buenos resultados el estar recompensando de manera ostentosa con premios o grandes fiestas las conductas que consideramos positivas y necesarias para la socialización, pues podría interiorizar la necesidad de intercambio de acciones correctas por premios. Pero sí que es conveniente valorar las conductas adecuadas, con una frase, con un beso, que el niño sepa que ha hecho lo correcto, que tenga una referencia de ello.
- Siempre que se pueda, sobre todo si sospecháis una respuesta negativa, en lugar de una orden es mejor plantear una alternativa para que elija: ¿quieres el babero rojo o el verde para sentarte a cenar?
- La comida es un momento en el que pueden surgir conflictos; ya hemos hablado específicamente de ella en un capítulo aparte. La norma básica que parece más acertada es «nunca obligues a tu hijo a comer».
- Al igual que la mayoría de adultos, los niños prefieren que

les expliquen las órdenes o normas que se les dan y así las cumplen mucho mejor. Es preferible decirle «No tienes que pegar porque haces daño», que decir «No, porque lo digo yo y basta». Esta explicación conviene hacerla aun dentro del primer año, pues entienden mucho más de lo que parece. Si de más mayorcito, al darle una orden pregunta el porqué, hay que explicárselo.

- Lo que se le diga debe ser claro, razonable y concreto, que lo pueda entender. De poco sirve decirle «tienes que ser bueno» o «pórtate bien», ya que eso no concreta nada; es preferible decirle claramente lo que quieres que haga: «Deja de jugar y ven, que es la hora de comer» o «Habla bajito, que la mamá está durmiendo».
- Es mejor decir las cosas sin chillar o gritar.
- Pedirles que te ayuden, dejarles que te ayuden es una buena táctica también para lograr resultados. «Ayúdame a vestirte.»
- Es preferible evitar comparar con hermanos u otros niños.

¿Qué hacer cuando no hace lo que le decís? Pues hay que enmendar, corregir, advertir, prevenir, reprender, dar ejemplo, enseñar. Todas estas palabras son acepciones para el verbo castigar al que podéis tener prevención o rechazo, pues la misma palabra en sí, «castigo», tiene mala prensa. El castigo es una técnica para promover las conductas adecuadas y reprobar las inaceptables. Para aplicar un castigo no hay que humillar, no hay que degradar, no hay que chillar y ni mucho menos hay que pegar. Con el castigo se desaprueba una conducta concreta, no al niño. Cuando el niño ya diferencia bien y está inmerso en la esfera de lo social, el castigo se hace en privado, no delante de todo el mundo.

Muchas veces el castigo puede consistir simplemente en decir que no, y explicarle por qué, en mostrar que no te gusta que haga o deje de hacer una determinada cosa, que estás enfadada por eso. Y siempre intentar sacar tiempo para razonar lo que ha pasado. Por supuesto, si la acción en cuestión supone un riesgo para tu hijo (tocar el horno, asomarse a una ventana, etc.) o para otros niños (morder, pegar...), no hay que andarse con rodeos: se dice que no y basta, y si es preciso se le sujeta firmemente. Luego ya le explicarás por qué no debe hacer lo que pretendía. La explicación debe incluir el aprendizaje de las consecuencias que hubiera tenido su acto.

Conviene razonar el castigo y adaptarlo a cada edad y tipo de conducta desobedecida. En el primer año quizá baste con decir que no y mostrar enfado; más adelante, se puede dedicar tiempo a explicaciones e incluso el enfado se puede transformar en que sepa que no vas a atenderle ni estar disponible hasta pasado un rato y acceda a hablar de lo que ha pasado o corrija su acción anterior.

Hagas lo que hagas como castigo, no lo dejes para luego, es mejor que sea inmediato; los niños de corta edad no asocian fácilmente hechos muy separados en el tiempo, ni siquiera una hora. Si estáis muy irritados por una dura jornada y no estáis seguros de cómo vais a responder a una acción no deseada de vuestro hijo, haced lo mismo que hemos comentado ante una rabieta que os ha podido superar y haceros perder el control. En ese caso no hay que olvidar explicarnos posteriormente y pedir disculpas si nos hemos pasado.

Las acciones coherentes de madres y padres logran que sus hijos asimilen las normas con más rapidez. Hay que aplicar una acción similar a la empleada la vez pasada ante el mismo límite incumplido; lo que le puede desconcertar es que hoy le digas que estás enfadada porque no ha guardado sus juguetes y mañana no le digas nada.

En ningún momento hay que decir o amenazar con acciones que no vamos a cumplir y nunca amenazar con expulsarlos de casa o irnos nosotros, decir que ya no los quieres o similares. Tampoco que son malos, es la acción que han hecho o dejado de hacer lo que no nos gusta, ellos sí. Y, desde luego, no pegarles, y si se nos ha escapado la mano, es mejor emplear energías en disculparnos y explicarnos que en culpabilizarnos. Según cómo haya sido la infancia de cada cual, hay que tener cuidado en no reproducir determinados esquemas del pasado basados en un autoritarismo trasnochado.

Anisfeld, E., Casper, V., Nozyce, M. y Cunningham, N., «Does infant carrying promote attachment? An experimental study of the effects of increased physical contact on the development of attachment», *Child Development*, vol. 61, núm. 5, octubre de 1990, pp. 1617-1627.

Ariès, Ph., *L'enfant et la vie familiale sous l'Ancien Régime*, Seuil, París, 1973.

Badinter, E., *L'amour en plus. Histoire de l'amour maternel (XVIIe-XXe siècle)*, Flammarion, París, 1980.

Bowlby, J., *La separación afectiva*, Paidós, Barcelona, 1985.

Bradley, R. H. y Vandell DL., «Child care and the well-being of children», *Archives of Pediatrics and Adolescent Medicine,* vol. 161, núm. 7, julio de 2007, pp. 669-676.

Brazelton, T. B. y Cramer, B., *Les premiers liens*, Calmann-Lévy, París, 1990.

Chouinard, M. M., «Children's questions: a mechanism for cognitive development», *Monographs of the Society for Research in Child Development*, vol. 71, núm. 1, 2007, pp. vii-ix, 1-112; discusión pp. 113-126.

De Mause, L., *Historia de la infancia*, Alianza, Madrid, 1974.

Delgado Criado, B., *Historia de la infancia*, Ariel Educación, Barcelona, 1998.

Escuelas infantiles y guarderías: analizados 164 centros privados y públicos en 18 provincias españolas. Informe Consumer Eroski 2010. Disponible en *http://consumer.es/web/es/20090901/actualidad/tema_de_portada/75109.php*

Hunziker, U. A. y Barr, R. G., «Increased carrying reduces infant crying: a randomized controlled trial», *Pediatrics*, núm. 77, 1986, pp. 641-648

Illingworth, R. S., *El niño normal. Problemas de los primeros años de vida y su tratamiento,* El Manual Moderno, México, 1993

Lucassen, P., «Colic in infants», *Clinical Evidence*, núm. 02, 2010, p. 309

Martínez Rubio, A., «Los cólicos y el llanto», en *Comité de lactancia materna de la Asociación Española de Pediatría. Lactancia materna, guía para profesionales,* monografía de la AEP núm. 5, Ergón, Madrid, 2004, pp. 267-272.

Miller, A., *C'est pour ton bien. Racines de la violence dans l'éducation de l'enfant*, Mayenne, 1983.

National institute of Child Health and Human Development, The NICHD Study of early child care and Youth Development (*SECCYD*), Rockville, 2006. Disponible en *https://www.nichd.nih. gov/publications/pubs/documents/seccyd_06.pdf*

Phillips, D. y Adams, G., «Child care and our youngest children», *The Future of Children*, vol. 11, núm. 1, primavera-verano de 2001, pp. 34-51.

Rollán Rollán, A., «Llanto del recién nacido y del lactante», en Boletín de la Sociedad de Pediatría de Asturias, Cantabria, Castilla y León., *Boletín de Pediatría*, núm. 41, pp. 3-8. Disponible en *http://www. sccalp.org/documents/0000/0797/BolPediatr2001_41_003-008.pdf*

Rutter, M., «Social-emotional consequences of day care for preschool children», *American Journal of Orthopsychiatry*, vol. 51, núm. 1, enero de1981, pp. 4-28.

Sadurní, M., Rostán, C. y Serrat, E., «El desarrollo de los niños paso a paso». UOC, Barcelona, 2002.

Solter, A. J., «Mi bebé lo entiende todo», *Medici*, Barcelona, 2002.

Spock, B., *Tu hijo*, Daimón, Madrid, 1972.

St. James-Roberts, I., Álvarez, M., Csipke, E., Abramsky, T., Goodwin, J. y Sorgenfrei, E., «Infant crying and sleeping in London, Copenhagen and when parents adopt a "proximal" form of care, *Pediatrics*, vol. 117, núm. 6, junio de 2006, e1146-1155.

—, Hurry, J., Bowyer, J. y Barr, R., «Supplementary carrying compared with advice to increase responsive parenting as interventions to prevent persistent infant crying», *Pediatrics*, núm. 95, 1995, pp. 381-388.

«The relation of child care to cognitive and language development», National Institute of Child Health and Human Development Early Child Care Research Network, Child Development, vol. 71, núm. 4, julio-agosto de 2000, pp. 960-980.

UNICEF, *Estado mundial de la Infancia 2002*, UNICEF, Ginebra, 2003.

Walker, A. M. y Menaheim, S., «Intervention of supplementary carrying on normal baby crying patterns: a randomised study», *Journal of Developmental & Behavioral Pediatrics*, núm. 15, 1994, pp. 174-178.

# 10

## Enfermedades y accidentes

¡Cuánta fiebre! Contempla al niño. Hace dos noches
empezó a toser repetidamente. Una tos profunda, desga-
rrada, de viejo pero en tono más alto. Por la mañana se
negó a comer y a mediodía cerró los ojitos y cayó en el so-
por de la fiebre. Desde entonces solo los abre a veces, mira
en torno como preguntando por qué le maltratan, gime,
tose, respira ruidosamente.

JOSÉ LUIS SAMPEDRO (1917-2013),
*La sonrisa etrusca* (1985)

### ENFERMEDADES COMUNES

Durante los primeros años de vida tu bebé enfermará unas
cuantas veces. Si le has dado el pecho, es el primer bebé, no sois
fumadores y no va a la guardería, es muy posible que pase el primer año de vida sin enfermedades. Está muy protegido tanto por
las defensas que le aporta tu leche y no respirar partículas contaminantes del tabaco, como por no tener hermanos mayores que
le traigan microbios del exterior, ni ir él mismo a atraparlos. Si no
se cumple alguna de estas condiciones es fácil que tenga del orden
de cinco a diez enfermedades infecciosas en el primer año de vida
y otras tantas en los otros dos años hasta que cumpla 3. Se trata

de bebés sanísimos pero que pueden estar enfermos unas 30 veces entre catarros, diarreas y alguna que otra otitis en tres años. Afortunadamente, son más fuertes que nosotros y lo suelen llevar muy bien.

Vamos a repasar los síntomas más comunes que suelen tener y cómo hacer frente a ellos. Un síntoma no es una enfermedad sino un aspecto de ella que se puede repetir en otras enfermedades; por ejemplo, la fiebre, uno de los síntomas más comunes, no es una enfermedad sino un síntoma que está presente en múltiples enfermedades, generalmente infecciones, desde el catarro común hasta la pulmonía o infección del pulmón.

## LAS INFECCIONES: VIRUS Y BACTERIAS. LOS ANTIBIÓTICOS

Es bueno saber algo sobre las infecciones, qué las causa y cuál es su tratamiento, si lo hay. En general, una infección la provoca la invasión de nuestro cuerpo (parte o todo) por algún otro ser vivo, muy pequeño, microscópico llamado microbio. Nuestro cuerpo reacciona con violencia frente a la invasión, manda células de la sangre, los glóbulos blancos, para frenarla, segrega sustancias químicas para neutralizar a los extraños invasores y todo ello acaba provocando inflamación de la zona afectada que es como un campo de batalla. Además, el cuerpo entero puede reaccionar produciendo un aumento de la temperatura corporal, la fiebre. La inflamación en medicina se nombra añadiendo la terminación «-itis» al nombre de la zona inflamada. Por ejemplo, amigdalitis es la inflamación de las amígdalas o anginas de la garganta, otitis es la inflamación del oído, etc.

Los microbios que más frecuentemente nos causan enfermedades infecciosas son **los virus**, seguidos muy de lejos por **las bacterias**. También parásitos y hongos. Los virus son mucho más pequeños que las bacterias, tanto que ni siquiera se pueden ver con microscopios normales, al revés que las bacterias que se llegan a ver muy bien en el microscopio. Todos los virus son perjudiciales para el organismo que atacan (personas, animales o plantas) porque no pueden vivir ni reproducirse por sí mismos, necesitan robar sustancias a los organismos que invaden. Las bacterias sí que pueden arreglárselas por sí mismas y no todas causan daño, al contrario: muchas de ellas conviven con nosotros sin causarnos daño e incluso las necesitamos para que nos ayuden a funcionar, como las bacterias «buenas» o **probióticos** del intestino que nos ayudan a hacer la digestión.

Para los virus hemos podido inventar pocos medicamentos que los maten o frenen, en cambio para casi todas las bacterias tenemos un medicamento llamado antibiótico. De cada diez infecciones que sufren los menores de 3 años, aproximadamente ocho son producidas por virus y solo dos por bacterias; por eso cada vez que a un niño menor de 3 años se le da un antibiótico para tratar una infección, hay un 80 % de probabilidades de haber cometido un error. Los catarros, faringitis, bronquitis y diarreas los provocan virus y de nada sirven los antibióticos. La otitis (infección del oído) y la neumonía (infección del pulmón) suelen estar provocadas por bacterias y precisan de antibióticos para combatirlas. Dar antibióticos a diestro y siniestro no es buena política, ya que las bacterias «buenas», que conviven con nosotros y nos ayudan, se mueren provocándonos trastornos, como diarrea o dolor de estómago, y las bacterias, que sí que nos provocan infecciones, se van acostumbrando a tanto antibiótico y se hacen resistentes.

Hay miles de virus y bacterias diferentes y unos pocos de entre ellos nos provocan enfermedades. Ejemplos de enfermedades causadas por virus son la gripe, los catarros o resfriados, la mayor parte de diarreas o gastroenteritis, las hepatitis, la varicela, las verrugas y muchas de las enfermedades comunes de los niños pequeños. Las bacterias son las causantes de las anginas con pus, de muchas otitis y neumonías y también de las infecciones de orina.

## LA FIEBRE

La fiebre es un mecanismo de defensa ante la infección. Por medio de ella, nuestro cuerpo se defiende mejor y tanto bacterias como virus suelen estar menos cómodos cuando la temperatura aumenta. Normalmente, los humanos tenemos el cuerpo entre 35,5 y 37,5 grados centígrados (°C). Cuando es superior a 37,5 °C hablamos de fiebre. La fiebre en sí misma no es mala pues ayuda al cuerpo a combatir la infección, por eso no debemos obsesionarnos con bajar la temperatura a una persona, adulto o niño que tenga fiebre. Lo que sucede es que provoca incomodidad, pues se tiene sensación de mucho frío, y suele dar dolores por el cuerpo y dolor de cabeza, en especial si pasa de 38,5 °C. En los niños pequeños además puede originar convulsiones, lo que provoca mucho susto en los padres y familiares.

Por todo ello, es conveniente que sepas qué hacer cuando tu bebé tiene fiebre hasta ser visitado por su médico. Lo primero es no abrigarlo demasiado, puede ir incluso solo con el pañal por dentro de casa si no hace mucho frío. Se le puede bañar con agua templada que no le moleste y le haga estar cómodo en la bañera; dejadlo jugar en ella mientras se enfría el agua poco a poco. No está indicado el agua fría ni los paños con agua fría y mucho menos con alcohol, que puede irritarlos y emborracharlos. Es bueno que beba mucho: agua, leche, zumos, dependiendo de su edad y tipo de alimentación; los líquidos que beba no tienen por qué estar calientes, mejor a temperatura ambiente, para no añadir más calor al cuerpo.

Si el bebé parece tolerar bien la fiebre, lo que es habitual mientras tiene menos de 38,5 °C, no hay que hacer mucho más. Si la temperatura sobrepasa este límite o se encuentra molesto, conviene administrarle un medicamento normalmente por la boca, aunque hay niños que rechazan por completo tomar medicamentos por la boca, en cuyo caso vale la pena ver si diluyéndolos en leche o zumos o mezclándolos con papilla o yogur se los toman. Si no, habrá que recurrir al medicamento en forma de supositorio rectal, por el culito.

Los dos antitérmicos (medicamentos para bajar la fiebre) más empleados en Pediatría son el **paracetamol** y el **ibuprofeno,** de los que hay muchas marcas comerciales. Ambos se administran por la boca y se pueden repetir a las cinco o seis horas. Es bueno dar uno u otro, no los dos a la vez ni alternando para dominar la fiebre, pues ya hemos dicho que la fiebre ayuda a controlar la infección. La cantidad que hay que dar de estos medicamentos depende del peso de cada niño, está indicada en el prospecto y vuestro médico os lo puede confirmar.

Un niño con fiebre conviene que sea visto por un pediatra o médico con experiencia en niños, pero no está justificado ir siempre enseguida a los servicios de urgencias. El médico que mejor puede saber qué le pasa a vuestro bebé suele ser su médico o pediatra habitual, por lo que es bueno pedir cita para ser visto en menos de 24 horas. Está indicado ir al servicio de urgencias del centro de salud sin esperar al día siguiente si es menor de 3 meses de edad, si la fiebre es de 38,5 °C o más y no baja a la hora de haberle dado un antitérmico, si lo notáis muy decaído, sin ganas de nada, si le veis una erupción de manchitas rojas o violetas en la piel o si tiene una convulsión y se queda desmayado como sin conocimiento.

## LAS CONVULSIONES FEBRILES

Se trata de un ataque de movimientos anormales, bruscos, convulsivos, del cuerpo en un niño que tiene fiebre. El niño pierde el conocimiento repentinamente, desvía o fija la mirada y presenta movimientos bruscos de las extremidades y mucha rigidez del tronco, aunque a veces puede producirse lo contrario, quedarse desmadejado sin fuerza. La cara se pone pálida o azulada, hay mucha salivación y respiración muy ruidosa. Suele durar pocos minutos, menos de cinco la mayoría de veces, luego se quedan dormidos y finalmente recuperan el conocimiento, aunque están algo aturdidos un rato más.

Es una de las peores experiencias para los padres y familiares, pues piensan que su hijo se está muriendo o que se va a quedar muy mal, con epilepsia o peor. Aunque dure pocos minutos, se les hace eterno. Afortunadamente estos episodios son más aparatosos que peligrosos: ni fallecen ni padecen epilepsia ni sufren daño cerebral por haber tenido convulsiones febriles, que presentan alrededor de uno de cada diez niños de entre 9 meses y 5 años de edad, aunque son más frecuentes entre 1 y 3 años. La convulsión ocurre porque el cerebro y sistema nervioso del niño aún no están formados del todo y las subidas o bajadas bruscas de la temperatura corporal desencadenan como un ataque epiléptico. Lo que importa es saber si la causa de la fiebre es una enfermedad peligrosa o no; la mayoría de veces es por una enfermedad relativamente benigna de la infancia (catarros, otitis, diarrea, enfermedades víricas o reacción a alguna vacuna que provoque fiebre).

¿Qué podéis hacer si vuestro bebé tiene una convulsión por fiebre? Comprobad si tiene fiebre, pues a veces la convulsión empieza sin que estuviese aparentemente enfermo, siendo la primera manifestación de la enfermedad: la fiebre empieza a subir y desencadena la convulsión. Intentad mantener la calma (es difícil); si tiene muchas babas en la boca o vomita, ponedlo de lado; por nada del mundo le metáis nada en la boca ni palos ni cucharas ni dedos vuestros, pues solo lograréis hacerle heridas en la boca o garganta y os puede morder con mucha fuerza el dedo. Desnudadlo e incluso ponedle paños de agua templada por el cuerpo para bajar la temperatura antes. Si tenéis supositorios de paracetamol ponedle uno. No le deis nada por la boca, pues se puede atragantar al estar sin conocimiento.

Esperad a ver si la convulsión cede en menos de cinco minutos, pero id preparando todo para llevarlo al servicio de urgencias más cercano. Si no cede en cinco minutos llevadlo mientras convulsiona. Se precisa al menos dos personas para llevarlo, una para conducir y la otra para sujetarlo de lado mientras esté con la convulsión o adormilado. Salvo si vivís muy cerca de un centro de salud u hospital, es mejor llamar al número de emergencias (el 112 en la Unión Europea y muchos otros países del mundo).

Si llega en plena convulsión al servicio de urgencias, se la pararán con medicamentos, generalmente con un sedante introducido con una cánula por el recto; si no cede, será necesario canalizarle una vena para poner más medicamentos. Por el contrario, si al llegar ya no convulsiona, lo que es muy frecuente, pues suelen ceder en casa o por el camino, le bajarán la fiebre y lo examinarán para ver qué la produce. Si la enfermedad que se la causa no es grave, lo tendrán un rato en observación hasta que baje algo la fiebre. Generalmente no necesitan ingresar en un hospital, aunque, si es la primera vez, hay mucha angustia en la familia y es mejor quedarse hasta el día siguiente. Hay que saber que en el mismo episodio de fiebre no suele repetirse la convulsión.

Los niños que han tenido uno o más episodios de convulsiones por fiebre y que han durado menos de 15 minutos, son normales, no tienen epilepsia ni otros problemas; normalmente no hay que hacerles análisis o pruebas para descartar nada. Pueden hacer vida normal y, aunque uno de cada tres niños tiene posibilidades de que le repita la convulsión, no hay que vivir angustiados por ello. Si ha tenido varias veces convulsiones o vivís muy lejos de un centro sanitario, os suministrarán una cánula para poner por el recto en casa que frenará la convulsión si se repite.

## LOS CATARROS RESPIRATORIOS

Un catarro respiratorio, también llamado resfriado, constipado o mocos simplemente, es una inflamación de la nariz o la garganta o ambas a la vez provocada por la infección de un virus. Son más frecuentes en los períodos fríos del año, desde el final del otoño hasta el inicio de la primavera. Es la infección más frecuente de las personas, sobre todo en los niños menores de 3 años, que llegan a pasar entre cinco y diez catarros al año, incluso más si no toman pecho, tienen hermanos, los padres son fumadores o asisten a la guardería. Son tan comunes y es tan frecuente que los niños tengan mocos, que en varios idiomas se les llama a los niños mocosos aunque no estén acatarrados.

Varios virus provocan los catarros; los más frecuentes se llaman **rinovirus** y el virus de la **gripe** o **influenza** que provoca mucha fiebre y malestar. En niños pequeños, el llamado **virus respiratorio sincitial** es muy usual y, además, ocasiona una especial bronquitis en niños menores de 2 años: la bronquiolitis

El catarro es muy contagioso desde dos o tres días antes de que notemos sus síntomas y durante toda la primera semana de catarro. Se contagia por los mocos, la respiración, las manos y los juguetes y chupetes de niños enfermos de catarro.

El niño enfermo tiene muchos mocos en el interior de la nariz y en la garganta, que salen al estornudar y toser. Como la garganta suele doler, los más mayores lo señalan o lo dicen claramente y los pequeños lloran; además, están muy molestos por tener la nariz taponada. Puede haber fiebre, incluso alta, o nada de fiebre; los bebés comen peor porque hay pérdida de apetito. Puede haber vómitos y diarrea de tanto moco que se tragan y que les irrita el estómago.

Los catarros duran de cinco a siete días, aunque los mocos, la tos y la pérdida del apetito pueden durar una semana o dos más. Si el niño está contento y al bajarle la fiebre tiene ganas de sonreír o está interesado en el entorno, lo normal es que no sea nada grave. A veces, al ser muy frecuentes los catarros y todos acumulados en el período otoño-invierno, parece que el bebé tenga algo crónico y es, en realidad, que se juntan unos con otros.

Los catarros se pueden complicar con infección de oído (otitis) o de bronquios o pulmón (bronquitis, neumonía), en cuyo caso la situación del bebé empeora y es preciso hacerlo reconocer por un pediatra.

Si tu bebé debuta con un catarro hay que decidir cuándo ir al médico. En general, es mucho mejor, prudente y seguro consultar con cita previa al pediatra o médico habitual de su centro de salud, que es quien mejor conoce la salud de tu bebé. Está justificado consultar fuera de horario, en un servicio de urgencias si es menor de 3 meses y tiene fiebre, si lo notáis muy decaído o irritable y si tiene convulsiones o dificultad para respirar.

### Qué hacer

No hay tratamiento para el catarro, se cura solo en varios días: con jarabes o sin jarabes dura los mismos días. Solo hay remedios para aliviar algo los síntomas: la fiebre, la tos y la obstrucción nasal.

No le fuerces a comer; fracciona las tomas de alimentación, menos cantidad, más veces. Si es lactante, déjale descansar mientras toma; si es mayor dale de comer lo que le agrade, de capricho, mientras dura la enfermedad. Acostarlo con la parte superior del cuerpo un poco incorporada también le alivia algo para respirar. Si la fiebre es alta y da muchas molestias, hay que tratarla como hemos comentado en el apartado de la fiebre.

Lo que más alivia un catarro es que los mocos estén bien mojados, hidratados, que sean fluidos, que no estén secos y se puedan sacar fácilmente por la nariz o la boca. Para ello conviene beber cuanto más mejor; hay que evitar que el ambiente de casa esté reseco por la calefacción, poniendo cazos con agua encima de los radiadores o haciendo vahos de humedad en el cuarto de baño si hace falta y lavar el interior de la nariz con agua salada (suero salino o nebulizadores de agua de mar de farmacia o preparado en casa: un litro de agua con una cucharada sopera rasa de sal): con una jeringa se introduce a chorro, pero con poca fuerza en cada narina (los orificios de la nariz), 1 ml en menores de 1 año, 2 ml en niños de hasta 3 años. No hay que olvidar el pañuelo para niños mayores, es menos molesto y más eficaz que lo anterior; aún no se ha inventado remedio mejor para los mocos que el pañuelo. Solo a niños muy pequeños, con mucho taponamiento nasal puede valer la pena aspirarles la nariz con sondas muy blanditas al cabo de unos minutos de haber puesto el suero salino.

### Qué no hacer

No hay ningún medicamento (mucolíticos, expectorantes, descongestivos, etc.), ni infusiones, ni productos de homeopatía, ni remedios tradicionales (ajos, cebollas, emplastos de mostaza o eucaliptus, ventosas, inhalaciones de vapor de agua), que se haya podido comprobar que cure el catarro o acorte su duración. Solo en caso de tos muy irritativa que impida dormir, puede estar justificado el administrar un medicamento contra la tos.

Los antibióticos ni curan el catarro, ni evitan las complicaciones; no están justificados pues solo sirven para las bacterias, y los catarros los provocan los virus. Los mocos amarillos o verdes tampoco lo justifican.

Hacer vahos de vapor con cazos de agua hirviendo solo sirve para aumentar el riesgo de quemaduras.

## Cómo prevenir

Si queréis evitar muchos catarros en vuestros niños, los trucos son sencillos: amamantar y no exponerles al humo del tabaco ni en casa ni en la calle ni en el campo ni en el exterior de las cafeterías. Si sois fumadores, nunca fuméis dentro de casa pues las partículas se quedan adheridas a cortinas, muebles y paredes.

Si el bebé va a la guardería y los catarros son muy frecuentes y se ve resentido en su humor, su apetito y su peso, puede valer la pena considerar no llevarlo durante unas semanas para que descanse de tanto catarro.

Cuando los niños vayan siendo mayorcitos es bueno enseñarles a ponerse la mano delante de la boca para toser o estornudar y no contaminar a otros niños.

El lavado de manos es una de las medidas más eficaces para prevenir el contagio a otras personas, niños o no, ya que los virus permanecen vivos en la piel de las manos varias horas.

No hay vacunas para evitar el catarro. Sí para la gripe, pero solo está indicada en niños con enfermedades crónicas y graves.

## Mitos no ciertos

Las corrientes de aire, el aire acondicionado, sudar o beber o comer cosas frías no provocan ni facilitan los catarros.

No hay relación entre la leche de vaca y los mocos. Creer que «la leche de vaca produce mocos» es un mito muy extendido desde el siglo XII por el médico árabe Maimónides, también en parte de la medicina china y entre bastantes padres occidentales y algún pediatra, pero no tiene ningún fundamento ni prueba.

# LA BRONQUIOLITIS

Es una inflamación de los bronquios pequeños causada por virus, generalmente el virus respiratorio sincitial (VRS). Es una infección muy frecuente en menores de 2 años. Ocurre en los meses más fríos del año.

La bronquiolitis empieza como un catarro común con mucosidad y obstrucción nasal, tos y a veces fiebre. En los tres a cinco días siguientes el niño empeora. La respiración se hace más rápida y el esfuerzo para respirar es mayor, con lo que el niño puede tener dificultades para comer. En unos días más, la mayoría comienza a mejorar, pero la tos y los mocos pueden durar hasta un mes y medio.

La bronquiolitis está causada por un virus, por lo que no hay medicamentos para curarla y los antibióticos no sirven para nada. Solo podemos aliviar los síntomas que presenta, fundamentalmente la dificultad respiratoria que les molesta para respirar y para comer. Si le das el pecho y le cuesta tomar, amamántalo con más frecuencia: tomas cortas con pausas frecuentes para que descanse y respire; si toma biberón, lo mismo. Si tiene la nariz tapada con moco espeso, viene bien hacer lavados nasales con suero fisiológico como hemos dicho en el apartado del catarro. Si tiene fiebre, paracetamol. Incorporar la cabecera de la cuna unos 30° hace que el bebé se sienta más cómodo.

Hay que consultar al pediatra en el día si el niño tiene dificultad para respirar, en especial si es muy pequeño (menor de 3 meses), si toma muy poco alimento (la mitad de lo que toma habitualmente) o deja de orinar (no moja el pañal en 12 horas), o si tiene fiebre alta o parece muy cansado o irritable. La bronquiolitis es más peligrosa en menores de 3 meses y, en especial, en menores de 1 mes: estos niños, por prudencia, se ingresan casi todos en el hospital por si se cansan de respirar y hay que ayudarles.

## LA DIARREA O GASTROENTERITIS

La diarrea es un aumento del número de deposiciones que, además, se hacen más blandas de lo habitual o líquidas. Suele haber también vómitos, fiebre y dolor abdominal de tipo cólico, como retortijones. La diarrea en una infección intestinal provocada casi siempre por virus. El peligro que tiene, y más en lactantes pequeños, es la pérdida de líquidos del cuerpo, es decir, la deshidratación. Es muy frecuente, siendo el segundo motivo de consulta en los servicios de urgencia después del catarro común. Como otras infecciones, tienen más riesgo de padecerla los lactantes no amamantados, los que tienen hermanos y los que asisten a la guardería.

### Cómo tratarla

Hay que evitar la deshidratación dando de beber mucho líquido para recuperar lo perdido; lo mejor son los sueros que venden en las farmacias para ello, pero si no le gustan, es preferible que tome otra bebida que le guste, a ser posible algo azucarada, sin pasarse. Si está con el pecho, ofréceselo con frecuencia.

Si hay náuseas o vómitos, hay que dar pequeñas tomas (una cucharada cada 5-10 minutos o 20 a 30 mililitros cada media hora), aumentando la cantidad progresivamente según la tolerancia. Si sigue vomitando, se esperará una o dos horas sin beber nada antes de volver a intentarlo. Cuando ya no vomite se le ofrecerá su comida normal en pequeñas cantidades y sin forzar, preocupándose de que siga bebiendo lo máximo posible. Si toma el pecho, puede continuar con ello; si toma biberones, no es preciso diluirlos.

No es necesario hacer dieta especial, sino una alimentación suave que al niño le apetezca. Los alimentos que suelen tolerar mejor son: cereales (arroz, trigo), patata, pan, carne magra, verdura, pescado, yogur y fruta. Evitad darle comidas flatulentas, con mucha grasa o azúcar.

En general, es mucho mejor, más prudente y seguro consultar

al pediatra o médico habitual de su centro de salud. Si los vómitos son persistentes y exagerados con bilis, sangre o posos negros, o si el bebé está decaído, adormilado o muy pálido, o si tiene los ojos hundidos, llora sin lágrimas, hace horas que no ha orinado y no quiere beber nada de nada, es mejor consultar en el mismo día en un servicio de urgencias si no es el horario de vuestro médico habitual; es posible que necesite que le pongan líquidos extra a través de una vena en el hospital.

No hay medicamentos que curen la diarrea; solo está indicado el administrar paracetamol si hay fiebre. La diarrea se cura en pocos días sin ninguna medicación ni leche especial. Los medicamentos llamados antidiarreicos, antisecretores, astringentes, espasmolíticos y contra los vómitos no curan la diarrea y pueden tener efectos secundarios graves.

## EL ESPASMO DEL LLANTO

También llamado espasmo del sollozo o encanamiento, no es en realidad una enfermedad, pero sí que asusta mucho, a veces tanto como las convulsiones, con las que se puede confundir. Ocurre cuando el niño está llorando o empieza a llorar; se queda con la respiración parada, se pone primero rojo y luego morado, desvía la mirada, se pone muy rígido todo el cuerpo y puede llegar a perder el conocimiento. A veces, puede haber convulsiones como las descritas en el apartado «Las convulsiones febriles», pero sin fiebre. Esto pasa porque el niño, voluntariamente, deja de respirar, contiene la respiración y el cerebro se queda un momento sin oxígeno, llegando a perder el conocimiento; no puede pasar nada porque en cuanto se pierde el conocimiento se pone en marcha el sistema automático que tenemos para respirar y todo vuelve a lo normal.

No tiene tratamiento. Es frecuente entre el medio año y los 5 años y lo único que hay que hacer es proteger al bebé que se está encanando, pues si pierde el conocimiento se caerá, pudiendo golpearse y hacerse daño. No sirve de nada soplarle o tirarle agua en la cara. Conviene no poner cara de mucho susto cuando se recupera, pues se ha observado que algunos niños pueden provocarse estos episodios como medio de obtener cosas que les son negadas. Aunque asuste mucho, no hay que hacer análisis ni pruebas para descartar alguna enfermedad.

## TRAUMATISMOS, HERIDAS Y QUEMADURAS

> Cura sana,
> cura sana,
> si no se cura hoy,
> se curará mañana.
>
> Retahíla-conjuro para curar
> las pupas de los niños.

Cuando un niño **cae y se golpea**, conviene que sepáis evaluar mínimamente si podéis seguir tranquilos con lo que estabais haciendo tras atenderle vosotros mismos o debéis acudir al médico o servicio de urgencias. Los niños caen y se dan golpes demasiadas veces estos primeros años (forma parte de su aprendizaje de límites de seguridad) como para estar todas las semanas en un servicio de urgencias.

Si cae **golpeándose la cabeza** o se la golpea contra una esquina o un columpio, si no pierde el conocimiento, si llora enseguida, si no se ha hecho herida que sangre, si no vomita más de dos veces, y si es mayor de un año, podéis dar paracetamol para el dolor y observar unas horas. Es normal que después de un golpe y mucho llorar tenga tendencia a adormecerse. Si se despierta o reniega al intentar despertarlo, es normal; caso contrario, es mejor consultar.

Cuando un bebé menor de 1 año cae de cualquier altura (mientras lo cambiabais, por ejemplo) golpeándose la cabeza, es mejor consultar, en especial si le notáis un bulto o chichón en la zona del golpe.

Si se ha caído y golpeado no sabéis dónde y se queja o llora, dadle ibuprofeno para calmar el dolor y al cabo de un momentito movedle suavemente, con cuidado, y uno a uno, brazos, manos, dedos, piernas, rodillas y pies: si algún movimiento le duele mucho o notáis alguna deformidad consultad de inmediato, pues puede haber una fractura. Si tras una caída se queja en la zona del abdomen, es mejor consultar.

Si se ha dado un **golpe en la boca** y los dientes los notáis raros o desaparecidos, mirad si veis alguno, aunque lo más probable es que se le haya hundido en la encía. Si lo encontráis, recogedlo pero no lo reintroduzcáis. Acudid a un servicio de urgencias o a un dentista que atienda niños. La mayoría de sociedades de dentistas contraindican el reimplante de un diente de leche por ser muy difícil y por poder dañar al diente definitivo.

En los tres primeros años les gusta mucho que los llevéis de la mano; a veces tropiezan y se quedan colgando de vuestra mano y se ponen a llorar porque les **duele mucho el codo** y no lo pueden girar; en realidad, no se ha roto, solo se ha salido un poco del sitio al quedar colgados. Cuando pasados cinco minutos no ha entrado por sí solo en el sitio y siguen quejándose, acudid a urgencias, en donde siempre habrá algún profesional preparado que descarte una fractura y sepa ponerlo en su sitio con una sencilla maniobra que dura menos de un minuto y acaba con la inmovilidad y los dolores.

Si tras una caída o accidente por un objeto cortante hay una **herida que sangra,** es conveniente lavar con agua y ver cómo es la herida. Si es un roce superficial, desinfectad con clorhexidina acuosa y poned alguna gasa o paño limpio encima. Si es una herida profunda de más de medio centímetro de larga, es mejor ir a urgencias. Mientras sangre una herida hay que hacer tapón con un algodón o gasa para contener la hemorragia hasta llegar a urgencias. Dad paracetamol o ibuprofeno para el dolor.

Si ha sufrido una **quemadura**, quitad la ropa si está cubierta, lavad con agua, no pongáis ninguna crema y acudid a un servicio de urgencias. Dad paracetamol o ibuprofeno para el dolor.

Olivia, mi hija mayor, cogió el sarampión cuando tenía siete años. Mientras la enfermedad seguía su curso habitual, recuerdo leerle a menudo mientras estaba en cama y no sentirme particularmente alarmado. Una mañana, mientras se encontraba en fase de recuperación, yo estaba sentado en su cama mostrándole cómo hacer animalitos con escobillas limpia-pipas de colores y, cuando le tocó a ella el turno de hacer uno, me di cuenta de que sus dedos y su mente no estaban coordinados y que no podía hacer nada.

«¿Te encuentras bien?», le pregunté.

«Tengo sueño», me contestó.

Una hora después estaba inconsciente. Doce horas más tarde había muerto.

El sarampión se había convertido en algo terrible llamado encefalitis por sarampión y no había nada que los médicos pudieran hacer por salvarla.

Eso fue hace 24 años, en 1962, pero incluso ahora, si un niño con sarampión desarrolla la misma reacción mortal que Olivia, sigue sin haber nada que los médicos puedan hacer para ayudarle [...].

Roald Dahl (Reino Unido, 1916-1990)
*Sarampión: Una peligrosa enfermedad.*
Folleto de 1988 para la Sandwell Health Authority,
sobre la muerte de Olivia Dahl
por encefalitis sarampionosa

Pocos inventos hay más importantes para la humanidad que las vacunas. Protegen y salvan vidas, preservan a lactantes, niños y adultos de sufrir enfermedades innecesarias y muy peligrosas por poder provocar muertes prematuras o dejar secuelas irremediables. Son enfermedades que muchas veces no sabemos tratar o que cuando nos damos cuenta ya es tarde para ello.

Antes de que el médico inglés Edward Jenner inventase a finales de 1700 la **vacuna de la viruela**, esta enfermedad había matado a millones de seres humanos y dejado marcados con tremendas cicatrices a los escasos supervivientes. Gracias a esta vacuna, la primera del mundo, la viruela, azote de la humanidad, ha sido erradicada en 1977 y ya no hace falta vacunar. Esta vacuna da origen al nombre de **vacuna**, por provenir de pústulas contaminadas con un virus parecido al de la viruela que tenían las **vacas**; Jenner había observado que los vaqueros, que ordeñaban estas vacas, se contagiaban en las manos de una especie de viruela poco peligrosa pero jamás padecían la viruela de verdad. Jenner demostró que inoculando el material purulento de las pústulas de las manos de estos vaqueros a otras personas, estas se hacían inmunes, es decir, no contraían nunca más la viruela.

En realidad, el mecanismo de la vacuna reproduce lo que sucede en la naturaleza. De forma sencilla podemos decir que cuando un virus o bacteria te invade, el sistema inmunitario o defensivo de una persona sana desarrolla en pocos días una serie de «defensas» (anticuerpos) para anularlo y, tras vencer esa invasión, en su cuerpo se queda una reserva defensiva de anticuerpos que hace que la siguiente vez que ese mismo tipo de virus o bacteria vuelve a invadirte, es rápidamente neutralizado por esas defensas.

En una vacuna lo que se suele hacer es tomar el virus o bacteria peligrosa y, antes de introducirlo en una persona, matarlo o dejarlo muy debilitado con diversos métodos. Cuando le es introducido, su mecanismo defensivo creerá que es el virus o bacteria en cuestión, sin distinguir que en realidad está muerto o debilitado y desarrollará las defensas correspondientes. Cuando el virus o bacteria de verdad, vivo y coleando, quiera entrar porque se lo han contagiado, estas defensas se lo impedirán.

Las enfermedades contra las que nos vacunamos han causado a lo largo de la historia enorme sufrimiento, sea por muertes, sea por sus secuelas. Son enfermedades que no sabemos ni podemos tratar, pero sí prevenir que no ocurran por medio de las vacunas. En los países con pocas personas vacunadas, hay numerosos casos de muertos y paralizados de por vida por la **poliomielitis**, y el **sarampión** es aún hoy una de las principales causas de muerte. No he vivido tantos años como para que cuando hablo se piense que narro hechos de la historia antigua, pero sí suficientes como para haber visto morir varios niños a causa del sarampión y muchos más que quedaron con secuelas cerebrales irremediables por la misma enfermedad. Empezamos a vacunar contra el sarampión a principios de 1980 y he visto desaparecer una enfermedad insufrible para los niños. Era tan terrible que, aun sin secuelas, hoy día pocos padres soportarían ver a sus hijos tan enfermos durante 15 días.

La **difteria** apenas se estudia, porque con la vacuna ha desaparecido casi por completo. Es una enfermedad que se parece mucho a una amigdalitis, unas anginas con pus. Diagnosticaríamos y trataríamos de eso y en una semana habría muerto por asfixia, ya que las membranas de pus que se producen en la difteria acaban obstruyendo por completo la entrada de aire de la persona enferma.

He visto demasiadas **meningitis** en niños que murieron o quedaron gravemente afectados pese a nuestros cuidados, como para no estar muy agradecido por los niños y por mi vida profesional y tranquilidad personal; en las guardias, cada vez que veo un niño vacunado contra diversos microbios que causan meningitis, me digo: «bueno, este niño tiene fiebre, no sé aún qué le pasa, pero por lo menos no es ese tipo de meningitis contra la que está vacunado». Los microbios que causan meningitis son muy traidores, pues son demasiado rápidos en atacar y destrozar a un niño o un adulto y no siempre avisan, con lo que los ves venir demasiado tarde. Así que pienso que esas vacunas son una bendición para todos los afortunados que las tienen puestas, que son los niños de los países con un buen sistema sanitario.

La **poliomielitis** mata por parálisis de los músculos respiratorios y si deja viva a la persona, que necesita estar con ventilación mecánica varios meses, esta queda con músculos atrofiados de por vida que hace que suelan acabar con una pierna más corta y delgada que la otra. En España la vacuna de la poliomielitis se empezó a administrar bien entrados los años cincuenta. Cada vez que en algún país, generalmente por motivos fanáticos y religiosos, se ha dejado de vacunar de poliomielitis, han aparecido verdaderas epidemias de muertos y paralíticos, como ha sucedido en Nigeria, Pakistán y Afganistán, únicos países del mundo en los que la intransigencia religiosa hace que siga siendo una enfermedad endémica.

Por todo ello, es lamentable que por motivos religiosos, filosóficos, de estilo de vida o por aprensiones injustificadas, se ponga en peligro la vida y seguridad de nuestros niños, clamando contra las vacunas. Estos motivos son fanáticos pues no se basan en nada cierto; todo lo que se ha argumentado contra las vacunas es palmariamente falso y producto de estudios tendenciosos, mal hechos o ni siquiera hechos, y de interpretaciones que no se sostienen en el razonamiento. La vacuna contra el sarampión, sola o combinada con la de paperas y rubéola, no provoca autismo.

No es aquí el momento de decir qué vacunas deben ser puestas y cuáles no, pues es cierto que algunas ya parecen rizar el rizo, en el sentido de que protegen de enfermedades poco peligrosas en nuestro medio social, pero sí que os puedo decir que, mínimo, las que constan en el calendario nacional oficial son aconsejables. Las vacunas para enfermedades poco peligrosas pueden tener menos justificación. Hablad con vuestro pediatra de los pros y contras de vacunar contra enfermedades que no están en el calendario oficial (son las llamadas «vacunas de pago»). Unas son aconsejables y otras, depende de todas estas consideraciones.

## PREVENCIÓN DE ACCIDENTES

El desarrollo acelerado de los niños y su afán de exploración del mundo externo los pone en constante riesgo de sufrir percances. Forma parte de la socialización que debe ser mediatizada por la crianza para evitarles daños irremediables. Estos tres primeros años necesitan una supervisión constante, pese a la cual pequeños accidentes son prácticamente inevitables. Para no volverse loco de supervisión y pasarse el día diciendo «no esto, no lo otro, cuidado con eso, eso no...», conviene realizar una adaptación progresiva del hogar y dejarlo a prueba de niños: los medicamentos, las escaleras, las ventanas, los aparatos de calefacción que puedan quemar, los aparatos que se pueden caer encima..., etc.

Hay que tener en cuenta que los accidentes son una de las primeras causas de muerte en niños entre 1 y 5 años. Son más frecuentes en niños que en niñas. A partir del año, son frecuentes las quemaduras y caídas; los mayores de 2 años, que investigan mucho y son más silenciosos, pueden sufrir descargas eléctricas e intoxicaciones por medicamentos y venenos y, a partir de los 3 años, que no paran en todo el día y son capaces de correr muy atolondrados, se pueden caer de sitios altos, quemarse o ser atropellados.

El primer año hay que **evitar las caídas** del cambiador o la cama. No dejad de mirar ni un instante, pues desde los 3 meses muchos bebés son capaces de voltearse y caer; las puertas y ventanas tenedlas controladas en todo momento (la puerta de la calle que da a las escaleras es muy peligrosa en niños que ya gatean o caminan); los balcones con rejas demasiado anchas (más de 9 centímetros entre barrote y barrote o barrotes horizontales por los que pueden trepar) hay que protegerlos con una red o similar. La distancia entre barrotes de cunas no debería ser de más de 6 centímetros. Ya hablamos en el primer capítulo del gran **riesgo de los andadores** o tacatacas.

Nunca debe haber muebles, sillas, sofás u objetos que permitan encaramarse a una ventana o balcón. La mayor parte de muertes por **caídas desde ventanas** o balcones es por ese motivo y por dejar sin supervisión a bebés que gatean o caminan. Si hay escaleras dentro de casa, conviene poner puerta de barrotes con pestillo al principio y al final de la escalera.

Un accidente común a esta edad es el **atrapamiento de los dedos** entre la puerta y su marco; hay que mentalizarse y antes de abrir o cerrar una puerta comprobar sistemáticamente dónde están los dedos del bebé.

Los **accidentes de tráfico** son una de las principales causas de lesiones en niños pequeños. Es preciso respetar las normas de sillas y asientos de seguridad homologados para niños, y cumplirlas incluso y, sobre todo, en trayectos cortos. Pueden sufrir **accidentes como peatones**. Desde muy pequeños se les puede enseñar educación vial, qué son la acera y la calzada, por dónde van los vehículos y por dónde las personas, qué es un semáforo y darles ejemplo. Nunca dejéis a vuestro bebé solo en el coche, ni para ir a pagar la gasolina.

Conviene evitar toda posibilidad de **quemaduras**, pues a veces pueden ser irremediables, en especial las de líquidos, puertas del horno, mecheros, velas y electricidad. Hay que tener los enchufes bien protegidos con placas protectoras; tener cuidado con la plancha caliente o fría: no llegan a ella pero estirando del cable se la pueden tirar encima. No debería haber niños pequeños por la cocina mientras se cocina, es demasiado peligroso. No es prudente dar de mamar al mismo tiempo que tomas té o café caliente. Si no hay grifo monomando que regule la temperatura del agua, la bañera hay que llenarla primero con agua fría y luego añadir la caliente, no al revés. Ponedle cremas protectoras solares si vais a salir a pasear más de cinco minutos en horas de sol intenso.

Los **ahogamientos** en piscinas privadas no son infrecuentes y menos en los meses fríos cuando nadie piensa en una piscina, o si habéis alquilado una casa que no es vuestra y tiene piscina. Por haber trabajado en zonas cálidas del Mediterráneo con muchas casas con piscina he asistido a demasiados ahogamientos dolorosísimos. Hay países como Francia que regulan estrictamente, no ya la normativa de seguridad de piscinas públicas, sino la de las privadas. Conviene poner valla y puerta de seguridad en la piscina privada, que siempre esté cerrada e imposible de abrir por niños pequeños, y enseñarles a nadar lo antes posible. Por supuesto, nunca hay que dejar a un bebé ni un instante solo en la bañera ni a cargo de un hermanito mayor. Una causa de asfixia distinta a la de la sumersión en agua es la causada por bolsas de plástico puestas en la cabeza: deben estar tan escondidas en casa como los productos de limpieza, y nunca hay que dejar que un niño juegue con ellas.

No hay que dejarles jugar con **objetos pequeños** ni darles frutos secos, pues pueden provocar **atragantamientos** y tener graves problemas de respiración. Los menores de 3 años pueden introducirse piedrecitas o pepitas de uva o miguitas de pan por la nariz o el oído, y luego sufren molestias importantes para extraérselos en los servicios de urgencia. No se debe poner **anillos** a niños pequeños, pues crecen muy aprisa y es posible que un día no haya forma de sacarlo y tengáis que acudir a urgencias. Las **pulseras y collares** pueden engancharse en salientes y provocarles esguinces de muñeca o estrangulación. Los **pendientes** es mejor que no sobresalgan ni sean anillados para que no se los puedan arrancar de un tirón.

Todos los **medicamentos** y **productos de limpieza** deben estar a buen recaudo. Les encantan los jarabes de medicinas (ojo con el paracetamol para la fiebre, que les parece jarabe de fresa) y las pastillitas de colores del abuelo; cuidado cuando vayáis a casa de otros familiares. Si a pesar de todo ha ingerido algún medicamento o producto de limpieza, no le hagáis vomitar antes de haber llamado al teléfono del centro de toxicología para pedir instrucciones. Nunca pongáis un producto de limpieza (lejía, salfumán, detergente) en una botella de agua, zumo o refresco.

Ojo con el televisor y los muebles que puedan volcar sobre el bebé y hacerle daño. El cubo de la basura, sea de la cocina o del cuarto de baño, es un lugar fascinante para ellos.

No hay que dejarles que lleven en la mano mientras caminan objetos alargados y duros como una cuchara, un tenedor, el cepillo de dientes, un lápiz, etc., pues pueden ponérselos en la boca y tropezar, caer y clavárselos en el paladar o la garganta.

Cualquier **perro** más grande que un niño es un peligro grave para él. Hay demasiados casos publicados de accidentes mortales por perros de cualquier raza como para dudar de ello.

Es imposible evitar todos los accidentes y no hay que obsesionarse y vivir en angustia permanente por ello, ni criar a niños amedrentados por todo, pero sí que hay que ser cuidadoso para evitar los más graves. El ambiente a prueba de accidentes es imposible y deberéis enseñarle a convivir con el peligro y saber manejarlo. Aun con un hogar controlado nunca hay que dejar solo a un niño en casa, ni para bajar a comprar el pan.

Conviene explicarle en cada caso que le hayamos dicho «no» el porqué, aunque sea pequeño. Sorprende ver cómo niños muy pequeños entienden muy bien lo que les han dicho sus padres y la siguiente vez recuerdan lo que no tienen que hacer. Si está en inminente peligro no os andéis con rodeos; sujetadlo firmemente para que no se cause daño y luego explicadle por qué no debía haber hecho aquello. La prevención de accidentes en vuestro bebé requiere invertir mucho tiempo, tiempo en vigilarlo y tiempo en ir marcándole con cariño y firmeza los límites, en este caso, de lo que puede ser peligroso para él.

Hay que aportarle seguridad protegiéndolo hasta que sea capaz de hacerlo por sí mismo, impidiéndole que se haga daño, explicándole bien lo que se puede y lo que no se puede hacer, haciéndolo con cariño y dándole ejemplo constante.

## EL BOTIQUÍN DOMÉSTICO

Conviene guardar en un lugar recogido y conocido tanto las medicinas que podemos tomar como los útiles más habituales para realizar unos primeros auxilios tras un accidente doméstico. El botiquín puede ser un armarito colgado de la pared o una pequeña caja que cierre bien. No es preciso que sea muy grande pues no vamos a tener allí un gran arsenal de medicamentos. En cualquier caso debe estar en lugar seguro, fuera del alcance de los niños.

¿Qué es útil que contenga el botiquín?

- Si alguien en casa toma medicación de modo continuo para alguna enfermedad crónica, hipertensión por ejemplo, es mejor que esa medicación esté allí, a buen recaudo, que en cualquier otro sitio.
- Un rollo de esparadrapo y una caja de tiritas para heridas pequeñas; unos paquetes de gasas, algodón y un par de vendas.
- Desinfectantes: el alcohol de farmacia escuece y es mejor emplearlo sobre piel sana como preventivo o para desinfectar las tijeras o las pinzas, por ejemplo. Para heridas es preferible disponer de clorhexidina en solución acuosa, que desinfecta muy bien y no escuece.
- Como medicamentos de emergencia para tratar la fiebre o el dolor, los mejores y más usados son el paracetamol o acetaminofeno y el ibuprofeno. Existen numerosas marcas comerciales. Conviene disponer de presentaciones para adultos (en cápsulas o comprimidos) y en forma de jarabe para niños.

- Un termómetro digital.
- Unas tijeras.
- Pinzas de depilar y una lupa son adecuadas para extraer pinchas clavadas.

El botiquín no debe ser un almacén en el que acumulemos todos los restos de medicamentos que no hayamos tomado. Es mejor devolver lo que sobra a la farmacia. No conviene tampoco comprar medicinas y guardarlas para automedicarse cuando tengamos una enfermedad. Salvo si empleamos medicamentos por alguna enfermedad crónica y los de primeros auxilios, en el botiquín no debería haber ningún otro. Conviene revisar lo que hay en él al menos una vez al año, mirando las fechas de caducidad.

En el botiquín deben constar, en una nota adherida a la tapa, los teléfonos de emergencias, el de intoxicaciones y el del pediatra o centro de salud.

## SABER MÁS. REFERENCIAS

Illingworth, R. S., *El niño normal. Problemas de los primeros años de vida y su tratamiento*, El manual moderno, México, 1993.

Kliegman, R. M., Stanton, B. F., St. Geme III, J. W., Schor, N. F. y Behrman, R. E., *Nelson tratado de pediatría*, Elsevier, Barcelona, 2013, 19.ª ed., pp. 28-39.

Sarampión. Información para padres de los CDC de Atlanta, en *http://www.cdc.gov/vaccines/vpd-vac/measles/downloads/PL-dis-measles-color-office-sp.pdf*

# 11

## Epílogo. Madres y maternidades

—Cuando eres joven, Rosasharn, todo lo que pasa es una cosa en sí misma. Es un hecho aislado. Lo sé, lo recuerdo, Rosasharn. —Su boca pronunció con amor el nombre de su hija—. Vas a tener un hijo, Rosasharn, y para ti es algo aislado y lejano, te dolerá y el dolor será un dolor aislado y esta tienda está sola en el mundo, Rosasharn. [...]

Madre continuó:

—Hay un tiempo de cambio, y cuando llega, una muerte se convierte en un trozo del morir, y un parto en un trozo de todos los nacimientos, y dar a luz y morir son dos partes de la misma cosa. Entonces los hechos dejan de estar aislados. Entonces un dolor ya no duele tanto, porque ya no es un dolor aislado, Rosasharn. Ojalá pudiera explicártelo para que lo entendieras, pero no puedo.

Y su voz era tan suave, estaba tan llena de amor, que los ojos de Rose of Sharon se inundaron de lágrimas que fluyeron y la cegaron.

JOHN STEINBECK (Estados Unidos, 1902-1968),
*Las uvas de la ira* (1939)

Bien, hasta aquí hemos llegado. No sé si habrás aguantado todo el rato, si te habrás saltado trozos, si te habrá servido de algo.

Como has visto no me he atrevido muchas veces a ser tajante; si buscabas un manual de instrucciones, no era aquí el lugar de encontrarlo. Hay ya muchos manuales de instrucciones.

La mayoría pecan de dogmatismo al afirmar que son los mejores, de intolerancia al ser excluyentes con otros métodos, y de fatalismo al pronosticar los peores males presentes y futuros si no haces lo que el autor te sugiere. Los diferentes métodos se contradicen entre ellos; igual lees razones a favor de dormir con los niños que razones en contra, dejarles llorar o no dejarles llorar en absoluto, o dejarles llorar pero acompañados con cariño... Por otra parte, los métodos que han ido muy bien para los hijos del autor no tienen por qué funcionar con otros niños y, finalmente, los métodos que te aconsejan seguir tu instinto son una contradicción en sí mismos, pues podían poner eso en la única página, primera y última, y acabar antes, dado que lo único que tienes que hacer es seguir tu instinto.

He visto demasiadas veces cómo lo que hacen y piensan las mujeres madres no es exactamente nada de esto. Unas hacen lo que los libros les dicen, otras dicen que siguen su instinto pero leen esos libros, quizá porque bien saben que el instinto no basta o no lo encuentran, y otras, sencillamente, van haciendo. Pero todas toman como referencia para hacer, adaptar o hacer justo lo contrario, lo que interiorizaron en su infancia y vieron en otras mujeres de su familia, y hasta en otras amigas o conocidas. Es cierto que hoy, en Occidente, se leen más libros de crianza que nunca, dado que el porcentaje de analfabetismo es mínimo y que la familia se ha disgregado, pasando de ser extensa a nuclear: en la familia extensa se podía observar, preguntar y aprender de los demás miembros de la familia; en la nuclear, la pareja suele estar aislada y tener además reticencias a aceptar métodos de crianza de la generación anterior. Recurren pues a libros, blogs y foros de Internet y comparten experiencias con amistades de similar afinidad.

No podemos seguir nuestro instinto porque no lo tenemos para criar. Para criar tenemos el vínculo que nuestros hijos se encargan de establecer. Esa vinculación nos impele a quererlos, a no dañarlos, a protegerlos, y ahí es donde estoy de acuerdo con los que dicen que sigas tu instinto, aunque se equivoquen y no sea instinto, sino apego, vínculo. Es ese vínculo el que entra en contradicción con teorías absurdas que van en contra de los mecanismos de vinculación.

## EL MITO DE LA BUENA MADRE.
## EL ORIGEN DE LA CULPA

> Una mujer completa. ¿Quién la encontrará?
> Es mucho más valiosa que las perlas.
>
> Proverbios 31,10.
> La Biblia. Siglo VIII a. C.

La buena madre puede con todo, la buena madre quiere a sus hijos de forma incondicional y desde el primer momento. La buena madre sabe lo que hay que hacer siempre, la buena madre no duda: actúa. La buena madre no tiene sentimientos negativos, ni se cansa ni se irrita, siempre está contenta. La buena madre jamás grita a sus hijos. La buena madre amamanta, la buena madre es solícita con sus hijos. La buena madre les protege de todo mal, incluido enfermedades. La buena madre satisface todas las necesidades de sus hijos. La buena madre tiene instinto natural para hacer todo esto y mucho más.

«La buena madre» solo existe en el mito y llevamos tan arraigado el creer en su existencia que es casi imposible sustraerse a él. La maternidad es un fenómeno sacralizado desde la antigüedad, digno de culto religioso en religiones monoteístas y politeístas (la Virgen María cristiana, las «venus» prehistóricas, la Juno romana y la Hera griega, son algunos ejemplos).

No hay una madre, no hay una maternidad; las figuras de la madre buena, abnegada, hacendosa, perfecta, no existen más que en el mundo de las ideas, son un mito que conduce inexorablemente a la inseguridad y a la culpa y, posiblemente, fueron difundidas por hombres que así las deseaban. Su ideal de perfección conlleva una tremenda responsabilidad para la madre; si algo falla en el hijo es fácil encontrar la responsable: la madre. Surge entonces el mito de «la mala madre» potenciado por el psicoanálisis desde la sombra de la otra, la buena.

No hay una madre, hay madres, no hay una maternidad ideal, hay maternidades, múltiples maternidades ejercidas por madres, madres concretas con su cara, su corazón, su bebé, su nombre y apellidos. Cada bebé es único y a cada uno corresponde una maternidad, incluso entre hermanos de la misma madre. Muchas madres me han dicho que lo que fue bien con un hijo fue diferente con otro. No hay una maternidad estándar. Según sus vivencias, creencias y apetencias habrá elegido y practicará uno u otro estilo de crianza, que siempre será adecuado mientras respete los mecanismos naturales de vinculación que conocemos.

Hay madres que amamantan y madres que no, madres que duermen con sus hijos y madres que los ponen en la cuna, sus razones tienen en cada caso. Pero si ambas los acogen y consuelan cuando lloran, los alimentan con cariño, los respetan y los quieren, están haciendo lo correcto. Esas razones de mujer suelen ser sólidas, ancladas en lo más profundo de su ser y sentimientos; pueden estar basadas en teorías científicas, antropológicas y psicológicas o en el desconocimiento y la ignorancia, pero en cualquier caso son las razones de esa mujer, de esa madre en concreto y tan válidas unas como otras para criar a sus hijos.

## LOS SENTIMIENTOS «NEGATIVOS»

Todo un cúmulo de dispares sentimientos considerados negativos para lo que esta sociedad espera de una madre, que solo puede ser una «buena madre», van a contribuir a ahondar más en el sentimiento de culpa que entristece y hasta puede emponzoñar la vida de las madres.

**Frustración.** Especialmente si es el primer hijo que tenéis, puede dolerte que tu vida haya cambiado, que ya no sois dos sino tres, que durante el embarazo todo giraba en torno a ti y ahora todo gira en torno al bebé, que todo hay que organizarlo y reorganizarlo en función del más pequeño. **Cansancio.** Una sensación de agotamiento, de no poder más, de no dormir o hacerlo poco, de que los días pasan sin sentir y tú no logras dormir bastante. **Irritación**. Ante ese cansancio, se alza en ocasiones la rebelión ante la demanda continua de cuidados que tu hijo te pide: estás harta, llegas a reconocerte a ti misma con algo de miedo. Pero aún puede ser mayor la irritación e **inseguridad** que te provocan los consejos y opiniones de familiares, amigos y extraños sobre la crianza. **Miedo**. El pensar que puedes no llegar a estar a la altura de tanta responsabilidad te puede angustiar. **Desconcierto**. Si no experimentas ese amor que tantas veces has leído y te han dicho que sienten las madres por sus hijos, de modo inmediato y fuerte puedes llegar a pensar que tú no estabas hecha para esto, que no eres una buena madre.

## LA CULPA

Ese mito ancestral de la buena madre puede conducirte a hondos sentimientos de culpa que tarde o temprano afloran a la superficie y provocan angustia. La culpa crece también al no admitir como normales sentimientos cotidianos que estás en tu derecho a experimentar porque no eres «la buena madre», sino una madre, muy posiblemente una buena madre, pero no «la buena madre». Desconocer que las decisiones que toméis sobre la crianza van a estar muy mediatizadas por vuestras creencias familiares, religiosas y culturales, pero también directamente por vuestras posibilidades personales y profesionales en cada momento, vuestras circunstancias en suma, es asumir una gran responsabilidad que puede generar culpa el día menos pensado.

La crianza será propia o delegada en familiares o guardería y de poco sirve tener sentimientos de culpa: querías criar y tuviste que trabajar, como si ambas cosas fuesen incompatibles. Si trabajas fuera de casa y es por necesidades de sustento familiar parece que la culpa se aminora, pues hay una justificación que entra dentro de las admisibles en la mujer hacendosa bíblica, pero si trabajas porque quieres, porque te gusta tu profesión, la validez moral de la elección empieza a ser difícil de compatibilizar con la misoginia subyacente en la mujer de los Proverbios.

Para sobrellevar esta culpa, hay dos salidas: poder con todo, creando un nuevo mito, el de la **supermujer**, o admitir nuestra contingencia y límites, pero con naturalidad y orgullo al mismo tiempo. Se hace lo que se puede, de la mejor manera que se puede y teniendo en cuenta las trampas que la cultura ha puesto en nuestro camino. Decir adiós a «la buena madre» es difícil, pero no imposible.

La supermujer, buena madre, buena profesional, buena esposa y amante y buena ama de casa es una salida aparente a la presión forzada por el mito de la buena madre: poder con todo, asumirlo todo y no morir en el intento. Es una posibilidad normalmente extenuante, pero bueno, cada cual puede medir sus fuerzas y actuar en consecuencia. Yo intentaría solo eso, medir mis fuerzas previamente, y averiguar por qué quiero tomar esa decisión, si es cosa mía o impuesta por las convenciones sociales interiorizadas. He conocido desde luego madres que han optado por esta solución y, aparentemente, han aguantado y resultado increíbles a los ojos de todos. Desconozco el precio personal emocional y físico que han pagado, pero sospecho que debe ser alto.

Las más de las veces las mujeres optan por hacer lo que pueden y como pueden. Y ahí es donde entra el arte de compaginar los deseos de lo ideal con la realidad de lo posible. Ese arte se afina mucho y tiene menos carga si se hace en equipo con la pareja y otros actores invitados. Cuidar un bebé supone mucho esfuerzo, muchas horas suplementarias, mucha dedicación y no debe ser cosa solo de la madre; aparte de la lactancia materna, lo demás puede ser compartido.

Todas las soluciones son buenas si se tiene en cuenta el bien mayor del bebé. Desde criar exclusivamente al hijo renunciando a una carrera profesional (voluntariamente o impuesto por el paro y la crisis), hasta practicar una crianza compartida con la pareja u otros familiares y cuidadores contratados, que te permitan desarrollar tu trabajo en países como el nuestro, que no da demasiadas facilidades de conciliación, digan lo que digan.

Fomentar la existencia de más de un cuidador es prudente y

favorable al desarrollo del bebé; el padre o pareja puede crear perfectamente lazos de apego muy beneficiosos para el desarrollo. Contribuir a la formación de múltiples vínculos de apego, creando una red de apoyo amplia basada en abuelos, familiares, cuidadores contratados, amigos o buenos compañeros parece lo más sensato y seguro en una sociedad que da pocas o débiles oportunidades reales de conciliación.

El cuidado de niños es un fenómeno multidimensional, con muchos factores que influyen en el modo de hacerlo, desde los vividos en la propia familia hasta los aprendidos culturalmente. Entre lo que se desea hacer y lo que se puede realmente suele haber un abismo que se franquea con puentes más o menos largos que tienden los padres según sus convicciones y circunstancias. La elección de uno u otro método de cuidados depende más de las circunstancias posibles que de las convicciones de madres y padres.

Cualquier método que reconozca al niño como persona digna de cariño y respeto, que necesita del amor y atención solícita y coherente de los adultos, es bueno y, probablemente, no habrá diferencias profundas en el desarrollo emocional de niños criados de una y otra manera, siempre que estas maneras respeten los mecanismos básicos de vinculación.

Y, aunque sea por una vez, al final del libro para no crear precedentes, me atreveré a aconsejarte: cuídate, reserva un tiempito para ti de vez en cuando, sigue hablando regularmente con tu pareja, sal con las amigas, constrúyete una red sociofamiliar de apoyo a la crianza de vuestro bebé. Disfruta de ti, de tu bebé y de la vida.

Que seas tan feliz como muchas que conocí.

Ah, casi se me olvidaba decírtelo: eres una buena madre y, para tu bebé, tú eres la mejor madre del mundo.

# Agradecimientos

Yo tengo tantos hermanos
que no los puedo contar.
En el valle, la montaña,
en la pampa y en el mar.

Atahualpa Yupanqui (1908-1992),
*Milonga*

Mi más sincero agradecimiento a todos los que han hecho posible que este libro llegue a publicarse.

A Carmen Romero, directora de Comunicación de Ediciones B que me impulsó a escribirlo. Ella y Caliope del Val Mendiz me guiaron, durante el tiempo que me costó escribirlo, en lo que para mí era un camino mal conocido. Leyeron el manuscrito y atemperaron parte de mis excesos de principiante que quiere ponerlo todo y más. De modo exquisito lograron que me convenciese de que no estaba escribiendo una enciclopedia y atemperaron lo farragoso de mis párrafos.

A Christine, Yasmín y David, que invirtieron muchas horas en leer coma por coma, punto por punto y palabra por palabra todo el texto, además del sentido de cada frase, logrando dar fluidez expositiva al libro que ha quedado.

A todos mis maestros en el hospital La Fe de Valencia, pero

en especial a Gabriel Abeledo, pediatra clínico, que me enseñó a usar mis sentidos, incluido el común, para tratar niños y no análisis; a Francisco Morcillo, neonatólogo infatigable, del que aprendí a templar los nervios con los recién nacidos enfermos y prematuros; a Santiago Mendizábal, mi «R» mayor de Pediatría, que me puso en marcha como pediatra y me dio seguridad por vez primera desde acabar Medicina. A Ana Muñoz, que me enseñó a conjugar la neonatología tecnificada con el trato cálido debido a recién nacidos y a sus madres, descubriéndome algo tan obvio como que detrás de todo niño hay una madre a la que escuchar.

A todos mis compañeros del hospital Marina Alta, con los que tuve el privilegio de compartir muchos años, muchos niños, muchas sesiones, conocimientos y sentimientos, gran parte de los cuales he plasmado en este libro.

# Índice alfabético

# Índice